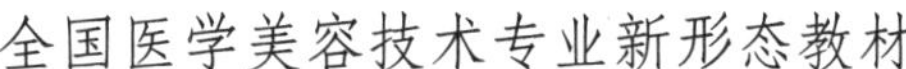

中医美容技术

李　蕊　主编

北京科学技术出版社

图书在版编目（CIP）数据

中医美容技术 / 李蕊主编. —北京：北京科学技术出版社，2021. 12（2024.1 重印）

ISBN 978-7-5714-1563-1

Ⅰ. ①中… Ⅱ. ①李… Ⅲ. ①美容－中医学 Ⅳ. ① R275

中国版本图书馆 CIP 数据核字（2021）第 095421 号

责任编辑：周　珊
策划编辑：张露遥
责任校对：贾　荣
责任印制：李　茗
封面设计：异一设计
版式设计：瑾源恒泰
出 版 人：曾庆宇
出版发行：北京科学技术出版社
社　　址：北京西直门南大街 16 号
邮政编码：100035
电　　话：0086-10-66135495（总编室）
0086-10-66113227（发行部）
网　　址：www.bkydw.cn
印　　刷：北京捷迅佳彩印刷有限公司
开　　本：787 mm × 1092 mm　1/16
字　　数：418 千字
印　　张：21.5
版　　次：2021 年 12 月第 1 版
印　　次：2024 年 1 月第 2 次印刷
ISBN 978-7-5714-1563-1

定　　价：68.00 元

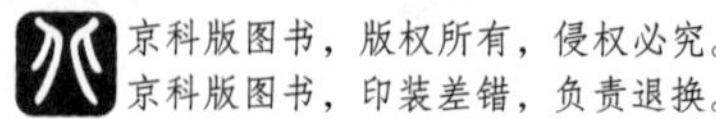

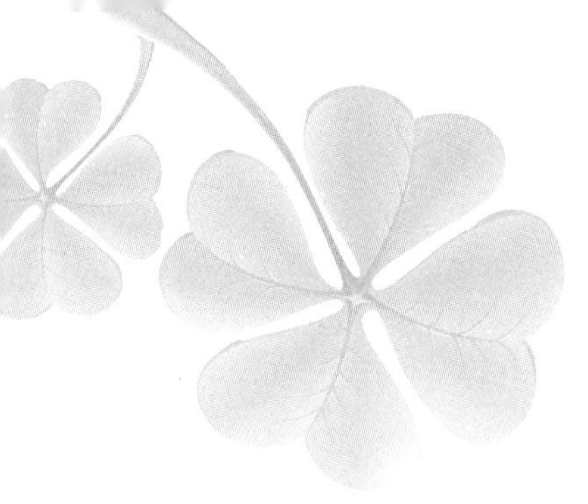

编审委员会

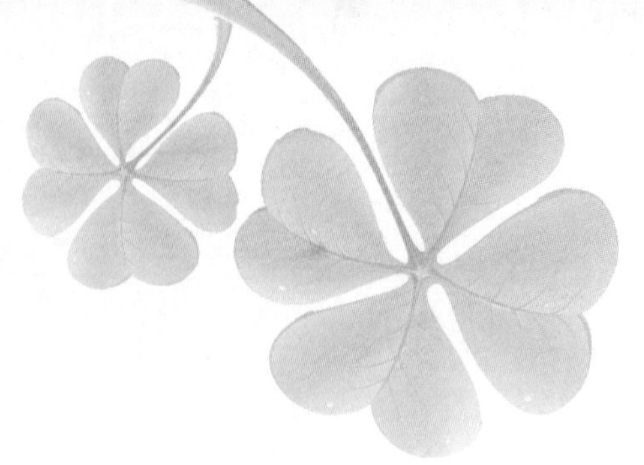

编者名单

主　编　李　蕊

副主编　辛　桐

编　者（按姓氏笔画排序）

王绪威（滁州城市职业学院）

李　丹（西安外事学院）

李　蕊（陕西能源职业技术学院）

杨　柳（铁岭卫生职业学院）

杨周赟（四川中医药高等专科学校）

吴晓芳（清远职业技术学院）

辛　桐（山东中医药高等专科学校）

徐　旭（滁州城市职业学院）

席　秦（陕西能源职业技术学院）

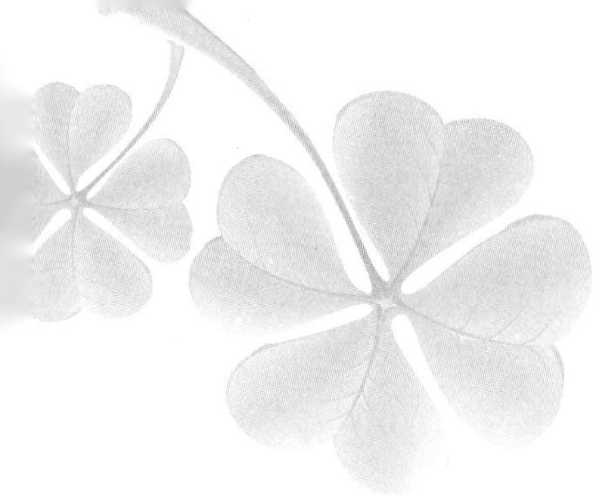

前 言

在《国务院关于加快发展现代职业教育的决定》(国发〔2014〕19号)和2019年初《国家职业教育改革实施方案》提出的推动教师、教材、教法“三教”改革，倡导使用新型活页式、工作手册式教材，并配套开发信息化资源等的精神指导下，根据高素质技术技能型人才培养的要求，我们启动了本套全国医学美容技术专业新形态教材的编写工作。

编写过程中，我们始终坚持“精理论，重实践”的教学理念，采用细化、模块化的教材编写体例，使之更能切合学生学习实际，注重学生实际工作技能的培养。本教材体现了中医美容学专业的特色，包括中医美容基础理论和中医美容技术应用两部分内容。其中，中医美容基础理论部分共八个单元，二十二个任务，重点介绍了阴阳五行学说、藏象学说、气血津液、病因病机、诊法、中医辨证与治则、经络与腧穴、美容中药与方剂。中医美容技术应用部分共五个单元，二十一个任务，重点介绍了刺灸美容疗法、推拿按摩美容疗法、其他常见中医美容疗法、体质辨识与养生、中医美容方案的制订与实施。本教材内容贴近岗位需求，采用活页式装订方式，教师可根据教学需要灵活拆解。

本教材供三年制高职高专医学美容技术专业使用。编写过程中，我们得到了各编委单位、各位编者及其所在学校的大力支持，在此表示衷心感谢！对本教材所引用的参考文献的责任者，我们也深表谢意！

限于编者水平，教材中不当与错误之处在所难免，敬请读者提出意见和建议，以便于进一步修订和完善。

编者

2021年3月

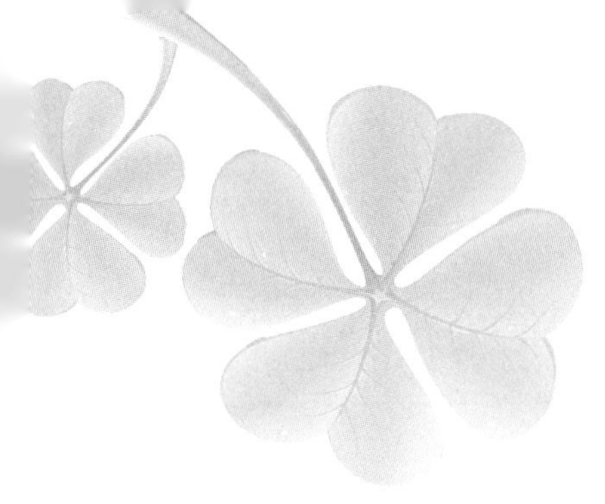

目　录

第一部分　中医美容基础理论

第二部分 中医美容技术应用

第一部分

中医美容基础理论

单元一　阴阳五行学说

学习目标

1. 掌握阴阳学说、五行学说的基本内容。
2. 熟悉阴阳与五行的基本概念。
3. 了解阴阳学说及五行学说在中医美容学中的应用。

任务一　阴阳学说

任务导入

阴阳的概念在日常生活中经常会用到，如天气中的阴雨天与艳阳天，植物叶片中的背阴面与向阳面。描述人物性格时，我们常把喜欢说风凉话或表里不一致等行为，称为阴阳怪气与阳奉阴违等。

请思考：

1. 什么是阴阳？
2. 什么是阴阳学说？
3. 阴阳学说是如何形成的？
4. 阴阳学说的内容有哪些？

一、阴阳的基本概念

阴阳，是对自然界相互关联的事物或现象，或同一事物或现象内部相互对立的两个方面的属性的概括。它既可以代表两个相互对立的事物或现象，如水与火、月与日等；也可以代表同一事物或现象内部存在的相互对立的两个方面，如人体的血与气、脏与腑等。故《类经·阴阳类》曰：“阴阳者，一分为二也。”

阴阳，是中国古代哲学中的一对概念，起源于夏商时期，在战国至秦汉时期逐渐成熟，是古人长期观察、归纳、抽象概括自然现象的产物，是中国古代一种朴素的辩证唯物主义哲学。

阴阳最初的含义仅是指日光的向背，向日为阳，背日为阴。后来，阴阳的含义逐渐延伸，向日光处温暖、明亮，背日光处寒冷、黑暗，所以古人就把黑暗与光明、寒冷与温暖分属阴阳。通过不断地延伸，人们发现自然界中的许多事物和现象都存在着相互对立的两个方面，如地与天、黑与白、寒与热、静与动等，这时的阴阳成了概括自然界中具有对立属性的事物和现象双方的抽象概念。

二、事物的阴阳属性

阴阳的基本特性是划分事物和现象阴阳属性的依据。一般来说，凡是运动的、外向

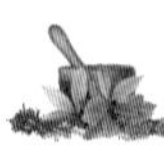

的、上升的、温热的、明亮的、积极的、刚强无形的、功能亢奋的，都属于“阳”的范畴；凡是静止的、内向的、下降的、寒冷的、晦暗的、消极的、柔弱有形的、功能抑制的，都属于“阴”的范畴。

用阴阳来概括或区分属性的事物，必须是相互关联的一对，或是同一事物的两个方面。事物的阴阳属性如表 1-1-1 所示。

表 1-1-1　事物阴阳属性归类

属性	空间方位	时间	季节	温度	湿度	亮度	质用	运动状态
阳	上、左、外、南、东、天	昼	春夏	温热	干燥	明亮	功能	上升、动、兴奋、亢进
阴	下、右、内、北、西、地	夜	秋冬	寒凉	湿润	晦暗	物质	下降、静、抑制、衰退

三、阴阳的特性

（一）阴阳的普遍性

阴阳的对立统一是天地万物运动变化的总规律，故《素问·阴阳应象大论篇》曰：“阴阳者，天地之道也，万物之纲纪，变化之父母，生杀之本始。”因此，阴阳学说认为，自然界的万事、万物，凡属于相互关联的事物或现象，或者同一事物的内部，都可以用阴阳来概括和分析。例如，月与日、静与动、水与火、雌与雄、寒与热、降与升等。人是自然的产物，也可以用阴阳来概括和分析，故《素问·宝命全形论篇》曰：“人生有形，不离阴阳。”

（二）阴阳的关联性

阴阳的关联性是指用阴阳所分析的事物或现象，应该是在同一范畴、同一层次或同一交点，即相关的基础之上的。只有一对相互关联的事物，或者一个事物的两个方面，才能形成一对矛盾，这对矛盾可以用阴阳来解释。如就温度而言，温热为阳、寒凉为阴；以季节而言，春夏为阳、秋冬为阴。如果没有这样的关联，就不是对立统一的两面，也不能形成一对矛盾，就不能用阴阳来解释，比如把昼与人、兴奋与潮湿来分阴阳，是没有意义的，甚至是荒谬的。

（三）阴阳的相对性

阴阳的相对性是指事物或现象的阴阳属性，并不是绝对的，而是相对的。随着时间的推移或应用领域的不同，事物的性质或对立面发生了变化，那么其阴阳属性也会发生变化。阴阳的相对性主要体现在以下几个方面。

（1）在一定条件下，阴阳可以相互转化，阴可以转化为阳，阳也可以转化为阴，即阴阳的相互转化性。比如，寒极生热，寒证向热证转化时，病变的寒热性质就发生了变化，其阴阳属性也随之改变。

（2）阴或阳之中还可再分阴阳，即阴阳的无限可分性。例如，昼为阳，夜为阴；而上午为阳中之阳，下午则为阳中之阴；前半夜为阴中之阴，后半夜则为阴中之阳。随着对立面的变化，阴阳可以进一步划分。

（3）事物的阴阳属性往往是通过比较而划分的，如果比较的对象发生了变化，事物的阴阳属性也会发生变化。比如，一年四季中的春天，如果与冬天相比，其气温而属阳；如果与夏天比较，则其气凉而属阴。

四、阴阳学说的基本内容

阴阳学说的基本内容为阴阳运动变化的规律，主要包括阴阳的对立制约、互根互用、消长平衡和相互转化四个方面。

（一）阴阳的对立制约

对立制约是指处于同一个统一体的矛盾双方互相排斥、互相斗争。这可以从两个方面来理解。一是阴阳对立，即阴阳双方的属性相反，矛盾对立。自然界一切事物或现象都存在着相互对立的两个方面，如天与地、上与下、内与外、动与静、升与降、出与入、昼与夜、明与暗、寒与热、虚与实、聚与散、衰退与亢进、抑制与兴奋等。二是阴阳制约，指属性对立的阴阳双方相互抑制、相互约束、相互斗争。如寒能祛热而制约热，热能散寒而制约寒。在正常的状态下，处于同一个统一体中的阴阳，既相互排斥，又相互制约，对立斗争的结果取得了统一，即达到了动态平衡。只有保持这种动态平衡，事物才能正常发展变化，人体才能保持健康有序的生活状态。否则，事物的发展变化就会被破坏，人体就会发生疾病。总之，阴阳的对立制约就是用阴阳来解释事物或现象的两个对立的方面及其相互制约的关系。

（二）阴阳的互根互用

阴阳互根，是指相互对立的阴阳具有相互依存、互为根本的关系，双方都把对方的存在作为自己存在的依据和根本，任何一方都不能脱离另一方而单独存在，即“阴根于

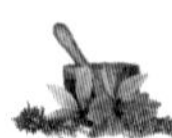

阳，阳根于阴，无阳则阴无以生，无阴则阳无以化”。阴阳互用，是指阴阳双方的相互资助、相互促进的关系，即“阳生阴长，阳杀阴藏”(《素问·阴阳应象大论篇》)。

在事物的统一体中，阴阳既互相排斥，又互根互用，阳蕴含于阴之中，阴蕴含于阳之中。阴阳一分为二，又合二为一，它们既对立又统一。中医学运用阴阳互根、阴阳互用的观点，来阐述人体脏与腑、气与血、功能与物质的生理病理关系。

(三)阴阳的消长平衡

消长，即增减、盛衰。阴阳消长是阴阳对立双方的增减、盛衰、进退的运动变化。阴阳对立双方不是处于静止不变的状态，而是始终处于此增彼减、此减彼增的动态变化之中，其消长规律为阳消阴长、阴消阳长。只有阴阳双方在彼此消长的动态过程中保持相对平衡，人体才能保持正常的运动规律。阴阳双方在一定范围内的消长，反映了人体动态平衡的生理活动过程。如果这种消长关系超过生理极限，就会出现阴阳某一方面的偏盛或偏衰，从而使人体的生理动态平衡失调，引发疾病。

总之，自然界和人体的一切复杂发展变化，都包含着阴阳消长的过程，是阴阳双方对立斗争、依存互根的必然结果。

(四)阴阳的相互转化

阴阳转化是指阴阳对立的双方，在一定条件下，可以向其相反的方向转化。阴可以转化为阳，阳可以转化为阴。在阴阳消长的过程中，事物由“化”至“极”，即在一定程度上超越了阴阳正常消长的阈值，则必然向相反的方向转化。阴阳的转化，必须具备一定的条件，中医学称之为“重”或“极”，即“重阴必阳，重阳必阴”“寒极生热，热极生寒”(《素问·阴阳应象大论篇》)。在人体生命活动过程中，就存在阴阳的相互转化，如营养物质(阴)不断地转化为功能活动(阳)，功能活动(阳)又不断地转化为营养物质(阴)。实际上，在生命活动中，物质与功能之间的转化过程，就是阴阳消长和转化的统一，即量变与质变的统一。在疾病的发展过程中，阴阳的转化往往表现为在一定的条件下，如表证与里证(表邪可入里化热)、寒证与热证(寒极生热)、虚证与实证、阴证与阳证等的相互转化。

五、阴阳学说在中医美容学中的应用

(一)说明人体的组织结构

人体组织结构是一个有机整体，根据位置和功能特点，可分属阴、阳两个属性。就部分而言，上部为阳，下部为阴；体表为阳，体内为阴；背部为阳，腹部为阴；四肢外侧为阳，内侧为阴。按脏腑划分，六腑为阳，五脏为阴。五脏中，心和肺位于胸腔，在上为阳；肝、脾、肾位于腹腔，在下为阴。特定的某个器官也可以分为阴阳，例如心有心阴和心阳，肾有肾阴和肾阳。就人体的经络而言，十二经脉分手三阴经、手三阳经、足三阴经、足三阳经。就气血而言，气为阳，血为阴。简而言之，尽管人体的上下、内外各组织结构之间与每个组织结构本身的关系复杂，但都可以用阴和阳来概括，如表1-1-2所示。正如《素问·宝命全形论篇》所说："人生有形，不离阴阳。"

表 1-1-2　人体组织结构的阴阳属性

属性	人体部位	组织结构
阳	表、上、背、四肢外侧	皮毛、六腑、手足三阳经、气
阴	里、下、腹、四肢内侧	筋骨、五脏、手足三阴经、血

（二）说明人体的生理功能

人体正常的生命活动，是阴阳两个方面保持着对立统一的协调关系，并处于动态平衡的结果。组织结构和气血津液等物质均属于阴，而这些物质所发挥的功能则属于阳。物质是生命的基础，功能是生命的标志；物质是功能的基础，功能是物质的反映。两者之间，不但互相对立，而且互相依存。各种功能活动（阳）的产生，必然要消耗一定的营养物质（阴）；而各种营养物质（阴）的新陈代谢，又必定要通过一定的功能活动（阳）才能完成。这种物质与功能之间的对立统一关系，揭示了人体生理活动的基本规律。《素问·生气通天论篇》说："阴平阳秘，精神乃治；阴阳离决，精气乃绝。"

（三）说明人体的病理变化

人体对外部环境的适应和内部环境的平衡协调是人体正常生命活动的基础。阴阳是互根互用、互为制约、互相消长的，阴阳失调会导致疾病的发生。比如人体的正气和病邪皆可分为阴阳两个方面，病邪有阴阳，人体内部也有阴阳。所以阳邪致病就会出现阳盛伤阴的热证，阴邪致病就会出现阴盛伤阳的寒证；阳虚不能制阴则出现虚寒证，阴虚不能制阳则出现虚热证。由于正邪的抗争和病情的衍变，机体阴阳双方虚损到一定程度时，常导致对方的不足，即所谓的阳损及阴、阴损及阳，甚至出现阴阳两虚。在某些慢性病的发展过程中，常会出现由于阳气虚弱而累及阴精生化不足，或由于阴精的亏损导

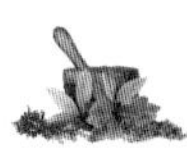

致阳气生化无源的病理变化。阴阳学说用来说明由于致病因素作用于机体，破坏了阴阳的动态平衡，导致出现阴阳偏盛或偏衰的结果的病理变化，如表 1-1-3 所示。

表 1-1-3　阴阳盛衰导致的人体病理变化

阴阳盛衰	病理状态	病理	临床表现
阴偏盛	阴高于正常水平	阴胜则寒	恶寒、怕冷、无汗、全身冷痛、脉紧
阳偏盛	阳高于正常水平	阳胜则热	发热、汗出、面赤、口渴、脉洪数
阴偏衰	阴低于正常水平	阴虚则热	五心烦热、盗汗、舌红少津、脉细数
阳偏衰	阳低于正常水平	阳虚则寒	形寒肢冷、面色㿠白、舌淡、脉沉迟无力

（四）用于损美性疾病的诊治

损美性疾病产生的根本原因是阴阳失调，因此治疗的基本原则就是调整阴阳。通过各种方法恢复阴阳平衡，是临床治疗损美性疾病的基本指导思想。若是阴阳偏盛的实证，则泻其有余，如阳热偏盛引起的粉刺、酒渣鼻等，就应用寒凉药泄其阳热之邪，即所谓“热者寒之”；对于阴邪偏盛引起的冻疮等，就应用温热药温阳散寒，即所谓“寒者热之”。若是阴阳偏衰的虚证，则应根据人体阴阳亏虚的不同而补其不足，如面色萎黄属阴血不足者当滋阴，目胞浮肿属阳虚水湿不化者当温阳化湿等。若是阴虚不能制阳而致阳亢的虚热证，须滋阴壮水，以抑制阳亢火盛；阳虚不能制阴的虚寒证，应用扶阳益火之法，以消退阴翳。正如《素问·阴阳应象大论篇》所说：“谨察阴阳所在而调之，以平为期。”在人体正常的生命活动中，阴阳两个方面保持着对立统一的协调关系，即“阴平阳秘，精神乃治”，表现在形体上为肌肤润泽白皙、光润悦泽、细腻洁净，无明显皱纹、瘢痕、斑点以及色素沉着，并且富有弹性，整个人形态健美，神采奕奕。

任务二　五行学说

任务导入

宋代大理学家朱熹，有一次去见他的朋友盛温和，正碰着盛温和拿个篮子上街。朱熹问他："你上哪儿去呢？""去买东西。"朱熹又问："难道不买南北？"盛温和说："人人都知道金木水火土这五行，与东西南北中五方相配。东方属木，西方属金，金类、木类，我这篮子装得；南方属火，北方属水，火类、水类，这个篮子就装不得了。所以只能买东西，不能买南北。"这个故事说明了五行与五方相配属，以及五行的不同特性。

请思考：

1. 什么是五行？
2. 五行是怎样来的？
3. 五行的特性有哪些？

一、五行的基本概念

五，是指木、火、土、金、水五种基本物质；行，即运动和变化，有运行不息的意思。五行是指木、火、土、金、水的运动变化规律。根据五行学说，世界上的一切物质都是由木、火、土、金、水五种物质构成的，自然界中各种事物和现象的发展，都是这五种物质不断运动和相互作用的结果。这五种物质各具特性，但它们不是孤立的，而是密切相关的。五行既相互滋生，又相互制约，从而促进自然界事物的产生和发展，维持事物之间的协调和平衡。

二、五行的特性

五行的特性是古人在长期的生产生活实践中，在观察木、火、土、金、水五种物质的基础上，通过归纳和抽象，逐渐形成的理性认识。五行的特性比较见表 1-1-4。

（一）木的特性

"木曰曲直"，指植物具有能曲能直的生长特性。引申为凡具有生长、升发、舒畅、条达等作用或特性的事物，其属性皆可用"木"进行归纳。

（二）火的特性

"火曰炎上"，"炎"，有焚烧、灼热之义；"上"，即向上。引申为凡是具有温热、向上、升腾等作用或特性的事物，其属性皆可用“火”进行归纳。

（三）土的特性

“土爰稼穑”，指土地可供人类从事种植和收获等农事活动。引申为凡具有生化、承载、受纳等作用或特性的事物，其属性皆可用“土”进行归纳。

（四）金的特性

“金曰从革”，“从革”，顺从变革，去除杂质，金属即是矿石经过冶炼，从而变纯净的产物。引申为凡是具有肃杀、收敛、清洁等作用或特性的事物，其属性皆可用“金”进行归纳。

（五）水的特性

“水曰润下”，“润”，滋润，指水可使物体保持湿润而不干燥；“下”，即向下，下行。引申为凡是具有寒凉、滋润、向下运动等作用或特性的事物，其属性皆可用“水”进行归纳。

五行的特性比较见表 1-1-4。

表 1-1-4 五行的特性比较

五行特性	本义	引申义（特性）
木曰曲直	曲，弯曲；直，不弯曲	生长，升发，条达，舒畅
火曰炎上	炎，热；上，上升	温煦，炎热，向上，升腾
土爰稼穑	稼，春种；穑，秋收	长养，承载，生化，受纳
金曰从革	从，顺从；革，变革	肃杀，沉降，收敛，清洁
水曰润下	润，滋润；下，向下	滋润，下行，寒凉，闭藏

三、事物属性的五行分类

对事物和现象进行五行归类的方法，主要有取象比类法和推演络绎法。以五行的抽象特性为依据，通过直接取象类比法和间接推演络绎法，可以将各种具体事物或现象进行五行归类，如表 1-1-5 所示。

表 1-1-5　事物属性的五行归类

自然界							五行	人体						
五音	五味	五色	五化	五气	五方	五季		五脏	五腑	五官	五体	五志	五声	五变动
角	酸	青	生	风	东	春	木	肝	胆	目	筋	怒	呼	握
徵	苦	赤	长	暑	南	夏	火	心	小肠	舌	脉	喜	笑	忧
宫	甘	黄	化	湿	中	长夏	土	脾	胃	口	肉	思	歌	哕
商	辛	白	收	燥	西	秋	金	肺	大肠	鼻	皮	悲	哭	咳
羽	咸	黑	藏	寒	北	冬	水	肾	膀胱	耳	骨	恐	呻	栗

五行学说如此将自然界千姿百态、千变万化的各种事物和现象分别归属于木、火、土、金、水五大类中，使人体和自然界成为一个有机的整体，它强调了客观世界的物质性，并揭示了事物之间的联系性。

四、五行的生克乘侮

五行学说运用五行之间的相生、相克，阐释事物之间有序的促进和制约的联系，以及达到协调平衡的正常状态；运用五行之间的相乘、相侮，阐释事物之间协调平衡关系被破坏后的相互影响。

（一）五行相生

五行相生，是指木、火、土、金、水之间存在着有序的资生、助长和促进的作用。五行相生的次序是：木生火，火生土，土生金，金生水，水生木。从五行相生关系来看，五行中的任何一行，都存在着“生我”和“我生”两个方面的联系。“生我”和“我生”，在《难经》中被比喻为母和子的关系。“生我”者为母，“我生”者为子，故五行的相生关系又可称作“母子关系”。如以火为例，木生火，火生土，故“生我”者为木，“我生”者为土，即木为火之“母”，土为火之“子”，也就是木和火是“母子”，而火和土又是“母子”。

（二）五行相克

五行相克，是指木、土、水、火、金之间存在着有序的克制、制约的关系。五行相克的次序是：木克土，土克水，水克火，火克金，金克木。从五行相克关系来看，五

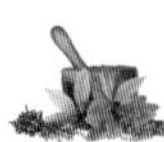

行中的任何“一行”，都存在着“克我”和“我克”两个方面的联系。“克我”和“我克”，在《黄帝内经》中称作“所不胜”和“所胜”，即“克我”者为“所不胜”，“我克”者为“所胜”。以火为例，水克火，火克金，故“克我”者为水，“我克”者为金。

相生与相克是不可分割的两个方面，“无生则发育无由，无制则亢而为害”。正因为事物之间存在着相生和相克的联系，而且，生中有克，克中有生，所以自然界才在一定程度上维持着生态平衡，人体也维持着生理平衡，故“制则生化”。

五行生克规律见图 1-1-1。

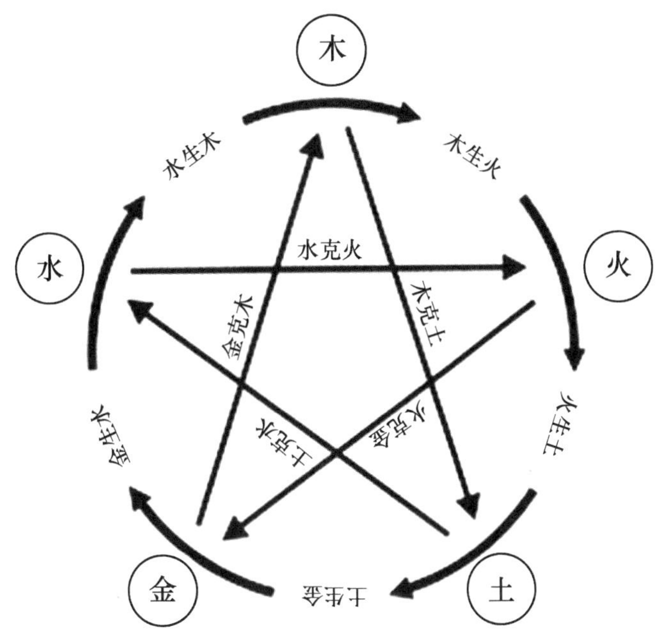

图 1-1-1　五行生克规律示意

（三）五行相乘

乘，即以强凌弱的意思。五行相乘，是指五行的某一行对所胜一行克制太过，从而引起一系列的异常相克反应，也称为“过克”。引起相乘的原因，不外乎“太过”和“不及”两个方面。其一，太过所致相乘。五行中某一行过于强盛，造成对所胜一行的克制太过，导致所胜一行的虚弱，引起五行之间的生克制化异常。例如，木过于强盛，则克土太过，造成土的不足，即称为“木乘土”。其二，不及所致相乘。五行中某一行虚弱不及，因而“克我”的所不胜一行就相对增强，造成对此行的克制太过，而使此行更加衰弱。例如，木本不过于强盛，其克制土的力量也仍在正常范围，但由于土本身的不足，因而形成了木克土的力量相对增强，使土更加不足，即称为“土虚木乘”。

（四）五行相侮

侮，是指“反侮”。五行相侮，是指五行的某一行对所不胜一行进行反向克制，又称“反侮”或“反克”。引起相侮的原因，也有“太过”和“不及”两个方面。其一，太过所致相侮。五行中某一行过于强盛，使原来克制它的所不胜行不仅不能克制它，反而受其反向克制。例如，木气过于亢盛，其所不胜之金不仅不能克木，反而受到木的欺侮，出现“木反侮金”的反向克制现象，称为“木亢侮金”。其二，不及所致相侮。五行中某一行过于虚弱，不仅不能制约其所胜的一行，反而受其反向克制。例如，木过度虚弱，其所胜一行的土则相对偏盛，反向克制木，称为“木虚土侮”。

相乘和相侮，都是异常的相克现象，两者之间既有区别又有联系。相乘与相侮的主要区别是：前者是按五行的相克次序发生过强的克制，从而形成五行间相克关系的异常；后者则是发生与五行相克次序相反的克制，从而形成五行间相克关系的异常。两者之间的联系是：在发生相乘时，也可同时发生相侮；发生相侮时，也可以同时发生相乘。如木过强时，既可以乘土，又可以侮金；金虚时，既可以受到木的反侮，又可以受到火乘。

五行乘侮规律见图 1-1-2。

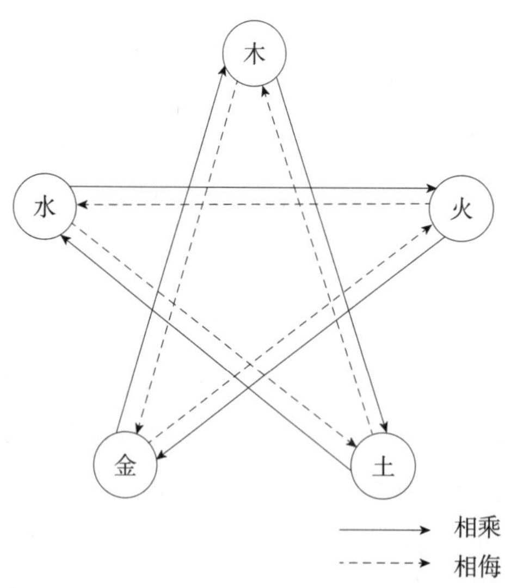

图 1-1-2　五行乘侮规律示意

五、五行学说在中医美容学中的应用

（一）说明五脏的生理功能及其相互关系

根据五脏的功能特点，五行学说将五脏分别归属五行，并通过五行的相生相克来说明脏腑组织之间生理上的相互联系和影响，如金水相生、水火既济等；同时，运用五行与五脏的关系及五脏的功能特点来说明人体容貌健美的状态。比如肝喜条达而恶抑郁，有疏泄的功能，属木；心阳有温煦的功能，属火。肝的疏泄功能正常，则气机调畅，气血调和，心情开朗，气和色悦，此为肝滋生心（木生火）。五脏之间相互滋生、相互制约的关系是保持人体健康和人体健美的基础。

（二）说明五脏病变的传变规律

由于人体是一个有机的整体，内脏之间相互资生、相互制约，在病理上亦相互影响。本脏之病可以传至他脏，他脏之病也可以传至本脏，这种病理上的相互影响称之为传变，主要包括相生关系上的传变及相克关系上的传变。

1．相生关系的传变

（1）母病及子。此指疾病从母脏传至子脏，如肾病及肝、肝病及心等。

（2）子病犯母。此指疾病从子脏传至母脏，如肝病犯肾、肾病犯肺等。

一般而言，母病及子为顺，其病轻；子病犯母为逆，其病重。

2．相克关系的传变

（1）相乘。此指相克太过为病，如木旺乘土和土虚木乘，即先有肝的病变，后有脾胃的病变。由肝传脾又称肝气犯脾，或肝脾不调；由肝传胃又称肝气犯胃，或肝胃不和。

（2）相侮。此指反克为害，如木火刑金，肝火偏旺，影响肺气清肃，即肝病在先，肺病在后。

一般认为，相乘传变病情较轻；相侮传变病情较重。

（三）用于损美性疾病的诊治

五脏的生理功能和病理变化会影响面色，五行学说通过对五脏生理功能及病理变化的说明，阐释面色的变化，进而指导损美性疾病的诊断和治疗。五行学说将人体脏腑组织结构分别配属五行，并将五色与脏腑联系起来。肝喜条达而恶抑郁，具有疏泄的功能，木有升发的特性，所以肝在五行属木而主青色；心之阳气具有温煦的功能，火有阳热之特性，所以心属火而主红色；脾具有运化水谷精微的功能，为气血生化之源，而土有生化万物之特性，所以脾属土而主黄色；肺主宣发和肃降，而金有清肃、收敛的特性，所以肺属金而主白色；肾具有藏精、主水的功能，而水有润下的特性，所以肾属水而主黑色。比如长黄褐斑的病人，以肝、脾、肾三脏功能失调为常见，肝气郁结则面见青色，脾虚则面见黄色，肾虚则面见黑色。

数字化教学资源

思考题

1. 阴阳的概念是什么？
2. 阴阳的特性是什么？
3. 阴阳学说的基本内容包括哪些？
4. 人体五脏阴阳是怎样划分的？
5. 五行的概念是什么？
6. 五行各自的特性如何？
7. 何谓“母病及子”？请举例说明。
8. 何谓“子病犯母”？请举例说明。

参考文献

[1] 孙广仁. 中医基础理论[M]. 北京：中国中医药出版社，2007：32-58.
[2] 郑洪新. 中医基础理论[M]. 北京：中国中医药出版社，2016：24-38.

单元二　藏象学说

学习目标

1. 掌握五脏、六腑的主要生理功能；五脏与五体、五华、五窍、五志、五液和五时的关系。
2. 熟悉五脏、六腑的概念；五脏、六腑共同的生理特点。
3. 了解五脏、六腑与美容之间的关系。

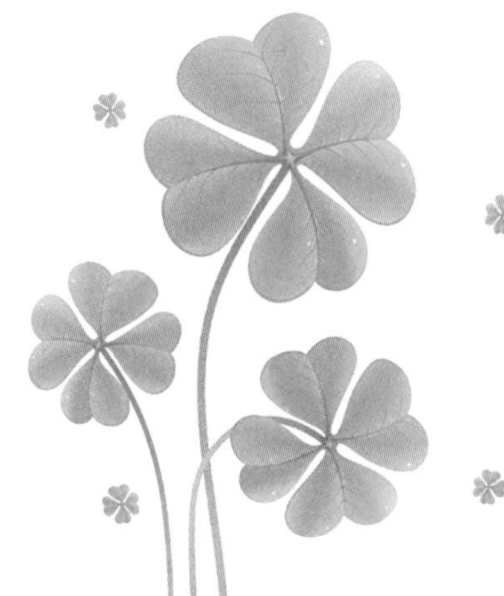

任务一　心、小肠与美容

任务导入

据北京电视台2009年5月22日报道，病人杨某因患严重心脏病，在哈尔滨医科大学第二附属医院接受了心脏移植手术，供体心脏来自一名20多岁的男性脑死亡病人。然而在手术后的几年里，杨某的性情、饮食习惯等和手术前判若两人，不仅喜欢上了运动，还特别喜欢打扮自己，面容也变得比以前更加红润有光泽。

请思考：

1. 病人为什么会有这些变化？
2. 这些变化是否与心脏移植有关？
3. 心脏的生理功能有哪些？

一、心

（一）心的生理功能

1. 主血脉

心主血脉包括心主血和心主脉。心主血是指心气推动血液运行，以输送营养物质到全身脏腑经络、形体官窍，而发挥濡养作用。血液的运行依赖于心脏的搏动泵血作用。脉为“血之府”（《素问·脉要精微论篇》），是血液运行的通道，与心相连。心、脉、血构成一个相对独立的系统。心脏搏动的主要推动力是心气，因此心气是否充沛，血液是否充盈，脉道是否通利，决定了血液能否正常运行。

2. 主神志

心主神志又称为“心藏神”（《素问·宣明五气篇》）。“神”有广义和狭义之分：广义上，神是指人体的生命活动及其外在表现，如人体的形象、面色、眼神、言语、反应、肢体活动、姿态等；狭义上，神是指人的精神、意识和思维活动，即大脑对客观世界的反应。心主神明，是指心统率全身脏腑经络、形体官窍的生理活动，以及主司精神意识、思维情志等心理活动的功能。故《素问·灵兰秘典论篇》说：“心者，君主之官也，神明出焉。”

（二）心与形、窍、志、液、时的关系

1．在体合脉，其华在面

全身的血脉都统属于心，心的生理功能是否正常，可以通过面部的色泽变化来判断。人体面部血管十分丰富，当心的功能正常时，血脉充盈，脉象缓和有力，面色红润有光泽；如果心气不足，心血亏虚，脉象就会无力或涩、代，面色苍白而无华。

2．在窍为舌

心之经络上行于舌，因而心之气血与舌相通，舌能反映心的生理、病理状态，故古人称“舌为心之苗”。心功能正常者，舌体红活荣润，柔软灵活，味觉灵敏，语言流利。反之，亦能从舌上反映出来。心血不足者，舌质淡白；心火上炎者，舌红生疮；心血瘀阻者，舌质紫暗或有瘀斑。如果心主神志功能失常，则可见舌强、语謇，甚或失语。

3．在志为喜

在志为喜，指心的生理功能与喜志有关。喜乐愉悦有益于心主血脉的功能。然而，精神亢奋可使人喜笑不休，精神萎靡可使人易于悲哀，所以太过与不及都会使心神受伤。另外，心为神明之主，不仅喜能伤心，五志过极均能损伤心神。

4．在液为汗

在液为汗，指汗液的生成和排泄与心密切相关。汗为阳气蒸发津液于肌表而成，血与津液同出一源，而血又为心所主，故又有“汗为心之液”一说，故心阳虚则自汗，心阴虚则盗汗，心阳暴脱则冷汗淋漓。

5．在时应夏

心在时应夏，是指心气与夏气相通应。夏季以炎热为主，而人体之心为火脏，阳气最盛，同气相求，故心之阳气在夏季最旺盛。通常情况下，心脏疾患，尤其是心阳虚衰的病人，其病情在夏季往往会缓解，故在治疗时可参考“冬病夏治”的理念。但阴虚阳盛之体的心脏病和情志病，往往在夏季加重。因此，中医养生主张夏季尽量多进行户外活动，使人的身心符合夏季阳气隆盛之状态。

知识链接

养心时间：11 点至13 点（午时）

这个时候是心经当令。阳气从子时起不断地积聚，到午时达到了最高峰，午时也是阴气最弱的时刻。因此，午时是天地气机的转换点，人体也要顺应这种转换。《黄帝内经》说：“阳气尽则卧，阴气尽则寐。”所以午时应静卧小憩片刻（不要超过 40 分钟）以安养心神，使下午至晚上精力充沛。

二、小肠

小肠的生理功能

1．主受盛化物

小肠接受经胃消化的食糜，称为“受盛”；进一步对食糜进行消化，吸收水谷之精微，称为“化物”。此过程依赖于脾的正常运化功能。

2．主泌别清浊

小肠主泌别清浊主要体现在三个方面：一是小肠将食糜进一步消化并分为两部分，即水谷精微和食物残渣；二是小肠将清者（即水谷精微）进一步吸收，并将浊者（即食物残渣）传输于大肠；三是小肠在吸收水谷精微的同时，也吸收了大量的水液，使无用的水液渗入膀胱，故称“小肠主液”。

知识链接

养小肠时间：13点至15点（未时）

小肠泌别清浊，把水液归于膀胱、糟粕送入大肠、精华输送至脾。未时，小肠经当令，小肠对人一天所需的营养进行调整。

三、心与小肠的关系

心与小肠之间的关系如图1-2-1。

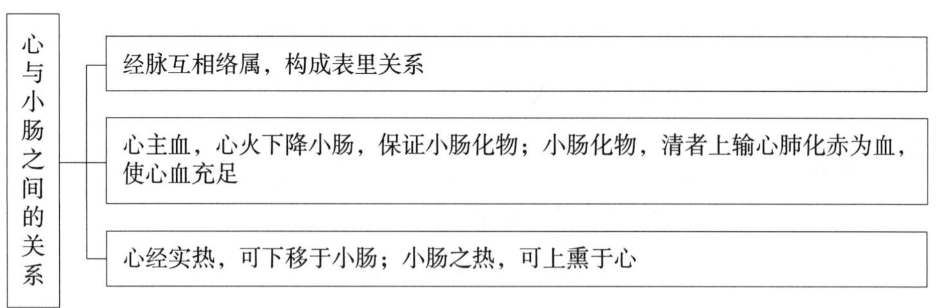

图1-2-1　心与小肠之间的关系

四、心、小肠与美容的关系

心气旺盛，心血不亏，脉道通利，则血液在脉道中运行畅达，于是面色红润有光泽；反之，若血流不畅，或血脉空虚，则可见面色无华，脉象细弱无力等，甚则发生气血瘀滞，血脉受阻，而见面色晦暗或青紫，久而久之，面部失于濡养则皱纹满布，出现早衰。

小肠的受盛和化物的功能减弱，必然引起营养物质吸收障碍，水谷不能化为精微，终使面容失色，皮肤失润。小肠泌别清浊功能正常，则二便正常；反之，则大便稀薄，小便短少，浊气不能及时排出体外，影响精微物质的吸收，导致面色秽滞。

任务二　肝、胆与美容

任务导入

从前面对五行学说的介绍中，我们知道五行的特性各有不同，其中“木曰曲直”，曲则不直，直则非曲，木的特点是以枝叶条达舒畅为主，但也有分枝、不直之处。树木或草木曲直有度，恰到好处地分枝扩叉，则能维持正常的生长。

请思考：

1．木的这一特点与肝有何关系？

2．它在肝的生理、病理中是如何体现的？

一、肝

（一）肝的生理功能

1．主疏泄

肝主疏泄是指肝气具有疏通、畅达全身气机，进而调畅精血津液的运行输布、脾胃之气的升降、胆汁的分泌排泄以及情志活动等的作用。肝的疏泄功能反映了肝为刚脏、主升、主动的生理特点。肝主疏泄的功能，主要表现在三个方面，如表 1-2-1 所示。

表 1-2-1　肝主疏泄的功能表现

功能	表现
调畅情志	情志活动以气机调畅、气血调和为重要条件，“肝喜条达而恶抑郁”为肝的生理特性
促进消化吸收	肝调畅气机，协调脾升胃降，使脾胃维持正常的消化吸收功能
促进血液运行和津液代谢	血液的正常循行和津液的输布代谢，均有赖于肝气之疏泄

2．主藏血

肝主藏血是指肝具有贮藏血液、调节血量和防止出血的功能。其一，肝为血海，可以贮存一定的血量，以制约肝的阳气升腾；其二，肝调节人体各部分的血量分配，特别是对外周血量的调节起着主要的作用；其三，肝主凝血以防止出血，肝气又可固摄血液。

（二）肝与形、窍、志、液、时的关系

1．在体合筋，其华在爪

筋是连接肌肉、骨和关节的组织，包括肌腱、韧带等。筋有了肝血的充分滋养，才能强健有力，活动自如。如肝血虚少，血不养筋，则肢体麻木、屈伸不利，甚则拘挛震颤；热邪侵袭人体，燔灼肝经，劫夺肝阴，筋膜失养，则见四肢抽搐、颈项强直、角弓反张等动风之象。爪，即爪甲，包括指甲和趾甲。“爪为筋之余”，爪甲依赖于肝血的滋养，当肝血充足时，爪甲坚韧明亮，红润光泽；当肝血不足时，爪甲软薄，甚则变形脆裂。

2．在窍为目

目，又称“精明”，肝的经脉系于目，目的视觉生理与肝藏血及肝主疏泄的功能密切相关。

3．在志为怒

怒是一种不良的情志刺激。怒与肝的关系最为密切。一方面，怒可以伤肝；另一方面，如果肝失疏泄，也会导致情志失常，情绪不宁，烦躁易怒。

4．在液为泪

肝开窍于目，泪与肝的关系密切。若肝的阴血不足，则泪液分泌减少，两目干涩；若肝经风热，则两目红赤、羞光流泪等。

5．在时应春

春季为一年之始，气候温暖多风，阳气始发，草木乃荣，呈现舒展条达之象。肝在人体主疏泄，喜条达，肝与春在五行皆属于木，两者同气相求而通应。春季风气入通于

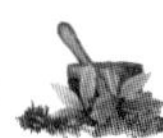

肝，有助于肝疏泄气血及情志，故肝气旺于春。春季养生时，在精神、饮食、起居等方面，应顺应春气的升发和肝气的条达之性。素体肝气偏旺、肝阳亢盛或脾胃虚弱之人，在春季多发生肝木乘脾犯胃之病证，可见眩晕、烦躁易怒、中风昏厥，或情志抑郁、焦虑，或两胁肋部疼痛、胃脘痞满、嗳气、腹痛等。治疗宜采用疏肝理气、抑木扶土之法。

知识链接

养肝时间：1 点至3 点（丑时）

丑时，肝经当令。中医理论认为，“肝藏血”“人卧则血归于肝”。如果丑时不能入睡，肝仍在输出能量来支持人的思维和行动，就无法完成新陈代谢。因此，丑时前未能入睡者，多面色青灰，情志抑郁而烦躁，易生肝病，脸色晦暗而长斑。

二、胆

胆的生理功能

1．贮藏和排泄胆汁

胆汁由肝之余气所化生，通过肝的疏泄作用注入肠中，可以促进饮食物的消化和吸收。若肝胆的功能失常，胆汁的分泌与排泄受阻，就会影响脾胃运化，而出现纳少、腹胀、便溏等症状；若胆气上逆，则可出现口苦、呕吐黄绿苦水等症状；若胆汁外溢，浸渍肌肤，则发为黄疸，以目黄、身黄、小便黄为特征。

2．主决断

胆主决断是指胆在精神意识思维活动中，具有判断事物和做出决定的作用。胆的这一功能能够防御和消除某些精神刺激的不良影响，维持精气血津液的正常运行和代谢，保证脏腑之间的协调。胆气豪壮之人，剧烈的精神刺激对其所造成的影响较小，恢复较快；胆气虚怯之人，在受到不良精神刺激的影响时，容易出现胆怯易惊、善恐、失眠、多梦等精神情志异常的病变。

知识链接

养胆时间：23 点至1 点（子时）

子时，胆经当令。中医理论认为，“肝之余气，泄于胆，聚而成精”。人在子时前入眠，胆方能很好地完成代谢的任务。子时前入睡者，晨醒后头脑清晰，气色红润，没有黑眼圈；常于子时后入睡者，则气色青白，眼眶昏黑。

三、肝与胆的关系

肝与胆之间的关系如图 1-2-2。

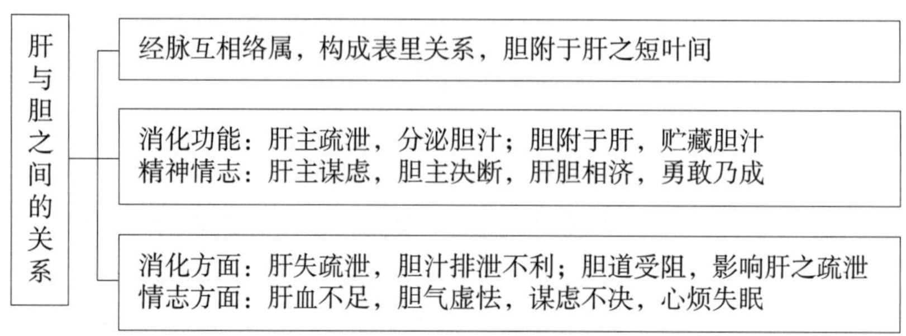

图 1-2-2　肝与胆之间的关系

四、肝、胆与美容的关系

肝血充盈时，双目明亮，视物清晰，爪甲红润饱满，关节活动灵活，动作敏捷；肝血不足时，面色㿠白，目涩无神，视物昏花，爪甲干枯薄脆，体态衰老，关节屈伸不利，动作迟钝。

若肝的疏泄功能正常，则胆汁排泄畅达，脾胃运化功能也健旺，表现为体重适中，肌肉结实，四肢有力，肌肤充盈饱满，面有光泽，口唇红润；反之，则出现脘腹、胁下胀满疼痛，食欲减退，便溏或便秘，口臭，神疲乏力，头晕目眩，面色萎黄，皮肤失润等。若胆汁上逆，则可见口苦，呕吐黄绿苦水；若胆汁外溢，则可出现黄疸。

任务三　脾、胃与美容

任务导入

“兵马未动，粮草先行”，这是自古以来用兵的老规矩，强调了后勤保障的重要性，指出后勤是打赢战争的关键，打仗时，必须保证充足的粮草、畅通的粮道。《黄帝内经》把脾胃称为“仓廪之官”或“仓廪之本”，认为脾胃的作用如同古代战争中粮草的供给一样重要。

请思考：

1. 脾的功能有哪些？

2. 它的生理、病理意义如何？

一、脾

（一）脾的生理功能

1. 主运化

“脾为后天之本，气血生化之源”。脾主运化包括运化水谷精微和运化水液两个方面。运化水谷精微，是指脾对饮食物的消化，对水谷精微的吸收、转输、布散的作用。运化水液，是指脾对水液的吸收、转输和布散作用。

2. 主升清

脾气的上升和转输作用，能将胃肠道吸收的水谷精微和水液上输于心、肺等脏，通过心、肺的作用化生气血，以营养濡润全身。脾气还有升举内脏的作用，能使内脏固定不下垂，在体内保持相对固定的位置。

3. 主统血

脾主统血是指脾能统摄、控制血液，使之正常地循行脉内，而不逸出脉外。

（二）脾与形、窍、志、液、时的关系

1. 在体合肉，主四肢

脾主肌肉，是指肌肉的营养来自脾所吸收转输的水谷精微。四肢是肌肉比较集中的部位，故脾又主四肢。若脾失健运，清阳不升，则可见四肢倦怠无力，甚则痿弱不用。

2. 在窍为口，其华在唇

口，指口腔，具有咀嚼、初步消化并参与吞咽等功能。脾开窍于口，脾运强健，则口味正常，食欲良好；脾失健运，则不仅食欲不振，而且口味异常，如口淡、口腻、口甜、口臭等。唇，口唇。脾主运化，为气血生化之源，脾的运化功能强健与否，可反映于口唇。

3. 在志为思

思，即思虑、思考，是人的意识思维活动之一。思虑过度，影响气的正常运行，可导致气滞与气结，脾胃呆滞，运化失常，而出现脘腹胀闷、食欲不振等症。

4．在液为涎

涎为口津，是唾液中较清稀的部分，进食时分泌较多，有助于食物的吞咽，还能帮助消化。若脾胃不和或脾气不摄，则往往导致涎液分泌量急剧增加，出现口涎自出等现象。

5．在时应长夏

长夏，指夏秋之交的农历六月，此时气候多雨潮湿，土地湿润，在夏季阳气盛、万物茂盛的基础上，又能长养万物。长夏之季，气温较高，雨水较多，气候湿热，热蒸湿动，万物华实，合于土生万物之象。脾主运化，化生水谷精微，五行归属于土，故脾与长夏皆属土，同气相求而通应。长夏之气有助于脾主运化、化生气血，但长夏之湿太过，易先困脾，导致脾的运化功能障碍，表现为胸脘痞满、食欲缺乏、倦怠乏力、大便溏薄、口甘多涎、舌苔滑腻等，在该季节治疗此类病证时往往在辨证的基础上加芳香醒脾燥湿之剂。

知识链接

养脾时间：9点至11点（巳时）

巳时，脾经当令，脾气旺，造血功能强。“脾主运化，脾统血”。脾是人体进行消化、吸收、排泄的“总调度师”，也是人体血液的“统领”。“脾开窍于口，其华在唇”。脾功能好，消化吸收好，血液质量好，所以嘴唇红润。唇白提示气血不足，唇暗、唇紫提示寒入脾经。

二、胃

胃的生理功能

1．主受纳水谷

胃主受纳水谷是指胃具有接受和容纳饮食水谷的作用。食物通过食管进入胃，被胃所接受和容纳，并暂时储存其中，故胃有“太仓”“水谷之海”之称。机体精气血津液的化生，都依赖于饮食物中的营养物质，故胃又有“水谷气血之海”之称。

2．主腐熟水谷

胃主腐熟水谷是指胃气将饮食物初步消化并形成食糜的作用。容纳于胃中的饮食物，经过胃气的磨化和腐熟作用后，精微物质被吸收，并由脾气转输而营养全身，未被消化的食糜则下传于小肠进一步消化。

知识链接

养胃时间：7点至9点（辰时）

辰时，胃经当令。人在此时段吃早餐最容易消化，吸收也最好。

三、脾与胃的关系

脾与胃之间的关系如图1-2-3。

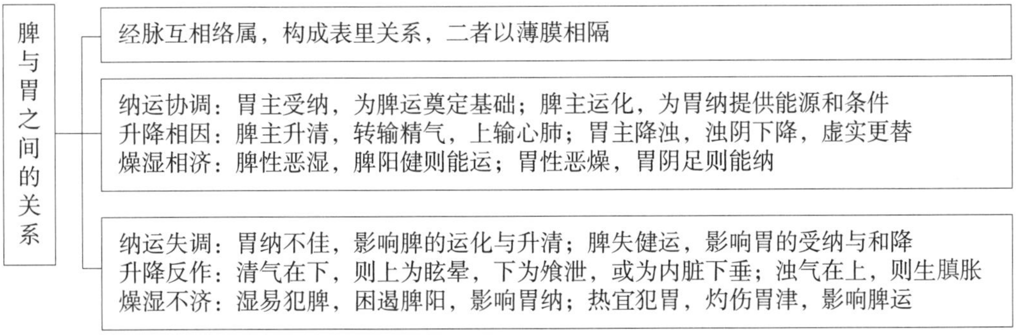

脾与胃之间的关系	
	经脉互相络属，构成表里关系，二者以薄膜相隔
	纳运协调：胃主受纳，为脾运奠定基础；脾主运化，为胃纳提供能源和条件 升降相因：脾主升清，转输精气，上输心肺；胃主降浊，浊阴下降，虚实更替 燥湿相济：脾性恶湿，脾阳健则能运；胃性恶燥，胃阴足则能纳
	纳运失调：胃纳不佳，影响脾的运化与升清；脾失健运，影响胃的受纳与和降 升降反作：清气在下，则上为眩晕，下为飧泄，或为内脏下垂；浊气在上，则生䐜胀 燥湿不济：湿易犯脾，困遏脾阳，影响胃纳；热宜犯胃，灼伤胃津，影响脾运

图1-2-3　脾与胃之间的关系

四、脾、胃与美容的关系

脾的功能旺盛，表现为体重适中，肌肉结实，四肢有力，肌肉充盈饱满，面有光泽，口唇红润等；反之，则易出现腹胀，便溏，食欲不振，甚至倦怠、消瘦等气血生化不足的表现。

脾胃积滞化热可见皮肤油腻粗糙，形体肥硕，便秘，口臭，体臭，痤疮，酒渣鼻，皮肤容易过敏等；脾胃虚弱，生化乏源，则可见皮肤干枯，面色萎黄，精神疲惫，四肢乏力，肌肉松弛下垂，口唇色淡无华。

任务四　肺、大肠与美容

任务导入

诸葛亮治国治军的才能、济世爱民的品格、谦虚谨慎的作风，为后世树立了榜样，被历代君臣、人民群众称赞与爱戴。诸葛亮所任的正是丞相之职，在汉代，丞相的职责无所不统、无所不包，上至主管郡国上计、掌管官吏选用、总领百官朝议和奏事、执行诛罚，下至考课、封驳与谏诤等，还有一定的立法、司法和军事权。肺的功能如同丞相一样，能协助君主总领脏腑组织、运行全身气血、维持人体生理活动，故为“相傅之官”。

请思考：

1. 肺有何功能？
2. 肺藏象系统的联系有哪些？
3. 肺如何行使“相傅之官”的功能？

一、肺

（一）肺的生理功能

1. 主气，司呼吸

《素问·五脏生成篇》曰：“诸气者，皆属于肺。”肺的主气功能包括主呼吸之气和主一身之气。肺主呼吸之气是指肺是体内外气体交换的场所。通过呼吸，肺吸入自然界的清气，呼出体内的浊气，实现体内外气体的交换。肺主一身之气是由于肺与宗气的生成密切相关，肺所吸入的自然界的清气与脾胃化生的水谷精微之气于胸中结合而生成宗气，上出喉咙以司呼吸，下贯心脉而布散全身，维持机体的正常生理活动，调节全身气机。

2. 主宣发肃降，通调水道

肃降是指清肃、通降，即肺气向下通降和清肃呼吸道之异浊。肺主宣发肃降的生理功能主要体现在三个方面：一是通过肺气降纳，吸入自然界的清气；二是将吸入的清气和脾转输的水谷精微和津液向下布散，调节体内水液的输布、运行和排泄；三是清肃呼吸道异浊，保持肺的清虚洁净，以利呼吸。

3．朝百脉，主治节

全身的血液都通过百脉流经于肺，经肺的呼吸进行气体交换，然后再通过肺气的宣发肃降作用输送到全身。

（二）肺与形、窍、志、液、时的关系

1．在体合皮，其华在毛

皮毛依赖于卫气和津液的温养和润泽，具有防御外邪、调节津液代谢、调节体温和辅助呼吸的作用，其正常生理功能取决于肺的正常生理功能。同时，皮毛的好坏情况还可以反映肺的生理功能是否正常。肺气宣发，输精于皮毛，则全身皮毛肌腠得津液和水谷之精的滋养而红润光泽。若寒邪客表，卫气被遏，则可见恶寒发热、头身疼痛、无汗、脉紧等症，若伴有咳喘等症，则表示病邪已伤及肺。

2．在窍为鼻

鼻为呼吸之气出入的通道，与肺直接相连，鼻窍通过肺系（喉咙、气管等）与肺相联属，具有主通气和主嗅觉的功能。若肺气宣畅，则鼻窍通利，呼吸平稳，嗅觉灵敏；若肺失宣发，则鼻塞不通，呼吸不利，嗅觉亦差。长期鼻塞，可使上唇变厚、变短，致上唇外翻、鼻翼肌肉萎缩等。所以，鼻塞需要及时治疗，以防损容。

3．在志为忧（悲）

肺的生理功能与忧（悲）志有关，忧（悲）为人体正常的情绪变化或情感反应，由肺精、肺气所化生，过则损伤肺精和肺气，或导致肺气的宣降运动失调。《素问·举痛论篇》说："悲则气消。"悲忧过度，可出现呼吸气短等肺气不足的现象；反之，肺气虚衰或肺气宣降失调时，机体对外来的非良性刺激的耐受能力下降，容易产生悲忧的情绪变化。

4．在液为涕

涕为鼻黏膜的分泌液，有润泽鼻窍的作用。鼻涕由肺精所化，在肺气的宣发作用下布散于鼻窍，故《素问·宣明五气篇》说："五脏化液……肺为涕。"若肺精、肺气充足，则鼻涕润泽鼻窍而不外流。若寒邪袭肺，肺气失宣，肺之精津被寒邪所凝而不化，则鼻流清涕；若肺热壅盛，则可见喘咳上气，流涕黄浊；若燥邪犯肺，则又可见鼻干而痛。

5．在时应秋

在时应秋是指肺气与秋气相通应。肺与秋同属于五行之金，时令至秋，草木凋零，而人体肺脏主清肃下行，故与秋季相应。时至秋日，肺金之气应秋而旺，此时，肺的清肃和收敛功能强盛，而人体气血运行也随"秋收"之气而逐渐向"冬藏"过渡。因此，

人气亦当顺应秋气而渐收。在肺病的治疗上，不应在秋季过分发散肺气，而应顺其敛降之性。另外，秋季气候多清凉干燥，而肺为清虚之脏，喜润恶燥，因此秋季易见肺燥之证，临床常见干咳无痰、口鼻干燥、皮肤干裂等症状，治疗时应注意滋阴润肺。

知识链接

养肺时间：3点至5点（寅时）

寅时，肺经当令。肝在丑时把血液推陈出新之后，将新鲜血液供给肺，“肺朝百脉”，将新鲜血液送往全身。所以，人在清晨面色红润，精力充沛。寅时，有肺病者症状反映最为强烈，可能因剧咳或哮喘而醒。

二、大肠

大肠的生理功能

1. 主传化糟粕

大肠主传导糟粕是指大肠接受小肠下移的食物残渣，吸收水分，形成糟粕，并通过肛门排泄粪便的功能。大肠通过气的运动，将粪便向下传送，并通过肛门排出体外，故称大肠为“传导之官”。大肠传导糟粕与小肠泌别清浊、胃气的通降、肺气的肃降、脾气的运化、肾气的蒸化和固摄有关。若大肠传导糟粕失常，则出现大便秘结、泄泻等症状；若湿热蕴结大肠，则出现腹痛、里急后重、下痢脓血等症状。

2. 大肠主津

大肠主津是指大肠接受食物残渣、吸收水分的功能，即所谓的燥化作用。若大肠主津功能失常，则出现肠鸣、腹痛、泄泻等症状；若大肠实热、大肠津亏，则出现大便秘结等症状。

知识链接

养大肠时间：5点至7点（卯时）

卯时，大肠经当令，大肠蠕动，排毒除滓。“肺与大肠相表里”，肺将充足的新鲜血液布满全身，然后促使大肠进入兴奋状态，完成从食物中吸收水分和营养并排出渣滓的过程。清晨起床后排便比较好。

三、肺与大肠的关系

肺与大肠之间的关系如图 1-2-4。

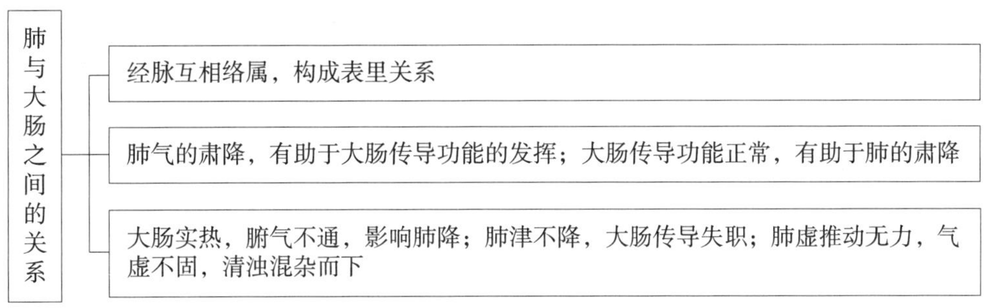

图 1-2-4　肺与大肠之间的关系

四、肺、大肠与美容的关系

肺的生理功能正常，则皮肤致密，毫毛光泽，抵御外邪侵袭的能力较强，无皮损及皮肤病；反之，则多汗，易于感冒，或皮肤憔悴枯槁，皱纹增多，面色晦暗少泽，外观上可见皮肤干燥、苍白、皮疹、痤疮等改变。

大肠的传导功能减弱，则粪便排出障碍，引起便秘；主津功能减弱，则粪便形成受影响，引起便秘或便溏、泄泻等。

任务五　肾、膀胱与美容

任务导入

众所周知，蜜蜂是社会性很强的昆虫，一群蜜蜂中只有一只蜂王，蜂王是蜂群中唯一能产卵来延续后代的个体，可以说，蜂王是活的产卵机器。据说最勤劳的工蜂只能活 6 周，最多不过 6 个月，而蜂王则能活 5 年。蜂王长居巢穴，以蜂王浆为食，长得比工蜂大，能产非常多的卵，这对维持强大的蜂群是十分有益的。人体的肾相当于蜜蜂王国中的蜂王。故肾为“作强之官”和“先天之本”。

请思考：

肾的生理功能有哪些？

一、肾

（一）肾的生理功能

1．藏精，主生长、发育、生殖

肾藏精，是指肾对精气具有封藏作用。肾所藏之精包括“先天之精”和“后天之精”。所谓“先天之精”，指禀受于父母的生殖之精，与生俱来。“后天之精”，包括水谷精气和五脏六腑之精，它来源于饮食物，通过脾胃运化功能而生成的水谷精气，分布于脏腑而成为五脏六腑之精，发挥滋养濡润作用。人体生、长、壮、老、已的生命过程，与肾中精气的盛衰密切相关。人体的生殖功能主要与肾有关：其一，肾藏先天之精，是生命起源的物质基础；其二，肾精能化生“天癸”，促进人体生殖器官发育成熟和维持人体生殖功能。

2．主水

肾主水，指肾有主司和调节体内津液代谢、维持体内水液平衡的作用。其功能是依靠肾阳对水液的气化作用来实现的。正常情况下，通过胃的收纳、脾的转输、肺的敷布、肾的蒸腾气化、三焦的通调水道，水液之清者运行于脏腑，水液之浊者化为汗液与尿液排出体外，如此，体内水液代谢处于相对平衡状态。

3．主纳气

肾主纳气，是指肾具有摄纳肺所吸入的清气从而维持呼吸深度和力度的功能。清气的吸入不仅需要肺的肃降作用，也需要肾的摄纳封藏相协助，若肾精充沛，肾气旺盛，则呼吸均匀有力，可以保证机体的正常生理活动。

（二）肾与形、窍、志、液、时的关系

1．在体合骨，生髓，其华在发

肾主骨生髓，其华在发。肾主骨，是说骨的生长发育及其功能的发挥，均依赖于肾中精气的充养。“齿为骨之余”，牙齿的生长与脱落，与肾中精气的盛衰密切相关。肾精亏虚，则骨失所养而萎弱，易于骨折，牙齿易松动而脱落。髓，分为骨髓和脑髓。中医认为，脑为髓聚之处，故称“脑为髓之海”。脑髓也依赖于肾精的充养。肾精充足，髓海充盈，则思维敏捷、耳聪目明、精神饱满；肾精亏虚则髓海不足，脑失所养，可见智力低下、思维缓慢、记忆力衰退、耳聋目花。发，即头发，发的生机根于肾。肾精生血，血能生发，发的生长，赖血以养，故“发为血之余”。发的正常生长，与精、血充盈密切相关。

2．在窍为耳和二阴

肾在窍为耳，耳的听觉功能灵敏与否，与肾中精气的盈亏有密切关系。肾中精气充盈，髓海得养，则听觉灵敏。人到老年，肾中精气逐渐衰减，髓海空虚，多见耳鸣、耳聋。“肾开窍于二阴”“肾主二便”。二阴，即前阴和后阴。前阴指外生殖器和尿道，后阴指肛门。前阴与排尿和生殖功能有关，后阴与排便功能有关。肾主生殖，外生殖器的功能也直接与肾气相关。

3．在志为恐

恐是人们对事物惧怕的一种精神状态。惊与恐有所区别，惊为不自知，事出意外而受惊吓；恐为自知，俗称胆怯。“恐伤肾”“恐则气下”，人惊恐之时易出现二便失禁，甚则遗精、滑精等症。惊恐虽然属肾，但总与心主神志相关，心藏神，神伤则易惊善恐。

4．在液为唾

唾为肾精所化，是唾液中较黏稠的部分，咽而不吐，有滋养肾中精气的作用。若唾多或久唾，则易耗伤肾中精气。

5．在时应冬

冬季是一年中气候最寒冷的季节，大地收藏，万物皆伏，呈现水之闭藏寒冷之象；肾为人体藏精之所，其气以封藏固摄为宜。肾与冬在五行皆属于水，二者同气相求而通应，故肾气旺于冬。冬季养生、作息、饮食要顺应肾潜藏之性以利阳气潜藏、阴精积蓄。临床上，素体阳虚或久病阳虚之人，在阴盛之冬季则病情加重；又因肾主骨生髓，冬季还易发生骨关节疾患。

知识链接

养肾时间：17 点至19 点（酉时）

酉时，肾经当令。经过申时的泻火排毒，肾在酉时开始贮藏精华。

二、膀胱

膀胱的生理功能

1．贮存尿液

人体津液代谢后的浊液下归于肾，通过肾气的蒸化作用，进一步升清降浊。清者回流体内，重新参与水液代谢；浊者下输于膀胱，变成尿液，由膀胱贮存。

2．排泄尿液

肾气与膀胱之气的作用协调，则膀胱开合有度，尿液得以及时排出体外。如果肾气和膀胱之气的激发和固摄作用失常，则膀胱开合失权，不仅会导致小便不利或癃闭，还会导致尿频、尿急、遗尿、小便不禁等。

知识链接

养膀胱时间：15 点至17 点（申时）

申时，膀胱经当令，膀胱气血最旺，功能最强，有助于新陈代谢。

三、肾与膀胱的关系

肾与膀胱之间的关系如图 1-2-5。

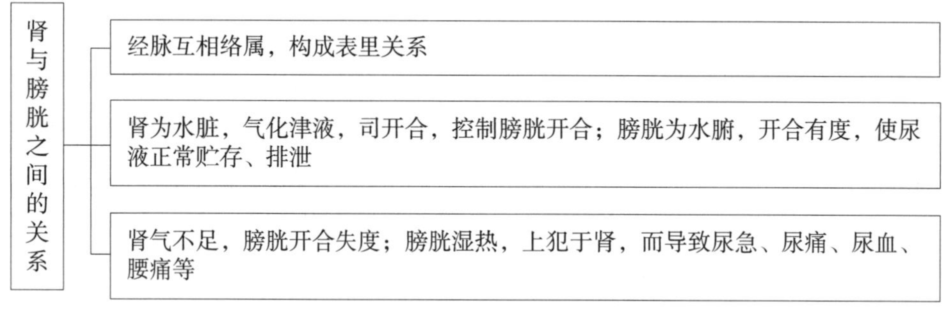

图 1-2-5　肾与膀胱之间的关系

四、肾、膀胱与美容的关系

随着肾中精气的自然衰减，五脏功能逐渐衰退并随之出现一系列生理性衰老的改变，如驼背弯腰，皮肤松弛，皱纹横生，头发花白稀疏脱落，牙齿松动，视物昏花，听力下降，记忆力下降，丧失人体的外在美。

膀胱的病变，主要表现为尿频、尿急、尿痛；或是小便不利，尿有余沥，甚至尿闭；或是遗尿，甚则小便失禁。表现在美容方面则是水湿停滞，面浮身肿。

任务六　心包、三焦与美容

任务导入

三焦分为上焦、中焦、下焦。天人相应，我们可以应用取类比象的方法研究三焦，如天、人、地可以类比为人体的三焦；又如一棵大树，树干上连枝叶，下通树根，枝叶、树干、树根也可以类比为人体的三焦。

请思考：

1. 什么是三焦？
2. 上焦如雾、中焦如沤、下焦如渎该怎么理解？

一、心包

心包又称心包络，是心脏外面的包膜，具有保护心脏、代心受邪的作用。古代医家认为，心为人身之君主，不得受邪，所以若外邪侵心，则心包当先受病，故心包有“代君受邪”之功。《灵枢·邪客》曰：“心者，五脏六腑之大主，精神之所舍也。其脏坚固，邪弗能容也。容之则心伤，心伤则神去，神去则死矣。故诸邪之在于心者，皆在于心之包络。”邪气犯心，首先是心包受病。如外感热病中出现神昏、谵语等症状，常被说成是“热入心包”；痰浊引起的精神错乱，常被称为“痰浊蒙蔽心包”。所以心包的功能和病变与心相一致。

知识链接

养心包时间：19点至21点（戌时）

戌时，心包经当令，心包功能兴旺，有助于清除心周围外邪，使心功能处于良好状态。

二、三焦

（一）三焦的生理特性

三焦是上焦、中焦、下焦的合称。由于部位及其所包含的脏腑不同，因而三焦各具有不同的生理特点。

1．上焦如雾

上焦心、肺宣发卫气，有布散水谷精微和津液以营养滋润全身的作用，若雾露之溉，故《灵枢·营卫生会》将上焦的生理特性概括为“如雾”。

2．中焦如沤

中焦脾胃运化水谷，化生气血。胃受纳、腐熟水谷，水谷经脾之运化而形成水谷精微，以此化生气血，水谷精微又通过脾的升清转输作用，而上输于心、肺以濡养周身。因为脾胃具有腐熟水谷、化生精微的功能，故《灵枢·营卫生会》将中焦的生理特性概括为“如沤”。

3．下焦如渎

下焦如渎是形容肾、膀胱、小肠、大肠等脏腑分别清浊及排泄废物的作用。小肠将食物残渣传送到大肠，形成粪便，从肛门排出。脏腑利用后的水液，通过肾和膀胱的气化作用形成尿液，从尿道排出。因为下焦具有排泄糟粕和尿液的功能，故《灵枢·营卫生会》将下焦的生理特性概括为“如渎”。

（二）三焦的生理功能

1．通行元气

元气是人体最根本、最重要的气，发源于肾，禀受于先天，赖后天之精滋养，是人体生命活动的原动力。元气通过三焦布散到五脏六腑，充沛于全身，从而激发和推动各个脏腑组织的功能活动。

2．运行水液

三焦为“决渎之官”。人体水液代谢是一个复杂的生理过程，由肺、脾、肾等诸多脏腑的协同作用而完成。三焦为水液生成输布、升降出入的道路，如果三焦水道不通利，则肺、脾、肾等脏腑调节水液代谢的功能将难以实现。三焦在水液代谢中的协调平衡作用，称为“三焦气化”。

知识链接

养三焦时间：21点至23点（亥时）

亥时，三焦经当令。三焦是六腑中最大的腑，具有通行诸气、疏通水道的作用。亥时三焦能通百脉，人若在亥时睡眠，百脉可得到最好的休养生息，对身体和美容十分有益。

三、心包与三焦的关系

心包与三焦之间的关系如图 1-2-6。

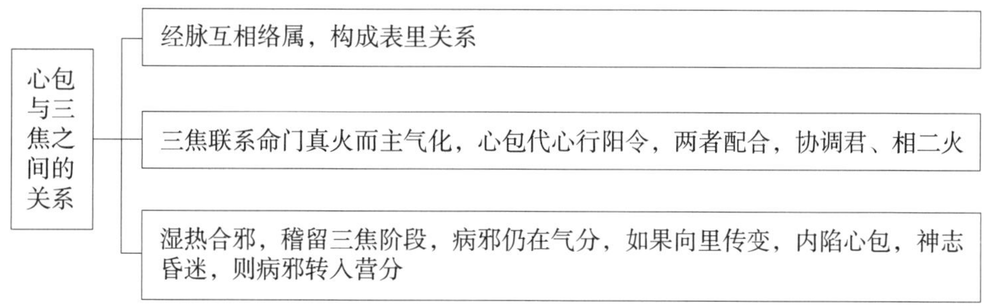

图 1-2-6　心包与三焦之间的关系

四、心包、三焦与美容的关系

藏象学说认为，心包络是心之外围，有保护心脏的作用，所以外邪侵袭于心，首先是心包受病。由此可见，心与心包关系极其密切，两者在生理、病理上都是一致的，所以说心包与美容的关系，也就是心与美容的关系。心气旺盛，心血不亏，脉道通利，则血液在脉道中运行畅达，于是面色红润有光泽，从容和缓，健康又美丽；反之，则出现血流不畅，或血脉空虚，而见面色无华、脉象细弱无力等，甚则发生气血瘀滞，血脉受阻，而见面色晦暗或青紫，久而久之面部失于濡养则皱纹满布，出现早衰。

三焦的功能失常，会导致气郁气滞，水液潴留，从而出现面色无华、虚浮郁胀、皮肤出现皱纹或瘀斑、毛发干枯、视物模糊、肥胖臃肿等表现。

数字化教学资源

思考题

1. 简述心的生理功能和系统关系。
2. 简述肝的生理功能和系统关系。
3. 简述脾的生理功能和系统关系。

4. 简述肺的生理功能和系统关系。
5. 简述肾的生理功能和系统关系。
6. 简述心主血脉的含义。
7. 简述肝主疏泄功能的具体表现。
8. 简述肾主纳气的含义。
9. 胃的生理功能是什么？
10. 上、中、下三焦的部位是如何划分的？其各自的生理特点是什么？

参考文献

［1］孙广仁. 中医基础理论［M］. 北京：中国中医药出版社，2007.
［2］杨智荣. 美容保健技术［M］. 北京：中国中医药出版社，2006.

（杨　柳）

单元三　气血津液

学习目标

1. 掌握气、血、津液的概念、生成、运行和功能。
2. 熟悉气与血的关系，津液的生成、输布和排泄。
3. 了解气、血、津液失常时的病理变化。
4. 能够正确认识中医学气、血、津液的概念与功能及其相互关系，学会指导临床实践。

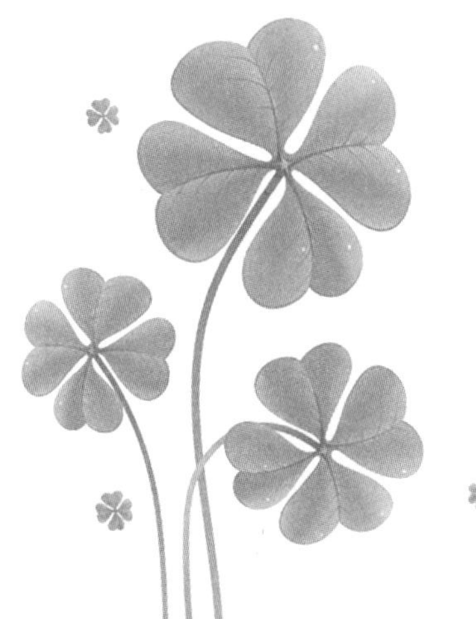

气、血、津液是构成人体和维持人体生命活动的基本物质。机体脏腑、经络等进行生理活动，必须获得气、血、津液的充养；而气、血、津液的生成与代谢，又有赖于脏腑、经络等的正常生理活动。所以，气、血、津液和脏腑、经络等之间始终存在着相互为用的密切关系，共同维持着人体正常的生理活动。

任务一　气血与美容

任务导入

王某，女，36岁。病人主诉月经量多，淋漓不尽15天。因上月劳动繁重，疲劳过度，本次行经时经血骤下量多，经注射、口服止血药（药名不详），经量虽减少，但仍淋漓不断10余天，血色淡红，并伴有神疲乏力，气短懒言，头晕健忘，食少便溏，面色无华。舌淡，苔白，脉细无力。

请思考：

1. 病人出现了哪些方面的健康问题？
2. 病人主要存在哪些护理方面的问题？
3. 根据治病求本的原则，可采用哪些治疗措施？

一、气

（一）气的概念

古代哲学认为，气是构成世界的最基本物质，宇宙间的一切事物，都是通过气的运动变化产生的。这种观点被应用到医学领域，与中医学的理论相结合，逐渐形成中医学中“气”的概念：一是指构成人体和维持人体生命活动的最基本物质，如呼吸之气、水谷之气等；二是指脏腑组织的功能活动，如脏腑之气、经络之气等。两者紧密联系、密切相关，前者是后者的物质基础，后者是前者的功能表现。

（二）气的生成

人体之气，来源于父母的先天精气、饮食物中的水谷精气和存在于自然界中的清气，通过肺、脾、胃和肾等脏腑生理功能的综合协调作用而生成。

1. 肾为生气之根

肾藏先天之精，先天之精所化生的先天之气，是人体之气的根本，因此肾藏精的生理功能对于气的生成尤为重要。

2. 脾胃为生气之源

脾主运化，胃主受纳，二者纳运结合，将饮食水谷化生为水谷精气。脾气升转，将水谷精气上输到心肺，布散全身脏腑经络。水谷精气为人体之气的主要来源，故称脾胃为生气之源。

3. 肺为生气之主

肺主呼吸之气，吸清呼浊，保证体内之气的生成及代谢。另一方面，肺将吸入的清气与脾胃化生的水谷精气结合起来，生成宗气。宗气走息道而司呼吸，贯心脉而行气血，通达内外，周流全身，维持脏腑组织的正常生理功能，促进一身之气的生成。

总之，人体之气生成的基本条件主要有两个方面：一是物质来源充足，即先天之精气、水谷之精气和自然界清气供应充足；二是脏腑功能正常，尤其是肺、脾、胃和肾等脏腑生理功能正常。

（三）气的运动

气在人体内时刻不停地运动着。升、降、出、入是气运动的四种基本形式。

气的升、降、出、入运动，激发和推动着人体的各种生理活动，具体体现在各脏腑组织的功能活动之中。如肺主气、司呼吸，主宣发肃降，一升一降体现为清气的吸入和浊气的排出；脾主升清，将水谷精微上输于心肺；胃主通降，将食糜下传至小肠，并协助大肠传导糟粕；心火必须下降于肾，使肾水不寒，肾水亦须上济于心，使心阳不亢，从而维持心肾之间的相互协调平衡。虽然各个脏腑的生理活动体现的运动形式有所侧重，但是从整个机体的生理活动来看，升与降、出与入之间必须对立统一、协调平衡，才能维持机体正常的生理功能。气的升降出入运动协调平衡，称为“气机调畅”。只有气机调畅，各脏腑才能发挥正常的生理功能。气的运动出现异常变化，升降出入之间失去协调平衡，称为“气机失调”。由于气的运动形式是多种多样的，所以气机失调也有多种表现形式。气的运动受阻、运动不利，称作“气机不畅”；气的运动受阻较甚，在某些局部发生阻滞不通，称作“气滞”；气的上升太过或下降不及，称作“气逆”；气的上升不及或下降太过，称作“气陷”；气的外出太过而不能内守，称作“气脱”；气不能外达而郁结闭塞于内，称作“气闭”。气的运动失调若表现在脏腑上，可见肺失宣降、脾气下陷、胃气上逆、肝气郁结、肾不纳气等。

总之，气的升降出入运动，对于人体生命活动至关重要，是生命活动的根本，气的运动不止，则生命不息。气的升降出入运动一旦停止，人的生命活动也就结束了。中医治疗学中，强调调理气机的原因也在于此。

（四）气的功能

气的生理功能主要有以下几个方面。

1. 推动作用

气的推动作用指气的激发和促进作用。气是活力很强的精微物质，能激发和促进人体的生长发育以及各脏腑、经络的生理功能。此外，气能推动和促进血液的生成、运行，以及津液的生成、输布和排泄等。若气虚，气的推动作用减弱，可致小儿生长发育迟缓，成人早衰及生殖功能减退，亦可使脏腑、经络、组织等的生理活动减退，出现血液和津液的生成不足，运行迟缓，输布、排泄障碍等病理变化。

2. 温煦作用

气的温煦作用指气对人体的温暖作用。气是机体热量的来源，是体内热量产生的物质基础。气的温煦作用对机体具有重要的生理意义，人体正常体温的维持，各脏腑、经络等组织器官的正常生理活动，以及血和津液的正常循行、输布等，均依靠气的温煦作用。若气虚，气的温煦作用减弱，则可出现畏寒肢冷、脏腑功能衰退、血液和津液的运行迟缓等寒象。若某种原因影响气的流通，使气滞于局部而不散，气郁而化火，则可见恶热喜冷、面赤身热、心烦、躁扰等热象。

3. 防御作用

气有护卫全身肌表、防御外邪入侵和驱邪外出的作用。《素问·刺法论篇》曰："正气存内，邪不可干。"气的防御作用正常时，人体不易受到外邪的入侵，或虽有外邪入侵也不易发病，或即使发病也易于治疗。又如《素问·评热病论篇》曰："邪之所凑，其气必虚。"气的防御作用减弱时，人体抗病能力下降，易受外邪入侵而发病，或发病以后难以痊愈。因此，气的防御作用与疾病的发生、发展与预后都有着密切的关系。

4. 固摄作用

气对人体内的血液、津液、精液等液态物质具有统摄和控制作用，可以防止其无故流失；对腹腔脏器有固护作用，可以维持其正常位置。气的固摄作用主要表现在以下几方面：一是固摄血液，使之循行于脉中，而不至于逸出脉外；二是固摄汗液、尿液、唾液、胃肠液等，调控其分泌量或排泄量，防止异常丢失；三是固摄精液，使之不因妄动而频繁遗泄；四是固护胃、肾、子宫、大肠等脏器使之维持正常位置，不致下移。气的固摄作用减退，可导致体内液态物质大量流失和脏器下垂等病变。气不摄血，可导致各种出血；气不摄津，可导致自汗、多尿、小便失禁、流涎、泛吐清水、泻下滑脱等；气

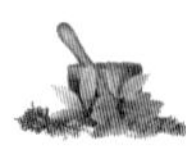

不摄精，可出现遗精、滑精、早泄等；气虚下陷，可致胃、肾、子宫下垂或脱肛等。

5. 气化作用

气化作用指通过气的运动而产生各种变化，具体表现在精、气、血、津液的新陈代谢及相互转化上。如饮食物经脾胃的消化吸收，转化为水谷精微，然后再化生为精、气、血、津液等；津液经过代谢，转化成尿液和汗液而排出体外；食物经消化吸收后，其残渣转化成糟粕而排出体外等。气化功能失常，可影响到气、血、津液的代谢，饮食物的消化吸收，汗液、尿液和粪便等的排泄，导致各种代谢异常的病理变化。

气是人体的基本精微物质，气的几个生理功能之间可分不可离，互相为用，密切配合，维持了人体正常的生理状态。

（五）气的分类

人体之气由于生成来源、分布部位和功能特点的不同，而具有不同的名称。人体之气主要有元气、宗气、营气、卫气。

1. 元气

元气，又称原气、真气，是人体最基本、最重要的气，是人体生命活动的原动力。

（1）生成。元气根源于肾，由肾中精气所化生，有赖于脾胃化生的水谷精气的滋养补充。因此，元气的盛衰与肾、脾、胃的功能密切相关。

（2）分布。元气发于肾，以三焦为通道循行于全身，内而五脏六腑，外而肌肤腠理，无处不至。

（3）生理功能。元气的主要生理功能有两个方面。一是推动和调节人体的生长发育和生殖功能。元气的盛衰变化体现于机体生、长、壮、老、已的自然规律。元气不足则易于出现生长发育迟缓、生殖功能低下及早衰等病理改变。二是激发和调节各脏腑、经络等的生理活动。元气充沛，则各脏腑、经络等的功能旺盛，机体强健；反之，元气不足，则各脏腑、经络等的功能减退。

2. 宗气

宗气是积于胸中之气。宗气在胸中积聚之处，称“气海”，又名“膻中”。

（1）生成。宗气由肺吸入的自然界清气与脾胃运化生成的水谷精气结合而成。因此，宗气的盛衰与肺、脾、胃的功能密切相关。

（2）分布。宗气积聚于胸中，贯注于心肺。其向上出于肺，循咽喉而走息道；向下注于丹田，并由气海注入阳明经之气街而下行至足；其贯入心脉者，协助心气推动血液的运行。

（3）生理功能。宗气的主要生理功能有两个方面。一是走息道而司呼吸。宗气上走息道，推动肺的呼吸，凡呼吸、语言、发声的强弱等皆与宗气盛衰有关。宗气充盛，则呼吸徐缓而均匀、语言清晰、声音洪亮；反之，则呼吸短促微弱、语言不清、声音低微。二是贯心脉而行气血。宗气贯注于心脉之中，协助心气推动血液循行。凡气血之运行、心搏的力量及节律等皆与宗气有关。宗气充盛则脉搏徐缓、节律一致而有力；反之，则脉搏虚弱、节律失常。

3. 营气

营气是行于脉中且富有营养作用的气。营气行于脉中，为血液的重要组成部分，故常营血并称。相对于卫气，营气属于阴，故又称“营阴”。

（1）生成。营气来源于脾胃运化的水谷精气，由水谷精气中精华部分化生。饮食水谷在脾胃的作用下化生为精微物质，并由脾上输于肺，在肺的作用下，水谷精微中精专柔和的部分进入脉中，成为营气。

（2）分布。营气循行于脉管中，成为血液的重要组成部分，并循着血流周流不息，运行全身。

（3）生理功能。营气的主要生理功能有两个方面。一是化生血液。营气经肺注入脉中，成为血液的重要组成部分。二是营养全身。营气循血脉流注于全身，内至脏腑，外达皮毛筋骨，为脏腑、经络等组织器官的生理活动提供营养物质。营气亏少，会引起血液亏虚，以及全身脏腑组织因得不到足够营养而生理功能减退的病理变化。

4. 卫气

卫气是行于脉外而具有保卫作用的气。相对于营气，卫气属于阳，故又称“卫阳”。

（1）生成。卫气来源于脾胃运化的水谷精气，由水谷精气中慓疾滑利部分化生。饮食水谷在脾胃的作用下化生为精微物质，并由脾上输于肺，在肺的作用下，水谷精微中慓疾滑利的部分被敷布到经脉之外，成为卫气。

（2）分布。卫气为“慓疾滑利之气”，即活动力强劲、流动迅速之气，故其不受脉道的约束，运行于脉外，外而皮肤肌腠，内而脏腑筋骨，布散全身。

（3）生理功能。卫气的主要生理功能有三个方面。一是护卫肌表，防御外邪入侵。卫气布达于肌表，起着保卫作用，抵抗外来的邪气，使之不能入侵人体。卫气充盛则肌表固密，外邪不易入侵；卫气虚弱则肌表不固，常易感受外邪而发病。二是温养脏腑、皮毛、肌腠。卫气温煦全身，内而脏腑，外而肌肉皮毛，从而保证了脏腑、肌表的生理活动得以正常进行。卫气充足，温养机体，则可维持人体体温的相对恒定；若卫气亏虚，则温煦作用减弱，易致风寒湿等阴邪乘虚侵袭肌表，出现阴盛的寒性病变。三是调节控制腠理的开合。卫气能够调节控制腠理的开合，促使汗液有节制地排泄，以维持人体体温相对恒定和机体内外环境之间的协调平衡。若卫气虚弱，则调控腠理功能失职，可见无汗、多汗或自汗等病理现象。

营气与卫气，皆来源于脾胃运化的水谷精气。营气性质精专柔和、富有营养，卫气性质慓疾滑利、活动力强；营气行于脉中，卫气行于脉外；营气有化生血液和营养全身的功能，卫气有防卫、温养和调控腠理开合的功能；营气属阴，卫气属阳。营卫调和才能维持正常的体温和汗液分泌，人体才能有旺盛的抗邪力量和正常的脏腑生理活动。

二、血

（一）血的基本概念

血，即血液，是循行于脉中而富有营养的红色液态物质，是构成人体和维持人体生命活动的基本物质之一。脉是血液运行的管道，称为“血府”。血循脉而流于全身，发挥营养和滋润作用，为脏腑、经络、形体、官窍的生理活动提供营养物质，是人体生命活动的根本保证。

（二）血的生成

血液主要由营气和津液组成，营气和津液都来源于脾胃化生的水谷精微，所以说脾胃为“气血生化之源”。血液的生成过程是，饮食物经胃的腐熟和脾的运化，转化为水谷精微，水谷精微再经脾气的升清上输于肺，与肺吸入的清气相结合，通过心肺的气化作用，营气中的精专物质和有用的津液贯注于脉，化而为血。《灵枢·决气》有载，“中焦受气取汁，变化而赤，是谓血”，这就是血液的生成过程。

肾精也是化生血液的基本物质。肾藏精，精生髓，髓生血。精与血之间存在着相互资生和相互转化的关系：肾藏精，肝藏血，肾精充足，则可化为肝血以充实血液；肝血充足，亦能滋养肾精。故有“精血同源”之说。

综上所述，血液以水谷精微中的营气和津液为主要物质基础，在以脾胃为主，心、肺、肝、肾等为辅的脏腑的共同作用下生成。

（三）血的循行

血液运行于脉道之中，循环不已，流布全身，对全身各脏腑、组织、器官起营养和滋润作用。血液正常循行必须具备三个基本条件：一是血液充盈；二是脉管系统完整、通畅；三是全身各脏腑发挥正常生理功能，特别是心、肺、肝、脾四脏。

1．心主血脉

心气推动血液在脉管中运行，以发挥营养周身的作用。心气的充足与推动功能的正常，在血液循行中起着十分重要的作用。

2．肺朝百脉

肺主一身之气，且肺朝百脉，全身的血脉均会聚于肺，肺借助宗气而贯注心脉，协助心气推动血液运行周身，循环不息。

3．肝主藏血

肝具有贮藏血液和调节血量的功能，能根据人体动静的不同情况，调节脉道中血液流量，使脉中循环的血量维持在一个恒定水平上。同时，肝藏血的功能也可以防止血逸脉外，避免出血的发生。此外，肝主疏泄，调畅气机，对血液通畅地循行起着重要作用。

4．脾主统血

五脏六腑之血全赖脾之统摄。脾气健运，气血旺盛，气之固摄作用健全，则能统摄血液在脉中运行，防止血逸脉外。

综上所述，血液的正常循行，是在心、肺、肝、脾四脏的相互密切配合下共同完成的，任何一脏的功能失调都可导致血行失常而产生病变。

（四）血的生理功能

1．营养滋润

血液由水谷精微所化生，含有人体所需要的各种营养成分。血在脉中循行，内达五脏六腑，外至皮肉筋骨，如环无端，运行不息，不断将营养物质输送到全身各脏腑、组织、器官，发挥营养滋润作用，以维持其正常生理功能，从而保证人体生命活动的正常进行。血液充盈，营养滋润功能正常，则面色红润、肌肉丰满、皮肤和毛发润泽、感觉灵敏、运动自如；若血液亏少，营养滋润功能减弱，则出现面色萎黄、肌肉瘦削、肌肤干燥、毛发不荣、肢体麻木或运动无力失灵等。

2．神志活动的物质基础

血液是机体神志活动的主要物质基础，只有物质基础充盛，精神情志活动才能充沛而舒畅。人体气血充盈，血脉调和，神得所养，则精力充沛，神志清晰，感觉灵敏，思维敏捷。不论何种原因造成的血虚、血热或血运失常，都会导致不同程度的精神情志方面的症状，如神疲、健忘、失眠多梦，或神志恍惚、烦躁、惊悸不安，以及谵妄、昏迷等。

三、气与血的关系

气与血都由人身之精所化，相对言之，气属阳、主动、主温煦，血属阴、主静、主濡润，二者具有互根互用的关系。气是血液生成和运行的动力，血是气的化生基础和载体，因而有“气为血之帅，血为气之母”的说法。

（一）气为血之帅

1. 气能生血

气的运动变化是血液生成的动力。血液的化生以营气、津液和肾精为物质基础，在这些物质本身的生成以及转化为血液的过程中，每一个环节都离不开相应脏腑之气的推动和激发作用。气能生血还包含了营气在血液生成中的作用，营气与津液入脉化血，使血量充足。故气旺则血旺，气虚则血少。治疗血虚证时，常配合补气药，使气旺则血生。

2. 气能行血

气对血液的运行起推动作用。血液的运行有赖于心气、肺气的推动及肝气的疏泄条达。气机调畅，气行则血行，血液的正常运行才得以保证。气虚无力推动血行或气机郁滞不通不能推动血行，可导致血瘀。气的运行发生逆乱，也会影响血液的正常运行，如气逆者血随气升，气陷者血随气下等。因此，在治疗血行失常的病证时，常根据具体情况分别配以补气、行气、降气之药。

3. 气能摄血

气对血液有统摄、固摄作用，使之循行于脉中而不外逸。气摄血主要体现在脾统血的功能之中。脾气充足，则能正常发挥统摄作用，使血行脉中而不致逸出脉外，从而保证了血液的正常运行及其濡养功能的发挥。若脾气虚弱，失去统摄，往往导致各种出血病变，临床上称为“气不摄血”或“脾不统血”。故在治疗气虚出血证时，常采用补气摄血之法。

（二）血为气之母

1. 血能养气

血能养气是指血能给气提供营养。在人体各个部位中，血不断地为气的生成和功能活动提供营养，故血足则气旺。人体脏腑、肢节、官窍等任何部位，一旦失去血的供养即可出现气虚衰少或气的功能丧失的病变。

2. 血能载气

气存于血中，依附于血而不致散失，赖血之运载而运行全身。血液虚少的病人，多会出现气虚病变；而大失血的病人，气亦随之大量地丧失，形成“气随血脱”之候。

四、气血与美容

气、血是构成人体的基本物质，气血充沛，则脏腑、组织、官窍得以濡养，机体得以进行正常的功能活动，人体则具备健康之美和容貌之美。

（一）气与美容

气的生成充盈，则人体生理活动正常，人体健美。如果气的生成不足，则会出现精神不振、疲乏无力、皮肤憔悴、面色无华、面部皱纹、毛发干枯、视物模糊、面部瘀斑等症状。若表现为气的防御作用减弱，则可出现粉刺、酒渣鼻等疾病。若表现为气的气化功能失常，则可出现形体浮肿、眼胞肿胀等损容的症状。

（二）血与美容

血是生命活动不可缺少的营养物质，对于人体健美至关重要。血液充盈，则神志清晰，精力充沛，反应灵敏，视物清楚，肌肉丰满，皮肤红润光泽，四肢活动敏捷有力等。若血液不足，脏腑组织失养，则出现全身或局部血虚的病理变化，常表现为面色萎黄不华，毛发干枯无泽，肌肤干燥脱屑，两目干涩，视力减退，关节活动不利，甚至精神萎靡、反应迟钝等影响健美的症状。

思考题

1. 何谓气？气的分类有哪些？
2. 气的功能有哪些？如何鉴别营气和卫气？
3. 如何理解“气为血之帅，血为气之母”？

任务二　津液的代谢与美容

一、津液的基本概念

津液，是机体一切正常水液的总称，包括各脏腑、组织、器官的内在体液及其正常

的分泌物，如胃液、肠液、泪、涕、唾、汗和尿液等。津液，同气和血一样，也是构成人体和维持人体生命活动的基本物质之一。

津液是津和液的总称。津和液同属于水液，同源于饮食水谷，其生成均有赖于脾和胃的运化功能；但两者在性状、分布部位及功能等方面又有一定的区别。一般而言，质地较清稀，流动性较大，布散于体表皮肤、肌肉和孔窍，并能渗入血脉之内，起滋润作用的，称为津；质地较浓稠，流动性较小，灌注于骨节、脏腑、脑、髓等组织，起濡养作用的，称为液。

二、津液的生成、输布和排泄

津液的代谢，也就是津液的生成、输布和排泄过程，是一个涉及多个脏腑一系列生理活动的复杂的生理过程。《素问·经脉别论篇》曰："饮入于胃，游溢精气，上输于脾，脾气散精，上归于肺，通调水道，下输膀胱，水精四布，五经并行。"这是对津液代谢过程的简要概括。

（一）津液的生成

津液来源于饮食水谷，主要通过脾胃、小肠和大肠吸收饮食水谷的水分和营养而生成。其具体过程如下。

1. 脾胃运化

胃主受纳腐熟，赖"游溢精气"而吸收饮食水谷中的部分精微。脾主运化，赖脾气升清而将水谷精微和水液上输于肺，而后输布全身。

2. 小肠主液

小肠泌别清浊，吸收饮食水谷中大部分营养物质和水分，上输于脾，而布散全身；并将水液代谢的产物经肾送至膀胱，把食物残渣下输于大肠。

3. 大肠主津

大肠接受小肠泌别清浊后所剩的食物残渣，吸收其多余的水液，并促使糟粕成为粪便，排出体外。

胃、小肠、大肠所吸收的水谷精微及水液，均上输于脾，通过脾气的转输作用布散到全身。由此可见，津液的生成，一与饮食水谷的摄入有关，二与胃、小肠、大肠以及脾的生理功能紧密相关。饮食水谷摄入不足，或脾、胃、大肠、小肠等脏腑功能失调，均会导致津液的生成不足，引起津液亏虚。

（二）津液的输布

津液的输布主要依靠脾、肺、肾、肝和三焦等脏腑的协调配合而完成。

1．脾气散精

脾主运化水湿，通过其转输作用，一方面将津液上输于肺，通过肺的宣发和肃降，将津液输布至全身而灌溉脏腑、形体和诸窍；另一方面，又可直接将津液向四周布散至全身各脏腑，即所谓的“灌溉四旁”。

2．肺主行水

肺主宣发肃降，通调水道。肺接受从脾转输来的津液后，一方面通过宣发作用，将津液输布至人体上部和体表；另一方面，通过肃降作用，将津液下输于肾、膀胱等内部脏腑以及人体下部形体。

3．肾主津液

肾为水脏，对津液输布代谢有主宰作用，主要表现在两个方面。第一，肾中精气的蒸腾气化作用，是脾气散精、胃“游溢精气”、肺通调水道以及小肠泌别清浊等作用的动力，推动着津液的输布；第二，由肺下输至肾的津液，在肾的气化作用下，清者蒸腾，经三焦上输于肺而布散于全身，浊者下降，化为尿液，注入膀胱。

4．肝主疏泄

肝主疏泄，调畅气机，气行则水行，保持了水道的畅通，促进了津液输布的通畅。

5．三焦决渎

三焦为“决渎之官”，是水液和诸气运行的通路。三焦的通利保证了各脏腑输布津液的道路通畅，使津液正常升降出入，在体内流注布散。

综上所述，津液的输布主要依赖于肾气的蒸化和调控、脾气的运化、肺气的宣降、肝气的疏泄和三焦的通利。津液的正常输布是多个脏腑生理功能密切协调配合的结果，是人体生理活动的综合体现。

（三）津液的排泄

津液的排泄主要通过排出尿液和汗液来完成。此外，呼气和排便也会带走一些水分。因此，津液的排泄主要与肾、肺、脾等脏腑的生理功能有关。津液排泄的主要途径如下。

1．排尿

排尿为津液排泄的最主要途径，尿液的形成与肺、脾、肾等脏腑密切相关，尤以肾最为重要。肾中精气蒸腾气化，将代谢后多余的水液化为尿液，并排出体外。肾在维持人体津液代谢平衡中起着关键的作用。若肾气的蒸化作用失常，可引起尿少、尿闭、水肿等津液排泄障碍的病变。

2．排汗、呼气

排汗是津液排泄的另一重要途径。肺气宣发，将津液外输于体表皮毛，津液在气的蒸腾气化作用下形成汗液，并由汗孔排出体外。此外，肺在呼气时也会带走一些水液，这是津液排泄的又一途径。若肺的生理功能失常，宣降失司，也会导致汗液排泄的异常。

3．排便

大肠排出粪便时，会带走肠内残余的水分。若脾胃运化及肠道吸收失常，水谷中的精微与糟粕俱下，则粪质稀薄，体内津液损耗，引起伤津、脱液的病变。

津液的生成、输布和排泄过程，是多个脏腑共同参与的一系列复杂生理过程，其中以脾、肺、肾三脏尤为重要。若三脏功能失调，可影响津液的生成、输布和排泄过程，破坏津液代谢平衡，从而导致伤津、脱液等津液不足，或水湿、痰饮等津液运行障碍，水液停滞积聚的病理变化。

三、津液的生理功能

（一）滋润濡养

津液源于水谷精微，含有丰富的营养物质，且本身又是液态物质，故津液既有较强的滋润作用，又有一定的濡养作用。一般说来，津的质地清稀，其滋润作用较明显；液的质地稠厚，其濡养作用较显著。津液布散于体表，能滋润皮毛肌肉；渗入体内，能濡养脏腑；输注于孔窍，能滋润鼻、目、口、耳等官窍；渗注骨、脊、脑，能充养骨髓、脊髓、脑髓；流入关节，能滋润骨节等。若津液不足，失去滋润濡养作用，则会使皮毛、肌肉、孔窍、关节、脏腑，以及骨髓、脊髓、脑髓等的生理活动受到影响，随之脏腑组织的生理结构也可能遭到破坏。

（二）化生血液

津液入脉，成为血液的重要组成部分。津液在营气的作用下，渗注于脉中，化生为血液，循环全身，发挥滋润、濡养作用。脉内外的津液互相渗透，机体因而可以根据生理、病理变化来调节血液的浓度，故津液可以使血量维持正常，并滑利血脉。由于津液和血液都是水谷精微所化生，两者之间又可以互相渗透转化，故有“津血同源”之说。

（三）调节机体的阴阳平衡

津液的代谢，对调节阴阳的相对平衡起着非常重要的作用。如气候炎热或体内发热时，津液化为汗液向外排泄以散热，而天气寒冷或体温低下时，津液因腠理闭塞而不外泄，如此则可维持人体体温相对恒定。

（四）排泄代谢产物

津液在其自身的代谢过程中，能把机体的代谢产物以汗液、尿液等形式不断排出体外，以维持各脏腑、组织、器官的正常生理功能。

四、津液与美容

津液具有滋养濡润的作用。津液充足，则皮肤润泽、毛发光亮、口唇滋润；若津液不足，则表现为形体消瘦、皮肤干燥、面部皱纹、口唇焦燥、毛发干枯稀疏；若津液的输布排泄障碍，导致水湿停聚，则可出现形体浮肿、肥胖、眼部肿胀等损美症状。

思考题

1. 何谓津液？
2. 津液的代谢异常会有哪些临床表现？
3. 津液的功能有哪些？

单元四　病因病机

学习目标

1. 掌握外感病因的致病特点，正邪盛衰、阴阳失调的基本病机。
2. 熟悉七情的致病特点与阴阳失调的临床表现。
3. 了解其他因素的致病特点。
4. 学会用中医理论解释临床常见疾病的发病原因。

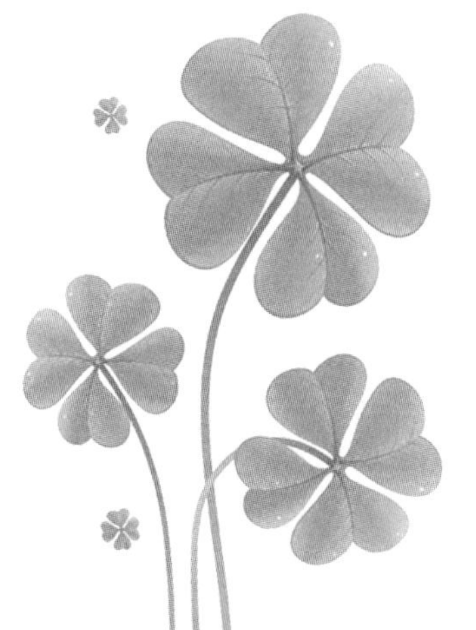

中医学认为，人体是一个有机的整体，各脏腑、组织之间及其与外界环境之间始终保持着既对立又统一的相对动态平衡，从而维持着机体正常的生命活动。当这种动态平衡因某种原因遭到破坏，而又不能自行调节恢复时，人体就会发生疾病。本单元主要探讨这种平衡被破坏的原因，以及疾病发生、发展与变化的机制。

任务一　导致人体发病的原因

任务导入

张某，男，54岁。病人自述10年前不慎跌伤右侧腰腿部，未予诊治，自此每逢阴雨天，右侧腰腿部即感冷痛不适，多年来，经多方医治，疗效不佳。近日因天气骤然转凉，右腰腿部冷痛加重，得热敷或按摩后稍缓。舌淡，苔白，脉沉细。

请思考：

1. 病人因感受何种邪气而发病？
2. 病人感邪后为何会出现上述症状？

病因，是指破坏人体相对平衡状态而引发疾病的原因，又称“致病因素”“病邪”等。包括外感病因、七情以及其他病因等。

一、外感病因

外感病因是指来源于自然界，多从肌表、口鼻侵入机体而导致机体发病的病邪。主要包括六淫、疠气等。

（一）六淫

六淫，即风、寒、暑、湿、燥、火六种外感病邪的统称。在正常情况下，风、寒、暑、湿、燥、火是自然界六种不同的气候变化，称为“六气”。当气候变化异常，或人体正气不足时，六气才成为致病因素，侵犯人体导致疾病发生，这种情况下的六气便称为“六淫”。淫，有太过、浸淫之意。由于六淫是不正之气，故又被称为“六邪”。

1. 风

风为春季的主气，但风邪致病一年之中均可发生。风邪是六淫中最主要的致病因

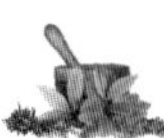

素。风邪的性质及致病特点如下。

（1）风为阳邪，其性开泄，易袭阳位。风具有轻扬、向上、升发、向外的特性，故属阳邪。风邪伤人易侵犯人体的头面、肌表等阳位，使腠理疏泄而开张，多见头痛、汗出、恶风等症。

（2）风性善行而数变。善行指病位游移，行无定处，如痹证中之“风痹”，常见游走性关节疼痛，痛无定处；数变是指发病迅速，变幻无常，如瘾疹，发病急，皮疹发无定处，时隐时现，此起彼伏。

（3）风性主动。风邪致病具有动摇不定的特征。临床所见如眩晕、震颤、四肢抽搐等症，多属风的病变。

（4）风为百病之长。六淫中其他病邪多依附于风邪而侵犯人体，如风寒、风热、风湿等。故风邪常为外邪侵犯机体的先导。

2．寒

寒为冬季的主气。寒邪伤于肌表称为“伤寒”，寒邪直中脏腑称为“中寒”。寒邪的性质及致病特点如下。

（1）寒为阴邪，易伤阳气。寒为阴气盛的表现，故属阴邪。寒邪致病，最易损伤人体阳气，证候呈现寒象。如寒邪伤表，卫阳郁遏则恶寒；寒邪直中脾胃，脾阳受损则脘腹冷痛、呕吐、腹泻等。

（2）寒性凝滞。寒邪伤人可致经脉气血凝滞、运行不畅，“不通则痛”，从而出现各种疼痛症状。如寒邪束表，则周身疼痛；寒伤中阳，则脘腹冷痛；寒邪阻滞经络，则肢体关节冷痛。

（3）寒性收引。寒邪侵入人体，可使气机收敛，腠理、经络、筋脉收缩而挛急。如寒邪袭表，可致腠理闭塞，汗孔闭合，症见恶寒、无汗、脉浮紧；寒客经络关节，筋脉拘急收引，则见关节屈伸不利、拘挛疼痛等。

3．暑

暑为夏季的主气。暑邪的性质及致病特点如下。

（1）暑为阳邪，其性炎热。暑为夏季的火热之气所化，其性炎热，故为阳邪。暑邪伤人，多见高热、汗出、烦渴等阳热亢盛之象。

（2）暑性升散，伤津耗气。暑为阳邪，易升易散。暑邪伤人，易使腠理开泄而多汗；汗出过多，耗伤津液，可见心烦口渴、小便短赤；大量汗出，气随津脱而致气虚乏力，甚则出现突然昏倒、不省人事等。

（3）暑多夹湿。夏季炎热，且多雨潮湿，故暑邪为病，常兼夹湿邪。其临床表现除发热、烦渴外，常兼见头身困重、胸闷呕恶、便溏不爽等症。

4. 湿

湿为长夏的主气。长夏，时值夏秋之交，为一年中湿气最盛的季节，故多湿病。湿邪的性质及致病特点如下。

（1）湿为阴邪，易阻气机，损伤阳气。湿性类水，故为阴邪。湿邪易使气机升降失常，经络阻滞，出现脘痞腹胀、小便不利、大便不爽。脾喜燥恶湿，故湿邪最易困阻脾阳，而见泄泻、尿少，甚则水肿等症。

（2）湿性重浊。重，体现在湿邪犯体，常使人感觉头重如裹、周身困重、四肢倦怠。如湿邪留滞经络关节，可见关节疼痛重着。浊，多指分泌物、排泄物等秽浊不清，如面垢眵多、大便溏泻、小便浑浊、下痢脓血、女性带下过多、湿疹流水等。

（3）湿性黏滞。主要表现在两方面：一是指症状的黏滞性，如大便黏腻不爽、小便滞涩不畅、舌苔黏腻厚浊等；二是指病程的缠绵性，湿病如湿疹、湿痹等，病程较长或反复发作，缠绵难愈。

（4）湿性趋下，易袭阴位。湿邪有下趋的特性，易伤及人体下部。如湿邪为病的水肿，多以下肢明显；湿邪下注，可见带下、淋浊、泻痢等病。

5. 燥

燥为秋季的主气，故又称秋燥。初秋尚热，兼有夏热之余气，多为温燥；深秋已凉，又有近冬之寒气，多为凉燥。燥邪的性质及致病特点如下。

（1）燥性干涩，易伤津液。外感燥邪最易耗伤人体的津液，造成阴津亏虚的证候，可见口鼻干燥、咽干口渴、皮肤干涩甚至皲裂、毛发不荣、小便短少、大便干结等症。

（2）燥易伤肺。肺为娇脏，喜润恶燥，燥伤肺津，表现为干咳少痰，或痰黏难咳，甚则痰中带血。

6. 火

火为热之极，二者程度不同，但性质则一。火热之邪一般旺于夏季，但不如暑邪有明显的季节性，也不受季节气候限制。火邪的性质及致病特点如下。

（1）火为阳邪，其性炎上。火为阳邪，阳盛则热，故火邪伤人，多见高热、烦渴、汗出、脉洪数等症。其性炎上，是说火邪致病多表现在人体的上部，如心火上炎，则见口舌生疮；胃火炽盛，可见牙龈肿痛；肝火上炎，常见目赤肿痛等。

（2）火易伤津耗气。火热之邪消灼津液，故常兼有口渴喜饮、咽干舌燥、小便短赤、大便秘结等症。此外，火迫津泄，气随津脱，可导致气虚，而见体倦乏力、少气懒言等。

（3）火易生风动血。火热之邪侵犯人体，灼伤津液，使筋脉失去濡养而致肝风内动，称为“热极生风”，表现为高热、神昏谵语、四肢抽搐、项背强直、角弓反张、目

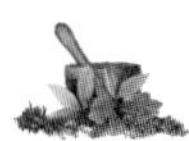

睛上视等症；火热之邪灼伤脉络，迫血妄行，可致各种出血证，如吐血、衄血、皮肤发斑，以及女性月经过多、崩漏等。

（4）火易致肿疡。火热之邪入于血分，可聚于局部，腐蚀血肉，发为痈肿疮疡，甚则化脓溃烂。火邪所致疮特征为局部红肿热痛。

（二）疠气

疠气，是一类具有强烈传染性的外邪，在中医文献中，又称“瘟疫”“疫气”“疫毒”等。

1. 疠气的致病特点

（1）传染性强，易于流行。疠气主要通过空气、饮食、接触等途径传播，具有强烈的传染性和流行性。

（2）发病急骤，病情危重。疠气致病，潜伏期较短，甚可“触之者即病”，且病情凶险，发展变化快，死亡率高。

（3）一气一病，症状相似。一种疠气仅导致一种疫病发生，故当某一种疠气流行时，其临床症状基本相似。

2. 疠气流行的发生因素

（1）气候因素。自然气候的反常变化，如久旱、洪涝、酷热、湿雾瘴气等。

（2）环境与饮食因素。如空气、水源、食物的污染等。

（3）预防因素。没有及时做好预防隔离工作，也是疠气流行的因素之一。

（4）社会因素。战乱、贫穷落后、社会动荡不安，均可导致疠气流行。只有国家安定，卫生防疫工作到位，预防和治疗措施积极有效，才能防止疠气的发生与流行。

知识链接

新型冠状病毒肺炎（COVID-19）

新型冠状病毒肺炎（COVID-19）是一种急性病毒感染性肺炎，其病原体是一种先前未在人类中发现的新型冠状病毒。传播途径主要为直接传播、气溶胶传播和接触传播。直接传播是指病人喷嚏、咳嗽、说话的飞沫，被近距离接触或直接吸入导致的感染；气溶胶传播是指飞沫混合在空气中，形成气溶胶，吸入后导致的感染；接触传播是指飞沫沉积在物品表面，手接触被污染的物体表面后，再接触口腔、鼻腔、眼睛等黏膜，导致的感染。本病以发热、乏力、干咳等为主要表现，少数病人伴有鼻塞、流涕、腹泻等上呼吸道和消化道症状。重症病例多在

1 周后出现呼吸困难，严重者快速进展为急性呼吸窘迫综合征、脓毒症休克、难以纠正的代谢性酸中毒和凝血功能障碍。值得注意的是，重症、危重症病人病程中可为中低热，甚至无明显发热。部分轻症病人仅表现为低热、轻微乏力等，无肺炎表现，多在 1 周后恢复。少数感染者无明显临床症状，仅核酸检测结果显示阳性。本病具有较强的传染性，属中医“疠气”的范畴。

二、七情

七情即喜、怒、忧、思、悲、恐、惊七种情志变化，是人体对外界客观事物的不同情绪反映。在一般情况下，七情不会使人致病，只有突然、强烈或长期持久的情志刺激，超过了人体自身生理调节范围，使气机紊乱、脏腑阴阳气血失调时，才会导致疾病的发生。由于七情是造成内伤病的主要致病因素之一，故又称“内伤七情”。

（一）七情与脏腑气血的关系

情志活动是以五脏的精气为物质基础的，即七情为五脏精气所化生。人的不同情志活动与五脏相对应，如心在志为喜，肝在志为怒，脾在志为思，肺在志为忧，肾在志为恐。七情中，喜怒思忧恐统称为“五志”，分属五脏，而七情中的悲与惊又分属于肺和肾。不同情志变化对各脏腑有不同影响，而脏腑气血变化，也会导致情志变化。

（二）七情的致病特点

1．直接伤及内脏

暴喜伤心，大怒伤肝，思虑伤脾，悲忧伤肺，惊恐伤肾。临床上七情伤及内脏以影响心、肝、脾三脏为多见。影响心脏，可见心悸、失眠、健忘，甚则精神失常等。影响肝脏，可见两胁胀痛、善太息、咽中如有物梗塞，或女性月经不调、乳房胀痛结块。影响脾脏可见脘腹胀满、食欲不振等。

2．影响脏腑气机

七情内伤常影响脏腑气机，使气机升降失常、气血运行紊乱而发病。

（1）怒则气上。过度愤怒使气血上冲，可见头胀头痛、面红目赤，或呕血，甚则猝然昏倒等。

（2）喜则气缓。在正常情况下，喜能缓和精神紧张，使人心情舒畅。但暴喜过度，可致心气涣散，神不守舍，出现精神不集中，甚则失神、狂乱等。

（3）悲则气消。过度悲忧，使肺气耗伤，可见精神萎靡、气短乏力等。

（4）恐则气下。过度恐惧，使肾气不固，可见二便失禁、遗精等。

（5）惊则气乱。突然受惊，导致心无所依，神无所归，虑无所定，而见心悸、惊恐不安等症。

（6）思则气结。思虑劳神过度，气机郁结，脾失健运，可见脘腹胀满、纳呆、便溏等症。

3．影响病情变化

在许多疾病的演变过程中，病情常因较剧烈的情志波动而加重或急剧恶化。如有高血压病史的病人，若遇事恼怒，肝阳上亢，血压可迅速升高，而出现头晕目眩，甚则突然昏厥，或昏仆不语、半身不遂、口眼㖞斜等。

三、其他病因

（一）饮食、劳逸

饮食应有一定的节制，劳逸要有合理的安排，否则也会降低机体抵抗力，影响到脏腑正常的生理功能而致病。

1．饮食

饮食是人体摄取营养、维持生命活动的必要条件，而饮食失宜又是导致疾病发生的重要原因。

（1）饮食不节。饮食以适量为宜，过饥、过饱均可发生疾病。过饥则摄食不足，气血生化之源匮乏，久则气血衰少而为病。过饱或暴饮暴食，超过了脾胃的受纳运化能力，易致饮食积滞，使脾胃受损，可见脘腹胀满、嗳腐泛酸、厌食、吐泻等症。

（2）饮食不洁。进食不清洁、不卫生的食物，可引起多种胃肠道疾病，出现腹痛、吐泻、痢疾等症，或引发肠道寄生虫病。若进食腐败变质、有毒的食物，常出现剧烈腹痛、吐泻等中毒症状，重者可出现昏迷或死亡。

（3）饮食偏嗜。饮食偏嗜，可导致某些营养物质缺乏，或机体阴阳失调。如嗜食肥甘厚味，可致眩晕，或易生疮疡；过食生冷寒凉，可见腹痛、腹泻；偏嗜辛辣，可出现便秘或痔疮等。

2．劳逸

正常的劳动有助于气血流通，增强体质；必要的休息，可消除疲劳，恢复体力和脑力，不会使人生病。只有在过劳或过逸的情况下，劳逸才能成为致病因素使人生病。

（1）过劳。即过度劳累，包括劳力过度、劳神过度和房劳过度三个方面。

（2）过逸。即过度安逸，如长期不参加劳动，又不进行体育锻炼，此可致人体精神不振、肢体软弱、食少乏力，或发胖臃肿，动则心悸、气喘、汗出，甚则可继发其他疾病。

（二）痰饮、瘀血

痰饮和瘀血都是脏腑功能失调所产生的病理产物，但这些病理产物又可反作用于机体，成为一种致病因素，故又称“病理产物性病因”。

1. 痰饮

痰和饮都是水液代谢障碍所形成的病理产物，其中稠厚的为痰，清稀的为饮。

（1）痰饮的形成。痰饮多由外感六淫或饮食及七情内伤等，使肺、脾、肾三脏功能失调，水液代谢障碍，以致水液停滞而成。

（2）痰饮的致病特点。痰饮停聚的部位不同，引起的病证和临床表现也不相同。如痰壅于肺，则咳喘、咳痰；痰阻于心，可见心悸、胸闷、神昏，甚则癫狂；痰停于胃，则呕恶、脘闷；痰浊上犯头目，则头目眩晕；痰滞经络筋脉，则见瘰疬、痰核、肢体麻木，或半身不遂，或阴疽流注等；痰气凝结于咽喉，可致咽中梗阻，如有异物。饮溢肌肤，则成水肿；饮停胸胁，则胸胁胀满、咳唾引痛；饮在膈上，则咳喘不能平卧；饮在肠间，则腹满食少、肠鸣、肠间沥沥有声等。

2. 瘀血

瘀血指体内血液停滞而形成的病理产物，包括积存体内的离经之血，以及因血行不畅，阻滞于血脉、经络或脏腑内的血液。

（1）瘀血的形成。瘀血成因有二：一是气虚、气滞、血寒、血热等内伤因素，使血液运行不畅而凝滞；二是外伤及其他原因造成出血，且不能及时消散或排出。

（2）瘀血的致病特点。

疼痛：多为刺痛，痛处固定不移，拒按，夜间痛甚。

肿块：多固定不移，在体表多见局部青紫肿胀，在体内多可在患处触及固定不移的肿块，按之痛甚，称为癥积。

出血：血色多紫暗，或夹有血块。

发绀：面色黧黑或紫暗，肌肤甲错，口唇、爪甲青紫。

舌象：舌质紫暗，或有瘀点、瘀斑，舌下静脉曲张。

脉象：多见脉细涩、沉弦或结代等。

思考题

1. 何谓六淫？六淫各自的性质及致病特点是什么？
2. 疠气的致病特点是什么？

任务二　正邪相争与机体功能失调

任务导入

天气转凉，近期呼吸系统疾病患病人数明显增多。今日门诊接诊同一年级两名同学，皆为感冒。其中一名同学病情较轻，未开药，嘱其回家饮服姜糖水，休息为宜；另一名同学病情较重，予以速效伤风感冒胶囊治疗，嘱其多饮温水，注意休息。

请思考：

1. 感受同样的病邪，为什么病情轻重不同？
2. 疾病应如何预防？

一、正邪盛衰

正邪盛衰，是指在疾病过程中，机体正气与致病邪气之间的盛衰变化。这种盛衰变化，不仅关系着疾病的发生和发展，影响病机、病证的虚实变化，而且直接影响着疾病的转归。

（一）正邪盛衰与虚实变化

正邪双方在斗争过程中是互为消长的。一般情况下，正气增长则邪气消退，邪气增长则正气消减。随着正邪的消长，患病机体就反映出虚实两种不同的病理状态，如《素问·通评虚实论篇》曰："邪气盛则实，精气夺则虚。"

实，主要指邪气亢盛，是以邪气盛为矛盾主要方面的一种病理反映。主要表现为邪气亢盛而正气未衰，正气足以与邪气抗争，故正邪斗争激烈，临床可见亢盛、有余的实证。如精神亢奋、壮热狂躁、声高气粗、腹痛拒按、二便不通、脉实有力等。

虚，主要指正气不足，是以正气虚为矛盾主要方面的一种病理反映。主要表现为正气已虚，无力与邪气抗争，病理反应不剧烈，临床可见一系列虚弱、不足的证候。如神疲倦怠、面容憔悴、声低气微、自汗盗汗、畏寒肢冷、脉虚无力等。

（二）正邪盛衰与疾病转归

在疾病的发生、发展及其转归的过程中，正邪的消长盛衰不是固定不变的。在一般情况下，正胜则邪退，疾病趋于好转而痊愈；邪胜则正衰，疾病趋于恶化，甚则导致死亡。此外，若正邪斗争势均力敌，出现邪正相持，正虚邪恋，或邪去而正未复等情况，则常是许多疾病由急性转为慢性，或遗留某些后遗症，或慢性病持久不愈的主要原因之一。

二、阴阳失调

阴阳失调是指在疾病过程中，由于致病因素的影响，阴阳两个方面失去相对平衡协调，从而形成阴阳的偏盛、偏衰、互损、格拒或亡失等病理状态。

（一）阴阳偏盛

阴阳偏盛是指人体阴或阳偏盛所引起的病理变化，主要见于“邪气盛则实”的实证。

1．阳偏盛

阳偏盛即阳盛，是指机体在疾病过程中所出现的阳气偏盛、功能亢奋、热量过剩的病理状态。多表现为阳盛而阴未虚的实热证。临床多见壮热、汗出、面赤、舌红、脉数等。此即所谓“阳盛则热”。

2．阴偏盛

阴偏盛即阴盛，是指机体在疾病过程中所出现的阴气偏盛、功能低下、热量不足，以及阴寒性物质积聚的病理状态。多表现为阴盛而阳未虚的实寒证。临床多见形寒肢冷、脘腹冷痛、舌淡、脉迟等。此即所谓“阴盛则寒”。

（二）阴阳偏衰

阴阳偏衰是指人体阴或阳亏虚所引起的病理变化，主要见于“精气夺则虚”的虚证。

1．阳偏衰

阳偏衰即阳虚，是指机体在疾病过程中所出现的阳气虚损、功能减退、温煦不足的病理状态。多表现为阳气不足，阳不制阴，阴相对亢盛的虚寒证。临床多见畏寒肢冷、面白、大便稀溏、小便清长、舌淡、脉迟等。此即所谓“阳虚则寒”。

2．阴偏衰

阴偏衰即阴虚，是指机体在疾病过程中所出现的精、血、津液等阴液亏耗，阴不制阳，阴失濡润滋养的病理状态。多表现为阴液不足，阴不制阳，阳相对偏盛的虚热证。临床多见五心烦热、颧红、盗汗、舌红、少苔、脉细数等。此即所谓“阴虚则热”。

（三）阴阳互损

阴阳互损是指在阴或阳任何一方虚损的前提下，病变发展影响到相对的另一方，形成阴阳两虚的病理变化。

1．阴损及阳

阴损及阳是指由于阴液亏损，累及阳气生化不足或无所依附而耗散，从而在阴虚的基础上又导致了阳虚，形成了以阴虚为主的阴阳两虚的病理状态。

2．阳损及阴

阳损及阴是指由于阳气虚损，累及阴液的生化不足，从而在阳虚的基础上又导致了阴虚，形成了以阳虚为主的阴阳两虚的病理状态。

（四）阴阳格拒

阴阳格拒是指由于某些原因引起阴或阳的一方偏盛至极，而壅遏于内，将另一方排斥格拒于外，使阴阳间不相维系，出现真寒假热或真热假寒等复杂的临床征象。

1．阴盛格阳

阴盛格阳是指阴寒之邪壅盛于内，逼迫阳气浮越于外，使阴阳之气不相顺接，相互格拒的一种病理状态。阴寒内盛是疾病的本质，但由于格阳于外，在临床上可见面红、烦热、口渴、脉大等假热之象，故称为“真寒假热”。

2．阳盛格阴

阳盛格阴是指邪热内盛，深伏于里，阳气郁闭于内，不能外达于肢体而格阴于外的一种病理状态。阳热内盛是疾病的本质，但由于格阴于外，在临床上可见四肢厥冷、脉象沉伏等假寒之象，故称为“真热假寒”。

（五）阴阳亡失

阴阳亡失是指机体阴液或阳气突然大量地亡失，导致生命垂危的病理状态，包括亡阴和亡阳两类。

1．亡阳

亡阳是指机体阳气突然性亡失，而致全身功能骤然衰竭的病理状态。临床表现多为大汗淋漓、肌肤手足逆冷、神疲倦卧、脉微欲绝等危重虚寒证候。

2. 亡阴

亡阴是指机体阴液突然性大量消耗或丢失，而致全身功能严重衰竭的病理状态。临床表现为烦躁不安、口渴欲饮、气喘、手足虽温而汗多欲脱、脉数疾的危重外脱不守证候。

思考题

1. 何谓阴阳失调?
2. 如何理解“邪气盛则实，精气夺则虚”？

（徐　旭）

单元五 诊 法

学习目标

1. 掌握望色、望舌、望皮肤的基本内容及临床意义，闻诊的概念。
2. 熟悉望神、望形态、望头面五官、听声音、脉诊的基本内容及临床意义。
3. 了解望排出物、望小儿指纹、嗅气味、按诊的基本内容和临床意义。
4. 能够正确运用望、闻、问、切四诊收集病情资料。

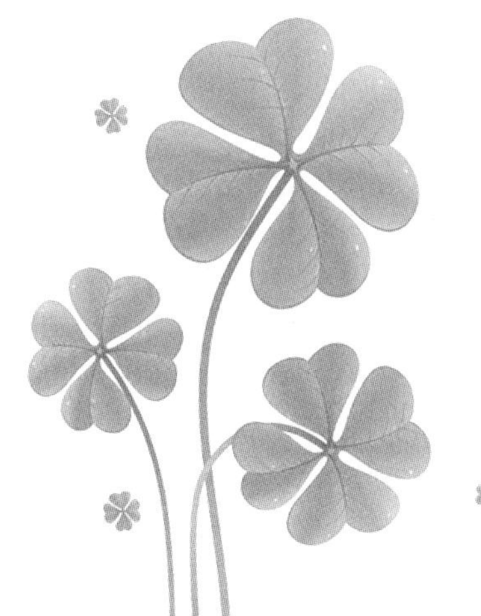

中医诊法是指望、闻、问、切四种诊察疾病的基本方法。

人体是一个有机的整体，内脏的病变，可以通过五官、四肢、体表等反映出来，同时局部的病变也可以影响全身。正如《丹溪心法》云："欲知其内者，当以观乎外；诊于外者，斯以知其内。盖有诸内者形诸外。"因此，可以运用望、闻、问、切等手段，把这些表现于外的症状、体征等有关资料收集起来，然后分析其脏腑病机及病邪的性质，判断疾病的本质和证候类型，进而做出诊断，指导治疗。

任务一 望诊

任务导入

李某，女，42岁。育有1子。自述色斑病史4年，但因近期和丈夫吵架开始加重，就诊时面色晦暗，颞颧部出现深褐色斑片，边界尚清。夜间难以入睡，睡则多梦，自觉手足心热，偶见夜间盗汗。月经前后无定期，经前乳房有胀痛感。舌质红，苔少，脉沉细。

请思考：

1. 正确观察并记录病人的神态、面色与舌象。
2. 病人主要存在哪些问题?
3. 根据以上临床表现，对病人的疾病进行辨证。

望诊是通过观察病人的神、色、形、态，以及分泌物或排出物的量、色、质等，以获得临床资料的诊察方法。内容包括：望神、望色、望形态、望头面五官、望皮肤、望舌、望排出物和望小儿指纹。

一、望神

望神，主要是通过观察病人的精神状态是否饱满、神志是否清晰、动作是否协调、反应是否灵敏等，以判断脏腑阴阳气血的盛衰和疾病的轻重及预后。神的表现一般包括得神、少神、失神和假神。

（一）得神

得神又称有神，是精充神旺的表现。表现为精神良好，神志清晰，思维敏捷，呼吸

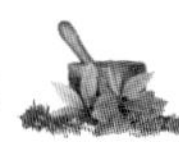

平稳，面色荣润，肌肉不削，动作自如，反应灵敏。提示人体正气充足，精气充盛，机体功能正常，即使患病，也属病情轻浅，预后多良好。

（二）少神

少神即神气不足，是轻度失神的表现。表现为精神不振，两目乏神，面色少华，肌肉松软，倦怠乏力，少气懒言，动作迟缓。提示正气不足，精气轻度损伤，机体功能较弱。多见于病情较轻或处于疾病恢复期的病人，亦可见于体质虚弱者。

（三）失神

失神又称无神，是精亏神衰的表现。表现为精神萎靡，甚则神志不清，神昏谵语，目光呆滞，呼吸气微，面色无华，语言错乱，声低气微，形体羸瘦，反应迟钝。提示人体正气受伤，精气衰减，机体功能严重低下，多见于久病虚衰的病人，属病重，多预后不良。

（四）假神

假神指危急重症病人突然出现的精神暂时“好转”的假象，是临终前的预兆。表现为久病、重病之人，本已失神，突然精神转佳，但目光浮光外露；或本已面色晦暗无泽，突然颧红如妆；或本已语声低微断续，忽然言语不休，欲见亲人；或本已毫无食欲，忽然食欲增强等。古人谓之“回光返照”或“残灯复明”。提示人体脏腑精气极度衰竭，阴不敛阳，虚阳外越，阴阳离决，预后不良。

临床工作中应将假神和病情好转加以区分。病情好转是逐渐发生的，往往与人体整体状况的好转相一致；假神多见于垂危病人，表现为精神状态或某些临床症状突然的、暂时的好转，与人体整体病情恶化并不相符。

二、望色

望色是指通过观察皮肤的颜色和光泽以了解病情的方法。由于面部血运丰富，故观察面部色泽可推测人体气血盛衰及运行情况。黄种人的健康面色是红黄隐隐、明润含蓄的，这种健康面色又被称为“常色”。由于体质、环境等因素的不同，常色可有偏白、偏红、偏黑的差异，但光泽须荣润。常色是人体气血充盛、脏腑协调的表现。人体患病时呈现的面部色泽称为“病色”，主要分青色、赤色、黄色、白色、黑色五种。

（一）青色

青色多主寒证、痛证、瘀血、惊风。

青色提示血行不畅、脉络瘀阻。面色苍白而青，多见于风寒侵袭、里寒腹痛；面色青暗、口唇青紫，多见于慢性疾病气血瘀滞；小儿高热，面部青紫，以两眉间、鼻柱、口周为甚，常为惊风先兆。

（二）赤色

赤色多主热证、戴阳证。

赤色提示脉络中血液充盈。满面通红多见于外感发热、脏腑实热；颧部潮红娇嫩，或兼见骨蒸盗汗，多见于阴虚内热；久病、重病之人，面色苍白而颧红如妆、游移不定，多见于戴阳证，为虚阳浮越之危候。

（三）黄色

黄色多主脾虚、湿证。

黄色提示脾虚湿蕴。面色淡黄，枯槁无光，称“萎黄”，多见于脾胃气虚；面色黄而浮胖，称“黄胖”，多见于脾气虚损兼湿邪内阻；身目俱黄为“黄疸”，阳黄黄色鲜明如橘皮者属湿热，阴黄黄色晦暗者属寒湿。

（四）白色

白色多主虚证、寒证、失血。

白色提示气血不足。面色㿠白而虚浮，多见于气虚；面色淡白而消瘦，多见于血虚；面色苍白可见于里寒证腹痛剧烈者；急性病突现面色苍白、冷汗淋漓，常见于亡阳证，是阳气暴脱的危候。

（五）黑色

黑色多主肾虚、水饮、瘀血。

黑色提示阴寒水盛或气血凝滞。面色淡黑，多见于肾虚水泛；面色黧黑，多见于肾阳虚衰、水寒内盛；面黑而干焦，多见于肾阴亏耗；面色青黑，多见于寒证、痛证；妇人眼眶暗黑，多见于寒湿带下；面黑而肌肤甲错，多见于瘀血。

三、望形态

望形态是指通过观察病人的形体与姿态以了解病情的方法。

（一）望形体

望形体指主要通过观察形体以了解病人体质的强弱和脏腑气血的盛衰。

骨骼粗大、胸背宽厚、肌肉壮满、皮肤润泽，属形体强壮，此类病人患病后预后多良好；骨骼细小、胸背狭窄、肌肉消瘦、皮肤枯燥，属形体衰弱，此类病人患病后预后较差。

形体肥胖而能食，多为形盛有余；形体肥胖而食少，多为脾虚有痰；形体消瘦而善饥，多为胃火盛；形体消瘦而食少，多为中气亏虚；形体枯槁、大肉尽脱，多为脏腑精气衰竭。

（二）望姿态

望姿态指通过观察病人的动静姿态、异常动作和特殊姿态以了解病情。

喜动多言、面常向外，多为阳证、热证、实证；喜静少言、面常向里，多为阴证、寒证、虚证。

异常动作和特殊姿态往往对某些疾病的诊断具有临床意义。如盛夏季节猝倒、面赤而汗出，多见于中暑；口眼㖞斜、半身不遂，多见于中风；喘息抬肩、不能平卧，多见于哮喘；若见循衣摸床、撮空理线，则多为危重证候。

四、望头面五官

（一）望头面

1. 头项

小儿头颅过大或过小，伴智力发育障碍者，多为肾精亏损；囟门下陷，多为脑髓不足；囟门高突，多为痰热内蕴或火邪上攻；囟门迟闭，多为肾气不足。头项软弱，无力抬起，多属虚证或病重；头项强直，多为温病火邪上攻；头摇不能自持，多为风证。

2. 头发

毛发稀疏、脱落，色枯无泽，多为肾气亏虚；发白而不细软，成束发生，或夹杂于黑发之中，末端无分叉，无明显自觉症状，多见于青少年，多由阳热偏盛，伤及营血，毛发不得充养所致；突现片状脱发，称为“斑秃”，多为血虚受风；小儿发结如穗、枯黄无泽，多见于疳积。此外，频繁地洗、烫、染发也是造成毛发枯焦、发黄的常见原因。

（二）望五官

1．目

目眦红赤，多为心经火盛；目赤红肿，多为肝经风热；白睛黄染，多为黄疸；眼睑淡白，多为气血亏虚；两目或上视，或直视，或斜视，均为肝风内动；眼胞浮肿，多见于水肿；眼窝下陷，多见于津液亏耗。

2．耳

耳轮饱满而色红润者，为肾精充足；耳轮瘦薄而无泽者，为肾精亏虚；耳中疼痛、流脓，伴有听力下降者，多为肝胆湿热；小儿耳根发凉、耳背现红脉者，多为麻疹先兆。

3．鼻

鼻流清涕，多为外感风寒；鼻流浊涕，多为外感风热；浊涕久流不止且有腥臭味，多见于“鼻渊”；鼻翼煽动，多见于肺热或精气衰竭的喘息；鼻柱塌陷、眉毛脱落，多见于梅毒或麻风。

4．口唇

唇色淡白，多为气血亏虚；唇色青紫，多为寒凝血瘀；唇色深红而干，多为热盛伤津；婴儿满口白斑如雪，称“鹅口疮”，多见于热蕴心脾；带红晕的白色小点现于口腔黏膜近臼齿处，为麻疹将出之征；口角㖞斜，多见于中风；口噤不止，多见于肝风内动。

5．齿与齿龈

牙齿燥如枯骨，多为肾阴枯涸；牙齿稀疏、松动，多为肾虚或虚火上炎；龈色淡白，多为血虚不荣；牙龈红肿，多为胃火炽盛。

6．咽喉

咽喉红肿、疼痛、溃烂或见脓点，多为肺胃热毒壅盛；色淡红不肿、反复发作，或喉痒干咳，多为虚火上炎；其上覆有灰白膜，重剥则出血或剥去即生，可见于白喉。

五、望皮肤

（一）望斑

斑，是一种局限性皮肤颜色改变，抚之不碍手，不隆起，不凹陷，大者呈斑片状，小者呈斑点状。

1．红斑

红斑指皮肤上出现的红色改变，平摊于皮下，抚之不碍手者，临床多见以下证型。

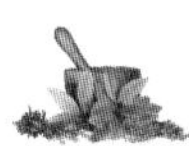

①血热风燥：发病较急，多见于肘膝关节伸侧、头皮、躯干；初起见红色或鲜红斑点，可逐渐扩大成片，其上叠起银色鳞屑，层层剥离，剥之出血，多有瘙痒；伴心烦易怒、口舌干燥、大便干结；多因心绪烦乱，饮食失节，食腥发动风之品所致。②风邪外束：多发于春秋季，见于胸背上肢及腹部；先有一个母斑，逐渐增多，中有细小白屑，数日后，颈及膝部可见多个玫瑰红色斑点，大小不等，对称分布，瘙痒。③脾不统血：常见下肢出现针尖至榆钱大小淡红色斑点，病程长，反复发作。④阴虚火旺：斑色鲜红如妆，多呈钱币形或蝴蝶形，对称分布于两颊、颧部、鼻部、耳、口唇、头发、手背等处；兼见五心烦热、口咽干燥、目眩发落等。

2．紫斑

紫斑指皮肤上出现的斑点状的紫色改变，平摊于皮肤之下，抚之不碍手，临床多见以下证型。①血热妄行：以青年为多见，骤然发病，紫斑发无定处，以双下肢伸侧多见，时有轻度瘙痒，压之不褪色，分批出现；多因素有血热，复感风邪，风热相搏，迫血妄行，或食入腥发动风之品，禀赋不耐所致。②瘀血阻滞：也叫“青记”“紫印”，斑呈紫色或紫褐色，自幼或青春期发病，无明显诱因，有家族史，进展缓慢，无全身症状。③寒凝血滞：好发于面部、鼻部、耳郭、手足背，冬重夏轻；多见于青年女性。④脾不统血：皮损暗紫平塌，病程长，反复发作，伴脾虚或慢性出血。⑤脾肾阳虚：以下肢为多见；紫斑如榆钱或粟米粒大小，色淡而互不融合；伴形寒肢冷、大便溏薄、小便清长、面色苍白等；多因寒冷、劳累等发作或加重。

3．白斑

白斑指皮肤上出现的点片状白色改变。临床多见以下证型。①气血失和：斑片多呈圆形，逐渐扩展，中心可有点状肤色加深，边缘不整，界限清晰，进展缓慢；好发于面颈、脐周、前阴等；可伴有心情抑郁或烦躁、失眠多梦、胁肋胀满、月经不调等。②暑湿郁肤：多在夏令发于颈、腋、胸、背、四肢伸侧；呈白色或灰白色斑点或斑片，近圆形，西瓜子大小，表面微亮，微痒，搔抓后有细糠样白屑。③虫积白斑：好发于儿童面部；初起大小不等，呈圆形或椭圆形，白色或灰白色，边缘不清，表面略干燥，上覆细糠样白屑；多因虫积内生，气血暗耗所致，故常伴面色微黄。

4．褐斑

褐斑指皮肤上出现的点状褐色斑，不高于表皮，常见于黧黑斑、黄褐斑等。临床多见以下证型。①肝郁气滞：斑呈点状或片状，边界清楚，边缘不整；以颜面、目周、鼻周多见；多伴七情失调、烦躁易怒、胸胁胀满、月经不调。②湿热内蕴：多发于前额、颜面、口唇、鼻部，边界不清；常伴皮肤油腻、脘闷、身重、苔腻；多由过食油腻肥甘、辛辣刺激之品所致。③阴虚火旺：多见于鼻、额、面、颊部；斑色淡褐或深褐色，呈点状或片状，大小不定，边界清楚，边缘不整；伴五心烦热、头晕耳鸣、腰膝酸软。

5．黑斑

黑斑指皮肤上出现的点状、网状、片状的黑斑，平齐于皮肤，抚之不碍手，较褐斑色重而浓，又称“面尘”。临床多见以下证型。①肝郁气滞（严重）：斑形表现类似于褐斑，其色晦黄或淡黑。②脾虚不运：黑斑多见于前额、面颊、耳后、前臂、腋窝，成片出现；伴有纳呆神疲、腹胀便溏、舌有齿痕等。③肾阴不足：多见于面颊、前额、颈、手背、前臂、脐等处，如针尖、粟粒大小；伴有腰膝腿软、五心烦热、口干咽燥、舌红、少苔等。

（二）望疹

疹是较小的局限性、隆起性、实质性皮肤损害，心实饱满，大如豆瓣，小如粟粒，高出皮肤，摸之碍手，压之褪色。

1．风疹

风疹疹形细小稀疏，稍稍隆起，其色淡红，瘙痒不已，时发时止，身有微热或无热。本病是临床上常见的一种皮肤疾患，多由风热时邪所致。

2．瘾疹

瘾疹是指皮肤上出现的大小不等的风团，剧痒，搔之则起连片大丘疹，或如云片，时隐时现，高起于皮肤，色淡红带白。因内蕴湿热，复感风寒，郁于皮腠而发，或由于对某些物质过敏所致。

（三）望脱屑

脱屑指皮肤表面脱落的皮屑。皮屑是皮肤新陈代谢的产物，少量的脱屑是生理现象。病理性的脱屑分干性和油性两种。

1．干性脱屑

干性脱屑可见皮屑细小干燥而色白，层层脱落，此属血虚风燥者，多因先天禀赋不足，后天脾胃失养，肌肤失润所致。若皮疹为淡红色斑块，表面皮屑不多、附着较紧，呈多层性，搔之表面易剥离，底层附着紧密，剥之有点状出血，基底潮红明显，此属血热风燥，多因素体阳盛，或五志化火，心肝蕴热，火热蒸灼血分所致。

2．油性脱屑

油性脱屑多见皮屑油腻或结成灰色厚痂皮，痂下有轻度渗出，或表面湿润，有时起脓疱，融合成片状，常伴有臭味，多因过食肥甘，湿热内蕴，浸淫肌肤所致。油性脱屑病程长，常由瘀血和内燥所致。

（四）肌肤甲错

肌肤甲错指皮肤粗糙、干燥、角化，外观皮肤呈褐色，如鳞甲状。是内有瘀血的一种外候。临床上可有身体羸瘦、腹满不能食、两目暗黑等症状。

（五）皮肤皲裂

皮肤皲裂指皮肤表面出现大小不一、深浅不等的线状裂口，深者痛重并可出血，浅者痛轻不出血，患部皮肤枯燥，增厚发硬，粗糙碍手。多因肌热骤被寒冷风燥所逼，致血脉阻滞，肤失濡养而成；或由年老体衰，气血不荣所致；并与经常摩擦、压力、浸渍等有关。

（六）瘢痕

瘢痕指皮肤损伤愈合后，组织增生，皮肉高突不平，坚韧而有弹性，呈蟹足状。此病多见于禀赋异常。若瘢痕日久，或气血亏虚则可见瘢痕萎缩，局部皮肤凹陷，柔软松弛而发亮。

（七）皮肤疣

皮肤疣指皮肤表面的小赘生物，小如粟米，大如黄豆，表面光滑或粗糙，状如针帽或花蕊，呈正常肤色或淡褐色、黄白色，数目多少不一，少则一个，多则数十个，好发于手足背、掌跖部或头面部，挤压时可有疼痛，碰撞或摩擦时易出血。

（八）痈、疽、疔、疖

四者皆为发于皮肤体表部位的有形可诊的外科疮疡疾患。四者的区别是：发病局部范围较大，红肿热痛，根盘紧束者为痈；漫肿无头，根脚平塌，肤色不变，不热少痛者为疽；范围较小，初起如粟，根脚坚硬较深，麻木或发痒，继则顶白而痛者为疔；起于浅表，形小而圆，红肿热痛不甚，容易化脓，脓溃即愈者为疖。

六、望舌

望舌，是中医望诊的重要组成部分，一般将舌的望诊称为舌诊，主要观察舌质和舌苔两个方面。五脏与舌联系密切，一般认为舌尖部属心肺，舌中部属脾胃，舌根部属肾，舌边部属肝胆。正常舌象为淡红舌，薄白苔，即舌体柔软而活动自如，色淡红，舌面覆有薄白苔。舌诊脏腑部位分属见图 1-5-1。

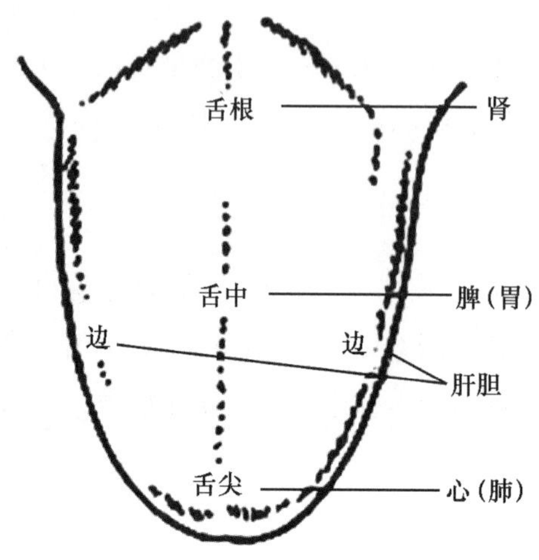

图 1-5-1　舌诊脏腑部位分属

望舌时除应注意在充足的自然光下进行外，还应注意染苔和其他假象，以便对疾病做出正确的判断。

（一）望舌质

1. 望舌色

望舌色即望舌质的颜色。舌色一般分为淡白、红、绛、紫四种。

（1）淡白舌。较正常舌色浅淡，主虚证、寒证。舌淡白而舌体瘦薄，多为气血虚；舌淡白而胖嫩，多为阳虚水湿内停。

（2）红舌。舌色较正常深，主热证，有虚实之别。舌红起芒刺或苔黄厚，多为实热；舌色鲜红少苔或无苔，多为虚热。

（3）绛舌。舌色深红呈绛色者，主热盛。一般认为，绛舌由红舌发展而来，有外感和内伤之分。外感热病见绛舌，多为邪热内传营血；内伤杂病见绛舌，多为阴虚火旺。

（4）紫舌。舌色青紫者，主热证、寒证、血瘀证。舌紫而干，多为热盛津伤；舌紫而湿润，多为寒凝血瘀；舌紫暗或有瘀斑，多为气滞血瘀。

2. 望舌形

望舌形即望舌体的形状。舌形包括胖瘦、老嫩、裂纹、芒刺、舌疮等特征。

（1）胖瘦舌。舌体较正常胖大者，为胖大舌。舌体边缘见齿痕，为齿痕舌，多为脾虚湿盛；舌淡白而胖，多为阳虚痰湿内盛；舌深红而胖，多为心脾热盛。舌体瘦小而

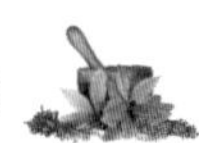

薄，为瘦薄舌，多为阴血不足；舌瘦薄色淡，多为气血两虚；舌瘦薄色红绛而干燥，多为阴虚火旺。

（2）老嫩舌。舌质纹理粗糙、坚敛苍老，多为实证。舌质纹理细腻、浮胖娇嫩，多为虚证。

（3）裂纹舌。舌面上有各种形状不同的裂沟者，为裂纹舌。舌红绛而有裂纹，多为热盛伤阴；舌淡白而有裂纹，多为气血不足。

（4）芒刺舌。舌面乳头增生肥大、高起如刺者，为芒刺舌，多为里热炽盛、邪热内结。

（5）舌疮。舌生疮疡，形如粟粒，好发于舌边尖，为舌疮。疮凸出于舌面，红肿疼痛明显，多为心经热盛；疮不凸出，红痛较轻，多为虚火上炎。

3. 望舌态

望舌态即观察舌体运动的状态。常见的病理舌态包括强硬、歪斜、短缩、颤动、吐弄等。

（1）强硬舌。舌体强硬，活动不灵，语言謇涩，为强硬舌。见于外感热病，多为热入心包；见于内伤杂病，多为中风先兆。

（2）歪斜舌。伸舌时舌体斜偏于一侧，为歪斜舌，多为中风或中风先兆。

（3）短缩舌。舌体紧缩不能伸长，为短缩舌。舌淡青而短缩，多为寒凝经脉；舌胖苔腻而短缩，多为痰湿内阻；舌红绛而短缩，多为热病伤津。

（4）颤动舌。舌体震颤不定，不能自主，为颤动舌。久病见舌颤动，多为气血两虚；外感热病见舌颤动，多为热极生风。

（5）吐弄舌。舌伸出口外，或舌微露口外复又收回，或舐口唇上下左右，为吐弄舌，多见于心脾有热、热甚动风先兆或智力发育不全之小儿。

（二）望舌苔

舌苔是舌面上附着的一层苔状物，由胃气上蒸所生。望舌苔主要包括望苔色和望苔质两部分。

1. 望苔色

望苔色即观察舌苔的颜色。苔色一般有白、黄、灰、黑四种变化。

（1）白苔。多主表证、寒证。苔薄白而舌淡红，多见于正常人或表证初起；苔白腻，多为湿浊、痰饮、食积；苔白如积粉，为外感暑湿秽浊之邪或毒热内盛所致，见于瘟疫或内痈。

（2）黄苔。主里证、热证。苔淡黄为热轻，苔深黄为热重，苔焦黄为热极。苔黄而厚腻，多为湿热痰阻；苔黄厚而干燥，多为热盛伤津；苔黄滑润、舌淡胖嫩，多为阳虚水停。

（3）灰苔。主里热证、寒湿证。苔灰而燥，多为热盛伤津；苔灰而润，多为痰饮或寒湿内停。

（4）黑苔。主热极、寒盛，多由灰苔或焦黄苔发展而来。苔黑而燥裂，甚则见芒刺，多为热极津伤；苔黑而润，多为阳虚寒盛。

2. 望苔质

望苔质主要包括望苔的厚薄、润燥、腐腻、剥脱等异常变化。

（1）厚薄。透过舌苔能隐隐见到舌体者为薄苔，不能透过舌苔见到舌体者为厚苔。苔由薄增厚，提示病进；苔由厚变薄，提示病退。一般薄苔见于疾病初起、病邪在表者，厚苔见于病邪已传里或有痰饮、饮食积滞者。

（2）润燥。苔面干燥少津，为燥苔，多为热盛伤津；苔面水分过多，为滑苔，多为水湿内停。苔由润转燥，提示热势渐重，津液耗伤；苔由燥转润，提示热邪渐退，津液渐复。

（3）腐腻。苔质颗粒粗大疏松，刮之易去，为腐苔，多因阳热蒸化脾胃湿浊而成。苔质颗粒细腻致密，不易刮去，为腻苔，多为湿浊、痰饮或食积所致。

（4）剥脱。舌苔全部剥脱、光洁如镜，为光剥苔，又称镜面舌，提示胃气将绝。舌苔不规则的大面积脱落，界限清楚，形似地图，又称地图舌，多为气阴两虚。

七、望排出物

排出物包括痰涎、呕吐物、大便、小便、泪、涕、女子白带等，通过观察排出物的色、质、量的变化，可了解相关脏腑的病变和邪气的性质。一般来说，排出物清稀者，多为寒证、虚证；排出物黄而稠黏者，多为热证、实证。如痰色清淡而有泡沫者为风痰，色黄稠黏而成块者是热痰；呕吐物清稀无臭为胃寒，呕吐黄绿苦水为肝胆湿热；小便清长量多为虚寒，小便短少黄赤为实热；大便溏薄为虚寒，大便燥硬如羊屎多为实热。

八、望小儿指纹

望小儿指纹是指通过观察小儿两手食指桡侧脉络的色泽、形态，来推断病情和预后的一种诊察方法，一般适用于 3 岁以下的小儿。小儿指纹分风、气、命三关，即食指第 1 节为风关，第 2 节为气关，第 3 节为命关。观察时医者用拇指桡侧缘轻轻从命关推向气关、风关，直推数次，待络脉显现清晰后观察。

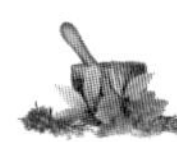

小儿指纹变化的临床意义可简单概括为“浮沉分表里，红紫辨寒热，淡滞定虚实，三关测轻重”。即指纹浮现明显者多为病邪在表，指纹沉而不显者多为病邪在里；指纹色鲜红者多为外感风寒，色紫红者多为热证，色青者多主惊、主痛，色紫黑者多为血络郁闭；指纹细而浅淡者多为虚证，粗而浓滞者多为实证；指纹显于风关提示病邪轻浅，至气关为邪已深入，达命关为邪陷病重，若指纹透过三关，延伸至指端者，即“透关射甲”，提示病危。

思考题

1. 五色主病及其美容意义是什么？
2. 病理性的舌色有哪些？
3. 何谓斑？有哪些类型？分别有哪些临床表现？
4. 何谓疹？有哪些类型？分别有哪些临床表现？

任务二 闻诊

任务导入

林某，男，6岁。几日前由于感冒，出现咳嗽、喘息、气促，至今未愈。近日有所加重，夜间发作尤甚。严重时张口抬肩，鼻翼煽动，不能平卧，两肺可闻及哮鸣音。大便干，尿少色黄。舌嫩红，苔黄。

请思考：

1. 辨别林某发出的异常声音。
2. 观察、辨别林某大小便的性状。

闻诊包括听声音和嗅气味两方面。听声音，主要是听病人的语声、呼吸、咳嗽、呃逆、嗳气等的异常变化；嗅气味，主要是嗅病人的口气、排泄物和分泌物等的异常气味。

一、听声音

（一）语声

病人语声的强弱能反映人体正气的盛衰，与邪气的性质也有一定关系。一般来说，语声高亢，多言易躁，多为热证、实证；语声低微，少言沉静，多为寒证、虚证。神志不清，言语错乱，声高有力者，为谵语，多见于热扰心神之实证；精神疲惫，语言重复，声低气弱者，为郑声，多见于心气涣散之虚证；喃喃自语，见人即止者，为独语，多见于心气不足之虚证；舌强语謇，多见于中风。新病语声嘶哑或失声，多属实证，多由外邪袭肺、痰湿壅肺所致；久病语声嘶哑或失声，多属虚证，多由阴虚火旺、肺肾精气内伤所致。

（二）呼吸

呼吸微弱，短而声低，多为内伤虚损；呼吸有力，声高气粗，多为邪热内蕴。呼吸困难，短促而急迫，甚则鼻翼煽动，或张口抬肩，不能平卧，为喘。其中喘息气粗，声高息涌，以呼出为快者，为实喘，多因肺有实热或痰饮内停所致；喘而声低，呼多吸少，以吸入为快者，为虚喘，多因肺肾气虚或无力摄纳所致。若呼吸急促似喘，且喉中有哮鸣音者，为哮，多因痰涎壅肺、肺气失宣所致。胸中郁闷不舒，时时发出长吁短叹之声者为太息，俗称叹气，多为情志抑郁、肝失疏泄所致。肺气上冲于鼻发出的声响称喷嚏。新病喷嚏，兼有恶寒发热、鼻流清涕等症状者，多因外感风寒所致；久病阳虚的病人，突现喷嚏频作，提示阳气回复，疾病向愈。

（三）咳嗽

有声无物为咳，有物无声为嗽，有声有痰为咳嗽。现在临床上并不区分，统称为“咳嗽”。咳声重浊有力多为实证，咳声低微多为虚证；咳痰色白，量多易咳者，多为寒痰或痰湿阻肺；痰稠色黄，量少难咳者，多为肺热；干咳或痰少而黏，多为阴虚肺燥或燥邪犯肺；咳嗽阵发，连声不断，多见于小儿顿咳或百日咳，多由风痰相搏、阻遏气道所致。

（四）呃逆

呃逆俗称“打呃”，即气逆于上，自咽喉而出，其声呃呃，不能自主。呃声高亢有力者，多为实热证；呃声低沉无力者，多为虚寒证；久病、重病呃逆不止，声低气怯者，为胃气衰败之危候。日常打呃，呃声不高不低，无其他不适，多为进食仓促，或食后偶感风寒，一时气逆所致，可自愈。

（五）嗳气

嗳气俗称“打饱嗝”，即胃中气体因胃气失和而逆上冲出咽喉所发出的声响，声长

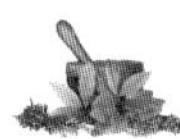

而缓，古称“噫气”。嗳声低沉断续，兼见纳呆食少者，多为胃虚气逆，常见于年老或久病之人；嗳气频作，未见酸腐气味，兼见脘痛者，多为寒邪客胃；嗳气发作因情志变化而增减，嗳声响亮而频作，嗳后脘腹胀减，多为肝气犯胃；嗳气酸腐，兼脘腹胀满者，多为宿食停滞。

二、嗅气味

（一）口气

口气臭秽，多为胃热；口气酸腐，多为饮食积滞；口气腐臭，多为牙疳或内痈。

（二）排泄物、分泌物

排泄物、分泌物主要包括痰液、二便、带下、恶露等。排泄物、分泌物气味恶臭者，多为实热；气味腥冷者，多为虚寒。如咳吐浊痰脓血，腥臭异常，多为肺痈。大便臭秽，多为热证；大便腥冷，多为寒证；大便酸腐，矢气如败卵，多为宿食内停。小便清长色白而无臭，多为虚寒；小便黄赤而臭秽，多为湿热。女子带下黄稠而臭秽，多为湿热下注；带下清稀而腥，多为脾肾虚寒；产后恶露臭秽，多为邪热侵袭胞宫。

（三）病室气味

病室内有血腥味，多见于失血证；有腐臭或尸臭味，多为脏腑衰败；有尿臊气味，多见于严重肝肾功能衰竭病人；有烂苹果味，多为消渴重症。

思考题

1. 何谓闻诊？
2. 如何鉴别谵语和郑声？
3. 如何鉴别喘和哮？

任务三　问诊

任务导入

张某，女，25岁。自觉怕冷严重，穿了厚衣服仍然不能缓解，略有发热，伴有咳嗽、鼻流清涕，后头部及项背部僵硬、疼痛。舌淡红，苔薄白，脉浮紧。

请思考：

1. 对病人怕冷、发热的症状进行详细询问。
2. 根据病人的临床表现判断其所患疾病的证型。

问诊是中医收集临床资料的重要手段，主要通过对病人或陪诊者进行有目的的询问，以了解疾病的发生、发展、治疗、当前症状及其他有关情况的一种方法。问诊内容包括病人的一般情况、既往史、个人史、家族史等内容，问诊要全面，以求得到完善、准确的病情资料，为临床诊治提供依据。

问诊应重点围绕现病史进行，医者要围绕病人的主诉进行有目的、有步骤的询问，态度和蔼，语言通俗，避免主观性和片面性。另外，问诊过程也是医患进行沟通的过程，要注意给予病人恰当的宽慰，帮助病人建立起治愈疾病的信心。初学者可借鉴中医学传统的《十问歌》进行临床问诊。

知识链接

十问歌

明代医家张景岳在总结前人问诊要点的基础上写成《十问歌》，清代陈修园又对张景岳《十问歌》略行修改补充，最终定为："一问寒热二问汗，三问头身四问便，五问饮食六胸腹，七聋八渴俱当辨，九问旧病十问因，再兼服药参机变，妇女尤必问经期，迟速闭崩皆可见，再添片语告儿科，天花麻疹全占验。"《十问歌》言简意赅，可作为问诊的参考。

一、问寒热

寒，有恶寒和畏寒之分。恶寒指病人自觉怕冷，虽添衣加被或近火取暖不能缓解，多由外感引起；畏寒指病人虽怕冷，但添衣加被或近火取暖能有所缓解，多因阳虚所致。热，即发热，指体温高于正常或病人自觉全身、局部发热的感觉。

临床问诊中，首先要问病人是否有恶寒发热的症状。另外，恶寒发热的轻重、是否同时出现、出现的时间、持续时间等，都具有临床意义。

（一）恶寒发热

病人自觉怕冷并伴有体温升高，称恶寒发热并见，多见于外感表证，包括表寒证、

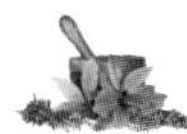

表热证和太阳中风证。

1. 表寒证

表寒证，恶寒重，发热轻，多为外感寒邪所致，常伴有无汗、头身疼痛、脉浮紧。

2. 表热证

表热证，恶寒轻，发热重，多为外感热邪所致，常伴有口干微渴、汗出、脉浮数。

3. 太阳中风证

太阳中风证，发热轻，恶风，自汗，多为外感风邪所致。

（二）但寒不热

病人自觉怕冷而不发热，称为但寒不热。新病自觉脘腹或局部剧烈冷痛，脉沉迟有力者，属实寒证，多因寒邪侵袭、损伤阳气所致；久病体弱畏寒，脉沉迟无力者，属虚寒证，多因阳虚失却温煦所致。

（三）但热不寒

病人自觉不恶寒但恶热，称为但热不寒，多属里热证，临床可见壮热、潮热、低热等。

1. 壮热

壮热指高热不退，不恶寒反恶热。多见于风寒入里化热或风热内传的里热实证，常伴有多汗、烦渴等症。

2. 潮热

潮热指按时发热或定时热甚，如潮水有定时，临床常见以下三种类型。

（1）阴虚潮热。多为午后或入夜发热，以五心烦热为特征，常伴颧红盗汗、舌红、少苔、脉细数等症，属阴虚内热。

（2）阳明潮热。多为日晡（下午 3 时至 5 时）发热，热势较高，又称日晡潮热。多由胃肠燥热内结所致，常见于阳明腑实证，伴有腹满硬痛拒按、大便燥结、舌红、苔黄燥等症。

（3）湿温潮热。以午后热甚、身热不扬为特征。多由湿阻热伏、热难透达所致，常见于湿温病，伴头身困重、胸闷恶呕、便溏、苔腻等。

3. 低热

低热指轻度发热，体温多在 37～38℃之间，但发热持续时间较长，多由内伤疾患所致，临床上按病机分为以下几种。

（1）气虚发热。可见长期低热，烦劳则甚，伴有神疲懒言、自汗、脉虚等症，多为脾虚清阳不升，郁而发热。

（2）阴虚发热。一般表现为长期低热，见“阴虚潮热”。

（3）气郁发热。表现为情志不舒、时有微热，并伴有急躁易怒、胁肋胀痛、脉弦等症，多责之于情志不遂，肝郁化火。

（4）小儿夏季热。临床常见小儿在夏季气候炎热时出现长期低热，伴有烦躁、口渴、无汗、多尿等症，至秋凉时低热缓解，多责之于小儿气阴不足。

（四）寒热往来

寒热往来即恶寒、发热交替出现。若寒热往来发无定时，并伴有胸胁苦满、口苦、咽干、目眩、不思饮食者，属半表半里证；若寒热往来发有定时，寒战高热交替出现，多见于疟疾，常伴有头痛、全身酸痛、恶心、呕吐、肌肉酸痛等症。

知识链接

疟疾

疟疾，是一种由按蚊叮咬而感染疟原虫所引起的虫媒传染病。中医称“正疟”“温疟”。临床以周期性寒战、发热、头痛、出汗和贫血、脾肿大为特征。儿童发病率高，在热带及亚热带地区一年四季都可以发病，并且容易流行。

二、问汗

汗是人体阳气蒸化津液出于体表而成。临床问诊中，病人是否有汗、汗量多少、汗出时间、汗出部位等都可以作为判断外邪性质和机体卫阳盛衰的重要依据。

（一）表证辨汗

表证无汗，伴有恶寒重、发热轻、头项强痛、脉浮紧者，属外感寒邪的表实证；表证有汗，伴有发热重、恶寒轻、咽喉红肿疼痛、脉浮数者，属外感风热的表实证；表证有汗，伴有发热恶风、脉浮缓者，属外感风邪的表虚证。

（二）里证辨汗

通过对里证病人汗出情况的询问，可以判断病证性质和机体阴阳的盛衰。

1. 自汗

自汗即日间清醒时汗出、活动尤甚，常伴有畏寒、气短、神疲等症，多属气虚或阳虚。

2．盗汗

盗汗即睡中汗出、醒后汗止，常伴有两颧潮红、五心烦热等症，多属阴虚。

3．战汗

战汗即先战栗，随后汗出。战汗往往是邪正相争、疾病发展变化的转折点。若汗出热退、脉静身凉，是正胜邪退之象；若汗出热不退、烦躁不安、脉来急促，则为邪盛正衰的危候。

4．大汗

大汗即汗出量多，有虚实之分。实热者多见蒸蒸发热，汗出不已，兼见面赤、渴喜饮冷、脉洪大。亡阳者可见冷汗淋漓，兼有面色苍白、四肢厥冷、脉微欲绝，多见于危重病人。

（三）局部辨汗

1．头汗

头汗即汗出仅限于头部，多由上焦热盛或中焦湿热郁蒸所致。

2．半身汗

半身汗即身体一侧出汗，或为左侧，或为右侧，或为上半身，或为下半身，而另一侧无汗者，多由经络闭阻所致，多见于中风、痿证、截瘫病人。

3．手足心汗

手足心汗即手足心汗出过多，兼见口燥咽干、便秘尿黄等，多为阳气内郁、阴虚阳亢、中焦湿热郁蒸所致。

三、问疼痛

问疼痛，主要包括问疼痛的部位、性质、程度、时间等。一般可将疼痛概括为虚实两类：实者，痛剧、持续时间长、拒按，多因感受外邪或气滞血瘀，阻滞经络，气血不畅所致，属不通则痛；虚者，痛缓、时痛时止、喜按，多因气血不足或阴精亏损，脏腑经络失养所致，属不荣则痛。

（一）疼痛性质

病因病机不同，疼痛特点各异。

1．胀痛

胀痛即疼痛而胀，主气滞。如胸胁脘腹等处胀痛，时发时止，多为肺、肝、胃肠气滞所致；头目胀痛，多为肝阳上亢或肝火上炎所致。

2．刺痛

刺痛即痛如针刺，固定不移，拒按，主瘀血，多发于头部、胸胁、脘腹等部位。

3．冷痛

冷痛即疼痛伴有冷感，痛而喜暖，主寒证，属寒邪侵袭、阻滞经络，或阳气不足、失于温煦所致，多见于腰脊、脘腹及四肢关节等部位。

4．灼痛

灼痛即疼痛伴有灼热感，痛而喜凉，主热证，属火热熏灼所致，多见于口舌、咽喉、胸骨后、胃脘部、四肢关节等部位。

5．隐痛

隐痛即痛势轻缓，绵绵不休，主虚证，属精血亏虚或阳虚失养所致，多见于头部、脘腹、胁肋、腰背等部位。

6．走窜痛

走窜痛即疼痛部位游走不定或走窜攻痛，属气滞或风胜所致，多见于胸胁、脘腹、肢体关节等部位。

此外，疼痛伴憋闷感，多见于胸部，多为痰浊阻肺或心脉痹阻所致；疼痛伴沉重感，多见于头部、四肢及腰部，多因湿邪困阻气机或肝阳上亢、气血上壅所致；疼痛伴有酸楚感，多见于四肢、腰背等部，属风湿侵袭、气血不畅，或气血不足、筋脉失养所致。

（二）疼痛部位

通过询问疼痛部位，可测知病变所在的脏腑、经络。

1．头痛

头为诸阳之会，故外感、内伤诸病均可导致头痛。①分经：前额连眉棱骨痛，属阳明经；两侧头痛，属少阳经；巅顶痛，属厥阴经；头痛连项背，属太阳经。②辨虚实：外感六淫或痰瘀内阻，上扰清窍所致者，属实证；气血不足，肾精亏损，髓海失养所致者，属虚证。

2．胸痛

心肺居于上焦，故胸痛多与心肺有关。如胸前虚里部作痛，痛引肩背者，病位在心；胸膺作痛，兼咳喘，病位在肺。虚里憋闷刺痛者，为瘀阻心脉；胸痛伴喘促，痰黄稠者，为热邪壅肺；胸痛而咳吐腥臭脓血痰，多为肺痈；胸痛咯血，或痰中带血，伴潮热、盗汗，多属肺痨。

3．胁痛

两胁是肝胆经所过之处，故胁痛多与肝胆有关。如胁肋胀痛，身目发黄，鲜明如橘色，为肝胆湿热；胁肋胀痛，情绪抑郁，为肝郁气滞；胁肋灼痛，头晕面赤，为肝胆火盛；胁肋刺痛，或胁下触及固定肿块、拒按，多为肝脉瘀阻；胁肋饱满而胀，咳唾痛剧，为悬饮。

4．胃脘痛

胃以降为顺，各种原因所致之胃失和降、气机阻滞均可引起胃脘疼痛。进食后疼痛加剧，多属实证；进食后痛势缓解，多属虚证；胃脘灼痛，喜凉恶热，为热证；胃脘冷痛，得热痛减，为寒证。

5．腹痛

询问腹痛时，首先要问清疼痛的部位，以判断病变所在脏腑。脐以上为大腹，属脾胃；脐以下至耻骨以上正中为小腹，属膀胱、女子胞、大小肠；小腹两侧为少腹，属足厥阴肝经。其次，还应结合腹痛性质确定病证虚实。如大腹隐痛，喜温喜按，多为脾胃虚寒；小腹胀痛，小便不利，为膀胱气滞；小腹刺痛，随月经周期发作，多属气滞血瘀；少腹冷痛，牵及外阴，为寒凝肝脉。

6．腰痛

腰痛绵绵，酸软无力，多属肾虚；腰脊或腰骶部冷痛重着，遇阴冷则剧，多为寒湿痹痛；腰部刺痛，痛处固定，夜间尤甚，为瘀血；腰脊疼痛连及下肢，多属风寒痹阻；腰痛牵掣少腹，伴尿频、尿急、尿痛或尿血，多为湿热蕴结之淋证。

7．四肢痛

四肢痛多见于风寒湿三邪相合侵袭人体之痹证。若疼痛游走不定，为行痹，以风邪偏盛为主；若疼痛剧烈，遇寒加剧，得热痛减，为痛痹，以寒邪偏盛为主；若重着而痛，固定不移，或伴见肌肤麻木不仁，为湿痹，以湿邪偏盛为主；若关节红肿热痛，为热痹，多由感受湿热之邪，或风寒湿郁久化热所致；若独见足跟或胫膝痛，属肾虚，多见于年老体弱之人。

四、问饮食口味

饮食口味的情况包括食欲、食量、渴饮情况及口味变化等。

（一）食欲与食量

病人食欲减退或不欲食，多为脾失健运。多食易饥，又称消谷善饥，多责之于胃火炽盛、腐熟太过；如多食易饥伴见形体渐瘦，多为消渴；若消谷善饥伴有大便溏泻，则多为胃强脾弱。饥而不欲食，多为胃阴不足。厌食油腻厚味，多为湿热内蕴。嗜食异物，多为虫积。疾病过程中，食量渐增，提示胃气渐复；食量渐减，则提示胃气渐衰。妊娠期间女性出现的厌食或偏食，不属病态。

（二）渴饮情况

疾病过程中，口不渴，多因病人津液未伤，常见于寒证、湿证。口干渴，但欲漱水不欲咽，多为瘀血内停；渴而多饮，伴小便量多、消瘦，多为消渴；渴不多饮，兼身热不扬、心烦、苔黄腻，多为湿热内蕴；口渴咽干，夜间尤甚，伴颧红、盗汗、五心烦热，多为阴虚火旺；渴喜冷饮，伴见壮热、大汗，多为里热炽盛、津液亏虚；渴喜热饮而量不多，或水入即吐，多为痰饮内停。另外，汗、吐、下太过，津液耗伤，也可见口渴多饮。

（三）口味变化

口甜而腻，多为脾胃湿热；口苦，多为心火炽盛、肝胆火旺；口中泛酸，多为肝胃蕴热；口咸，多为肾虚；口味酸馊，多为食积内停；口淡无味，多为脾失健运。

五、问睡眠

（一）失眠

失眠又称不寐，以经常不易入睡，或睡而易醒不能再睡，或睡而不酣时易惊醒，甚至彻夜不眠为特征，常伴多梦。失眠伴心悸、健忘、纳呆、倦怠乏力者，多为心脾两虚；虚烦不眠，伴潮热、盗汗、舌红少津、脉细数者，为阴虚内热；夜卧不安，伴腹胀、嗳气、舌苔厚腻者，多为肝胃不和、胃失和降；心烦不宁，伴多梦易醒、口舌生疮者，为心火亢盛；心烦不眠兼头晕耳鸣、五心烦热、腰膝酸软，男子阳痿、遗精，女子月经失调者，多责之于心肾不交；夜寐不安，伴胆怯易惊、口苦、呕恶者，多为胆郁痰扰。

（二）嗜睡

嗜睡又称多眠，以不论昼夜、时时欲睡、唤之即醒、醒后复睡为特征。困倦嗜睡，伴见头昏、胸闷、肢体困重，多为痰湿困脾、清阳不升；饭后嗜睡，伴见神疲倦怠，食

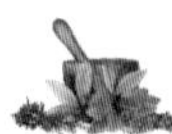

少纳呆，多为脾失健运；嗜睡而神疲，伴有畏寒肢冷、蜷卧喜温，多为心肾阳虚，神失温养；大病久病，神疲而嗜睡，是正气未复的表现。

临床上，应注意区别嗜睡与昏睡。昏睡指日夜沉睡、神志不清，甚则对外界刺激无任何反应。温病中出现高热、昏睡不醒，为热入心包之象；中风见昏睡而有鼾声、痰鸣，多为痰瘀互结、蒙蔽心神。

六、问二便

问二便包括询问二便的色、质、味，以及排便次数、伴随症状等。有关二便的颜色、气味等内容，已分别在望诊、闻诊中阐述，这里重点介绍二便的性状、排便次数及排便感觉等内容。

（一）大便

大便异常主要包括便次、便质及排便感的异常。健康人每日或隔日大便 1 次，排便通畅，成形不干燥，纯为糟粕。

1. 便次异常

（1）便秘。指大便数日一行，粪质干硬，排出困难；或排便次数正常，但便干而排下艰难；或大便虽不干燥，但因排便无力而便难。便秘有虚实之分：实证多因邪滞胃肠，热结肠道，腑气不通而致；虚证多因血虚津亏，肠道失润，或气虚推动乏力而致。

（2）泄泻。指便次增多，便质稀薄，甚至如水样。便次正常，但便质稀软不成形者，为便溏。泄泻虽有寒热虚实之别，但多与脾虚湿盛有关。泻下臭秽，伴呕腐吞酸、腹胀纳减，多为食积内停；泻下清稀，伴腹部冷痛、肠鸣、苔白腻，多为寒湿；泄泻暴作，伴腹痛急迫、泻下不爽、肛门灼热，多为大肠湿热蕴结；泄泻伴纳差、腹胀、神疲消瘦，多为脾虚失运；黎明前腹痛作泻，泻后痛减，伴形寒肢冷、腰膝酸痛，为“五更泄”，多为脾肾阳虚。

2. 便质异常

除上述大便干硬燥结、大便稀溏外，常见的异常便质还有以下几种：①溏结不调，即大便干稀不调，或时干时稀，或先干后稀，多为肝脾不调、中焦气虚；②完谷不化，指便中有较多未消化的食物，多为脾肾阳虚；③便血，指便中带血，或先便后血，或先血后便，或血便相杂，多为湿热蕴结大肠。

3. 排便感异常

（1）里急后重。即腹痛窘迫，时时欲便，而肛门重坠，大便不爽，多责之于湿热内阻，肠道气滞，气机不畅。

（2）肛门灼热。即排便时肛门有灼热感，多为大肠湿热下迫。

（3）肛门重坠。即肛门有下坠之感，甚则脱肛，于劳累或排便后加重，多属脾虚中气下陷。

（二）小便

小便异常主要包括尿量、排尿次数、排尿感异常等。健康成人在一般情况下日间排尿3～5次，夜间0～1次，每昼夜尿量在1000～2000 ml之间。尿量与尿次均受饮水、出汗、气温和年龄的影响。

1. 尿量异常

（1）尿量增多。即尿次、尿量超过正常。多尿而伴多饮、多食、消瘦，多为消渴；小便清长、夜尿频多，多为阳气亏虚。

（2）尿量减少。即尿次、尿量少于正常。尿少而黄，主热盛或吐下伤津；尿少而伴水肿，多为气化失常、水湿内停。

2. 排尿次数异常

（1）小便频数。即排尿次数增多。新病小便频数，短赤急迫，多为膀胱湿热；久病小便频数，量多色清，夜间尤甚，多为肾气不固。

（2）癃闭。小便不畅、点滴而出为“癃”，小便不通、点滴不出为“闭”，两者合称“癃闭”。其病机有虚实之分，实证多为湿热蕴结膀胱，或瘀血、结石阻塞下焦所致；虚证多因阳虚气化无力、津液内停，或脾气虚弱、升降失常，而致膀胱开合失司。

3. 排尿感异常

（1）小便涩痛。即小便排出不畅，常伴痛而急迫、灼热，多为湿热下注、膀胱气化不利，常见于淋证。

（2）余沥不尽。即小便之后点滴不尽，多源于肾气不固、膀胱失约，常见于年老久病体衰者。

（3）小便失禁。即病人神志清醒而小便自遗，多属肾气不足、封藏失职。

（4）遗尿。即睡眠中小便自行排出，醒后方知，多责之于肾气不足、膀胱失约。

七、问经带

（一）问月经

问月经主要包括问月经周期、行经天数、经量、经色、经质及伴随症状，必要时还要询问末次月经日期、初潮或停经的年龄。

1．经期

（1）月经先期。即月经周期提前7天以上，且连续发生3个月经周期或以上。月经先期而经色鲜红、量多、质稠者，属血热；月经先期而色淡、量少、质稀者，属气虚。

（2）月经后期。即月经周期错后7天以上，且连续发生3个月经周期或以上。月经后期而色淡、量少、质稀者，属血虚；月经后期而色暗、量少、有血块者，属血寒；月经后期而色暗有块，伴刺痛者，属血瘀。

（3）月经先后不定期。即经期提前或错后超过7天以上，且连续发生3个月经周期或以上。经行无定期，伴腹痛拒按，或乳房胀痛，甚则不可沾衣，多为肝郁气滞。

2．经量

（1）经量过多。多由热迫冲任、气虚失摄或瘀血内阻所致。

（2）经量过少。多由血海空虚或寒凝血瘀所致。

（3）崩漏。即不在经期而阴道突然大量出血。势急量多为“崩”，势缓量小为“漏”。

（4）闭经。即未受孕又不在哺乳期，连续停经3个月以上者。虚者多因肝肾不足、精血虚弱、血海空虚而致；实者多由气滞血瘀、痰湿阻滞、胞脉不通所致。

3．经色与经质

经色淡红而质稀，为血虚；经色鲜红而质稠，为血热；经色紫红而有块，为血瘀。

4．痛经

痛经指妇女在经期或经前，出现周期性的小腹或腰部疼痛。经期或经前出现乳房及小腹胀痛，并随情绪波动而加重者，多为情志不遂，气滞作痛；经期腰腹部刺痛，月经色暗或见血块者，多为瘀血阻滞；经行腹痛，遇热痛减，主寒；行经后期出现小腹坠胀，伴腰膝酸软，主肾虚；行经时腰部隐痛或小腹下坠，月经量少色淡，伴神疲纳呆，多为脾虚。

（二）问带下

问带下包括问白带的量、色、质和气味等。

生理状态下的带下为妇女阴道内的乳白色无臭的分泌物，具有濡润阴道的作用。若带下量多、色白、清稀而无臭，多为脾虚；带下清冷、稀薄，伴腰酸者，为肾虚；带下色黄、黏稠而臭秽，为湿热；带下色红而黏稠，或赤白相间，多为肝经有热。

八、问小儿

问小儿即根据其生理特点，询问小儿出生前后的情况、预防接种情况、传染病史、传染病接触史、生长发育情况、发病原因等。如是否足月出生，出生时情况，做过哪些预防接种，是否患过麻疹、水痘，是否与传染病病人接触，囟门闭合的时间，走路说话的迟早，喂养方法，有无遗传性疾病，父母的健康状况，发病诱因等。

九、中医美容临床问诊要点

各种损美性疾病的诊断虽然是以望诊为先，但是要探明病因病机，还需四诊合参，问诊尤其不可少。

（一）发病时间

发病时间长短可提示病证的虚实。一般来说，发病时间较短，多属实证；发病时间较长，多属虚证。发病的季节可提示病邪的性质，如春季多风邪致病，夏季多热邪、湿邪侵袭，秋季多燥邪致病，冬季多寒邪致病。

（二）发病诱因

询问损美性疾病的发生原因或诱因，可探究疾病的根本，从本论治，体现出中医“治病求本”的治则。导致损美性疾病的原因有多种，如外感六淫、内伤七情，或饮食所伤、劳逸失常，或脏腑虚弱，气血失调等。

感受风热之邪，可生粉刺、疣目；风湿热毒郁于肌肤，可致各种体癣；感受湿邪可导致湿疹、痱子等；感受燥邪，则皮肤干燥脱屑、皲裂。

人之七情，是人体对客观事物或外界事物刺激在情志方面的正常反应。七情当发即发，不但不会伤人，还可使人阴阳气血调和，有益于身心健康。如长期过分压抑情志，会使人内在气机失调，进而脏腑功能紊乱，影响面容及形体，致容貌早衰，形体枯槁，或易患白癜风、斑秃、黄褐斑等疾病。

饮食饥饱失常或进食不洁或偏食，都会引起损美性疾病。过食肥甘厚腻、辛辣之物，易化生内热，引起痈、疽、疔、疖等皮肤病证；饮食过量，易致肥胖；摄食不足或偏食，可致气血亏虚，而见形瘦、面色无华；误食腐败食物或致敏、有毒食物，可导致过敏、中毒，甚则死亡。另外，进食不洁食物，可致寄生虫病，出现皮肤虫斑、皮色苍黄无华等。

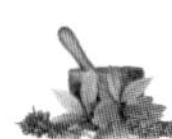

劳逸失常，会影响机体的健康，致容貌早衰。劳累过度则体倦乏力，消瘦无华，面皱皮槁；安逸过度则体僵肢软，臃肿懈怠；房劳过度，肾精受耗，会加速人体衰老。

脏腑虚衰，会出现诸多损美性疾病。肾虚可导致皮皱肉松，发脱齿掉，耳聋目花，出现老年斑等容颜衰老现象；脾胃气虚则气血生化不足，致面淡黄无华、形体消瘦，或脾虚湿停，致身倦体胖；心气不足则面白或青，神疲乏力；肺气不足则皮肤粗糙、脱屑。

气血对人体健美具有十分重要的作用。气血亏虚则肌肤失养，致皮色苍黄，营养不良；气血不畅，气滞血瘀，可致黧黑斑、雀斑、肌肤甲错等。

当人体内在脏腑、气血失调时，会易感外邪，诱发多种损美性疾病。

（三）自觉症状

损美性疾病会出现一些自觉症状，如瘙痒、疼痛、灼痛、麻木等。应结合各自的表现及伴随症状进行辨证。

（四）治疗经过

一些病程较长的损美性疾病，一般都经历过治疗处理，应仔细询问其治疗经过，从而了解疾病的整个发病过程、发病情况，对以往所用之药的效果有所判断，也为以后诊断治疗提供重要参考。

（五）既往身体状况

既往身体状况可反映一个人的体质。如平素体健少病，则提示内在气血调畅；如平日体弱多病，则提示体质虚弱，易患各种病证。损美性疾病的发生与体质有着很大的联系。如阴虚体质之人，易患色斑，面部易皱；阳虚体质之人，易肥胖等。皮肤病多缠绵难愈，反复发作，通过询问既往身体状况可了解疾病的发病背景和过程，为诊断治疗提供依据。

（六）环境因素

中医整体观念认为，人与自然是个有机整体，人体的发病受到诸多环境因素的影响。

1．生活环境

生活状况不良，过度劳累奔波，久之耗气耗血，或饮食摄入不足，会致气血亏虚，过早衰老；生活状况优良，安逸过度，气血壅滞而运行不畅，气郁则烦闷不舒，气郁生痰湿，则形体臃肿。过多摄入肥甘厚腻，助湿生热，可致损美性疾病多发。

2. 工作环境

工作环境直接影响人的心境。如工作环境舒适轻松，人际关系和谐，则神清气爽，面色红润，精力充沛；反之，工作环境压抑、沉重，人际关系不和，则心情抑郁不舒，面色淡暗，精力不充，工作效率下降。

3. 自然环境

人生活在自然界中，自然界的变化会影响人的生存。生活在清新、明净、绿色的大自然当中，人的心情会十分舒畅，神清气爽；如生活在污浊的空气中，烟雾灰尘密布，或受紫外线、电磁波、化学合成物、噪声等的污染，人就会变得心烦意乱，烦躁不安，久而久之，内在气血脏腑受到影响，变生多种疾病。

4. 社会环境

社会的发展日新月异，人需适应千变万化的社会生活，需与各类人交往。一个人的心理状况和人格，可通过情绪的变化而在皮肤上表现出来。一个人若社会适应性好，情绪平稳，平淡知足，充满爱心，皮肤会表现得光滑润泽；反之，心理矛盾，情志过激，会引发皮肤的缺陷或疾病。因此，适应社会环境，正确把握情志活动的限度，修养性情，淡泊名利，豁达大度，则可免除或减轻对外形外貌的损害，使美更加优雅，更加和谐。

思考题

1. 问诊的内容包括哪些？
2. 如何鉴别恶寒和畏寒？
3. 如何鉴别自汗与盗汗？
4. 中医美容临床问诊的要点有哪些？

任务四　切诊

任务导入

陈某，女，48岁。自述两年前出现面部阵发性潮红，今年年初症状加重，且自觉面部有灼热感，伴有手心发热，记忆力减退，失眠多梦，夜间盗汗，情绪易激动，大便干结等。舌红，少苔，脉细数。

请思考：

1. 指导病人做好切脉前准备。
2. 进行切脉诊断。

切诊，即医者用手在病人体表一定部位进行触、摸、按、压，以了解病情的一种诊察方法，主要包括脉诊和按诊。

一、脉诊

脉诊，又称切脉，是医者用手指触按病人的脉搏，以探查脉象、了解病情的一种诊察方法。

（一）部位

目前临床上主要运用寸口诊法，即医者用自己的食指、中指及无名指指腹切按病人双手腕部桡动脉浅表部位。两手各有寸、关、尺三部脉，共六部脉。掌后高骨（桡骨茎突）内后侧桡动脉搏动处部位为关，关前（腕端）为寸，关后（肘端）为尺。其分候的脏腑是：左寸候心，左关候肝，左尺候肾；右寸候肺，右关候脾，右尺候肾（命门）。

（二）方法

切脉前，先让病人休息片刻。切脉时，病人取坐位或仰卧位，手臂平伸，和心脏处于同一水平，直腕仰掌，腕下垫脉枕，使气血通畅。医者面向病人，以左手切病人的右手，右手切病人的左手。首先用中指按高骨内侧定关部，再用食指按在关部前的寸部，无名指按在关部后的尺部。三指呈弓形，指头平齐，以指腹按触脉体，视病人身材的高矮调节布指的疏密。另外，由于小儿寸口脉狭小，可用“一指（拇指）定关法”，不再细分三部。切脉时，轻按在皮肤上为浮取，中按至肌肉为中取，重按至筋骨为沉取。寸、关、尺三部，每部均有浮、中、沉三候，合称三部九候。

诊脉的内容包括脉搏的频率、节律、充盈度、显现部位、流利度和波动幅度等。诊脉时应注意保持环境安静，诊脉时间一般不应少于 1 分钟。

（三）正常脉象

脉象即脉动应指的形象。正常脉象，又称平脉或常脉，其特点是：三部有脉，不浮不沉，一息四五至（每分钟 60 ~ 90 次），和缓有力，节律一致。由于年龄、性别、气候等因素的影响，脉象会有相应的生理性变化。如春季脉稍弦，夏季脉稍洪；小儿脉象较数，老年人脉多弱；瘦人脉多浮，胖人脉多沉等。

（四）常见病脉及临床意义

1．浮脉

【脉象特征】轻取即得，重按稍弱而不空。特点是脉搏显现部位表浅。

【临床意义】主表证。脉浮紧者，多为外感风寒；脉浮数者，多为外感风热。此外，浮脉也可见于虚阳外越证，如久病体虚者脉浮而无根，是病情危重的征象。

2．沉脉

【脉象特征】轻取不应，重按始得。特点是脉搏显现部位较深。

【临床意义】主里证。沉而有力为里实，沉而无力为里虚。

3．迟脉

【脉象特征】脉来迟缓，一息不足四至（相当于每分钟 60 次以下）。

【临床意义】主寒证。迟而有力为实寒，迟而无力为虚寒。

4．数脉

【脉象特征】脉来疾速，一息五至以上（相当于每分钟 90 次以上）。

【临床意义】主热证。数而有力为实热，数而无力为虚热。

5．虚脉

【脉象特征】三部脉轻取、重按皆空虚无力。虚脉是无力脉的总称。

【临床意义】主虚证。脉空而无力为气虚，脉细而无力为血虚，脉迟而无力为阳虚，脉数而无力为阴虚。

6．实脉

【脉象特征】三部脉轻取、重按皆有力。实脉是有力脉的总称。

【临床意义】主实证。脉实而偏浮数为实热证，脉实而偏沉迟为实寒证。

7．滑脉

【脉象特征】往来流利，应指圆滑，如盘走珠。

【临床意义】主痰饮、食滞、实热证。亦见于妊娠妇女和体质壮实的青壮年。若邪热郁于血分，则脉象滑数相兼。

8．涩脉

【脉象特征】脉细而行迟，往来艰涩不畅，如轻刀刮竹。

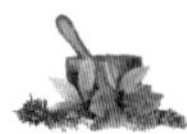

【临床意义】主气滞、血瘀、精伤、血少。痰食郁阻、气滞血瘀，则脉涩而有力；精血衰少、津液耗伤，则脉涩而无力。

9．洪脉

【脉象特征】脉形宽大，如波涛汹涌，来盛去衰。

【临床意义】主热盛。多由邪热亢盛、气盛血涌所致。若元气大伤而见洪脉，多洪大而虚，为邪盛正衰之危候。

10．细脉

【脉象特征】脉细如线，软弱无力，应指明显。

【临床意义】主气血两虚、诸虚劳损、湿病。营血亏虚不能充盈脉道，则脉细而无力；寒邪侵袭或剧烈疼痛，则脉细而弦紧；湿阻脉道，气血不充，则脉象细缓。

11．弦脉

【脉象特征】端直以长，如按琴弦。

【临床意义】主肝胆病、痛证、痰饮，也见于健康的老年人。情志不遂、痰饮内停、疼痛均可致肝失疏泄而脉见弦象。

12．紧脉

【脉象特征】脉来绷急，应指有力，按之左右弹指，如牵绳转索。

【临床意义】主寒证、痛证。多见于实寒证、痛证，亦可见于食积内停等。

13．促脉

【脉象特征】数而时止，止无定数。

【临床意义】主阳盛实热、痰饮、宿食停滞，也见于五脏衰微。

14．结脉

【脉象特征】缓而时止，止无定数。

【临床意义】主阴盛气结、寒痰血瘀、气虚血弱。阴盛气结者，脉结而有力；气虚血弱者，脉结而无力。

15．代脉

【脉象特征】缓而时止，止有定数。

【临床意义】主脏气衰微。气血虚衰则脉气不相续接，故脉有歇止。

脉象表现及主病见表 1-5-1。

表 1-5-1　脉象表现及主病

分　类	脉名	脉象	主病
脉位异常	浮脉	轻取即得，重按稍弱	表证
	沉脉	轻取不应，重按始得	里证
脉率异常	迟脉	一息不足四至	寒证
	数脉	一息五至以上	热证
脉力异常	虚脉	三部脉轻取、重按皆无力	虚证
	实脉	三部脉轻取、重按皆有力	实证
脉形异常	洪脉	脉形宽大，来盛去衰	热盛
	细脉	脉细如线，应指明显	气血两虚、诸虚劳损、湿病
脉势异常	滑脉	往来流利，应指圆滑	痰饮、食滞、实热证
	涩脉	往来艰涩，如轻刀刮竹	气滞、血瘀、精伤、血少
	弦脉	端直以长，如按琴弦	肝胆病、痛证、痰饮
	紧脉	脉来绷急，如牵绳转索	寒证、痛证
脉律异常	促脉	数而时止，止无定数	阳盛实热，痰饮、宿食停滞
	结脉	缓而时止，止无定数	阴盛气结、寒痰血瘀、气虚血弱
	代脉	缓而时止，止有定数	脏气衰微

二、按诊

按诊是医者对病人病变部位进行触摸按压，以获得病情信息的诊察方法。

（一）按肌肤

按肌肤主要是审察全身肌肤的寒热、肿胀、疼痛及润燥等情况。

肌肤灼热者，多为阳热证；肌肤寒冷者，多为阴寒证；手足心灼热者，多为阴虚内热。肌肤肿胀，按之凹陷不起者，为水肿；按之即起者，为气肿。病变局部喜揉喜按者，为虚证；硬痛拒按者，为实证。皮肤滑润而有光泽者，为气血未伤；肌肤干燥如鱼鳞状，抚之棘手，称肌肤甲错，多为津液不足、气血不荣或瘀血内阻。

外科疮疡，肿处灼热疼痛者，多为阳热证；按之肿硬不热者，多为阴寒证。肿势平坦、根盘散漫者属虚；肿而色红、根盘紧束者属实。按之痛势不甚，肿块坚硬者，多为无脓；按之则痛，边硬顶软者，多为脓成。

（二）按手足

按手足，主要是诊察手足寒热。若手足俱冷，多为阳虚寒盛；手足俱热，多为阳热炽盛；手足心热，多为阴虚内热；四肢厥冷但胸腹灼热、口渴尿赤，多由内热炽盛、阳郁于里不能外达所致。

（三）按脘腹

按脘腹，主要是诊察脘腹的疼痛、软硬以及有无癥瘕积聚等情况。脘腹疼痛喜按，按之痛减者，为虚证；痛而拒按者，为实证。腹部胀满，叩之如鼓，小便自利者，属气胀；按之如囊裹水，推之辘辘有声，小便不利者，属水臌。腹内肿块时聚时散，或按之无形，痛无定处者，病在气分，属瘕聚，多为气滞；有肿块，按之坚硬，推之不移，刺痛，且痛有定处者，病在血分，属癥积，多为血瘀。右侧少腹部按之疼痛，尤以重按后突然放手而疼痛更为剧烈的，多为肠痈初起。

（四）按腧穴

按腧穴，是根据某些特定腧穴的按压反应诊断疾病的一种方法。如胃病在胃俞穴和足三里穴有压痛；肠痈在阑尾穴有压痛；肺病可在肺俞穴摸到结节，或中府穴有压痛。

思考题

1. 什么是“寸口诊法”？
2. 正常脉象的特点是什么？

参考文献

［1］陈岩，李星. 中医护理学［M］. 3版. 南京：江苏凤凰科学技术出版社，2017.
［2］刘宁. 美容中医学［M］. 2版. 北京：人民卫生出版社，2014.
［3］屈玉明，才晓茹. 中医护理［M］. 北京：人民卫生出版社，2016.
［4］胡鸿雁，曾晓英. 中医学基础［M］. 武汉：华中科技大学出版社，2016.

（王绪威）

单元六　中医辨证与治则

学习目标

1. 掌握中医各种常用辨证方法的定义及特点。
2. 熟悉表证、里证、寒证、热证、虚证、实证的辨证要点。
3. 掌握常用治则。
4. 在实践中具备用常用中医治则对求美者进行健康指导的能力。

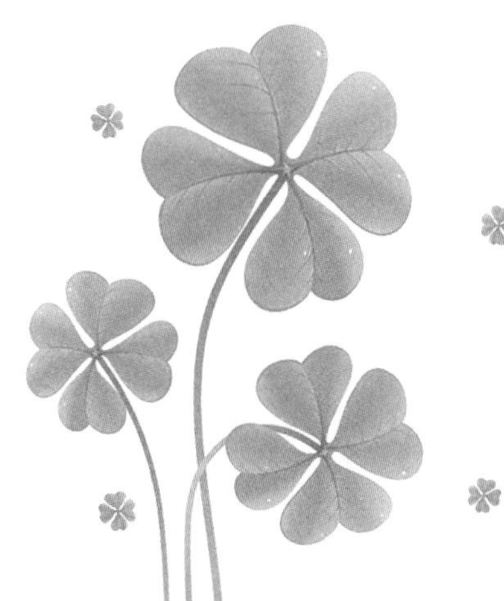

任务一　中医辨证

任务导入

黄某，女，28岁。病人因脸上长斑，赴医院就诊，医生为其诊断后开了张中药处方嘱其回家煎药服用，病人按疗程服用后，脸上的斑明显变淡，病情好转，十分高兴。病人将处方分享给一位同样长斑的同事，并告知服用方法，不料该同事服药后，不但斑点未消除，还出现了腹痛、腹泻等不适感。

请思考：

1. 为什么同样是长斑，服用同样的中药，两位病人的疗效会有明显的差异？
2. 不同的疾病，中医辨证后会判断为同一证型吗？
3. 证型不同的疾病，使用的药物可否一致？

中医辨证是中医认识疾病和治疗疾病的基本原则，是中医"以人为本"的重要体现。中医师通过望、闻、问、切的诊断方法，对疾病进行分析，对病证进行概括，从而断定目前病人的基本情况，为拟定治疗方案提供依据。中医的辨证方法包括八纲辨证、脏腑辨证、六经辨证、卫气营血辨证、三焦辨证等。其中最常用的辨证方法是八纲辨证和脏腑辨证。

一、八纲辨证

任务导入

徐某，女，39岁。病人两天前因外出忘带雨伞，淋雨受凉，后出现恶寒、发热、鼻塞流涕、无汗身痛等症，体温最高39.5℃。现症见高热，咳喘，胸闷，痰多色黄而黏，口渴喜冷饮，心情烦躁，小便黄，大便秘结。舌红，苔黄腻，脉滑数。

请思考：

1. 用八纲辨证的方法，辨一下病人的疾病目前属于什么证型？
2. 为何病人会出现高热、咳喘、口渴喜冷饮等表现？

（一）阴阳辨证

阴阳辨证是八纲辨证的总纲，万物皆可分阴阳。八纲辨证中除了阴阳这对纲领，其余三对也可进行阴阳划分，如表、热、实属阳，里、寒、虚属阴。阴阳辨证的适用范围非常广泛，也是疾病分型的基础。根据阴阳学说中的划分标准，凡是运动的、外向的、上升的、温热的、明亮的、兴奋的，即属阳；而相对静止的、内守的、下降的、寒凉的、晦暗的、抑制的，都属于阴。常见的事物和现象的阴阳属性划分见表 1-6-1。

表 1-6-1　常见的事物和现象的阴阳属性划分

属性	空间	方位	时间	季节	温度	亮度	运动	状态	脏腑	生命物质
阳	上	南	昼	春夏	温热	光明	升	亢进	六腑	气
阴	下	北	夜	秋冬	寒凉	晦暗	降	衰退	五脏	血

在诊断上，可根据临床证候所表现的病理性质，将病证划分为阳证与阴证。

1. 阳证

阳证指病人体内热邪较盛，或阴气相对不足的证候。此证多为热证、实证，病情变化快。病人多表现为：高热，面赤，烦躁不安，声音粗大，口渴喜冷饮，大便秘结，小便短赤，舌红绛，苔黄，脉实滑等。

2. 阴证

阴证指病人体内寒气过多，或阳气相对不足的证候。此证多为寒证、虚证，病情变化慢。病人多表现为：畏寒，肢冷，面色苍白，气短声低，口不渴，喜热饮，大便溏，小便清长，舌淡胖嫩，苔白，脉沉弱等。

（二）表里辨证

表里的划分主要依据疾病所在病位的深浅。表证的病位一般在身体的表浅部，如皮肤、肌腠；里证的病位一般在身体的深部，如脏腑、骨髓、气血。一般而言，表证的病情轻浅，较易治；里证的病情较重，较难治。此外，表里证型的区分还可体现病情的进展，如病人病情由表至里，表明疾病加重；反之，则提示病情好转。

1. 表证

因病邪在表，此时病人一般表现为恶寒发热，头身疼痛，无汗，脉浮。表证的症状有恶寒、发热、头痛、身痛、鼻塞、无汗、脉浮等。其中恶寒发热并见是表证的最主要症状。中医认为，有一分恶寒，便有一分表证。根据寒热的不同，表证还可分为表寒证、表热证。表寒证指寒邪在表的证候，病人多见恶寒、发热、无汗、鼻塞或流清鼻涕、口不渴、舌淡红，苔白、脉浮紧；表热证指热邪在表的证候，病人常表现为发热、微恶风寒、身有汗出或无汗、口渴、咽部充血或伴有喉部肿痛、舌尖红、脉浮数等。

2. 里证

里证指病邪在里的证候，里证的病因病机包括表证治疗不及时，由表传里，或外邪直中入里。里证表现较为复杂，因病邪所在的器官不同而有不同的表现：如湿邪停留在关节，病人可表现为关节痹痛；如瘀血停留在心，病人可出现反复的胸前区疼痛。里证常见临床表现有：但热不寒、但寒不热、日晡潮热、谵语等。里证病程长，病情复杂，病位深，治疗难度较大。

3. 半表半里证

若病邪在由表传里或由里出表的过程中，由于正邪交争，不能继续传里或透出体表，停留在表里之间，称为半表半里证。半表半里证表现为寒热往来，胸胁苦满，心烦喜呕，默默不欲饮食，口苦，咽干，目眩，脉弦等。

（三）寒热辨证

寒热是辨别疾病性质的两个纲领。寒证与热证实际上是阴阳偏盛偏衰的具体表现。

1. 寒证

寒证指病人受寒邪侵袭或阳气相对不足的证候。可分为实寒证和虚寒证。实寒证临床表现为：恶寒，肢冷，面色苍白，四肢冷痛，口淡不渴，或喜热饮，小便清长，大便稀溏，舌淡，苔白，脉沉紧。虚寒证的临床表现为：面色㿠白，体虚肢冷，少气乏力，懒言少语，大便稀薄，小便清长，舌淡胖嫩，苔薄白润，脉细弱或细沉。

2. 热证

热证指病人受热邪侵袭或阴液相对不足的证候。可分为实热证和虚热证。实热证的临床表现为：发热，烦躁，口渴喜热饮，面色潮红，小便黄，大便秘结，舌红，苔黄，脉洪数等。虚热证的临床表现为：形体消瘦，五心烦热，乏力盗汗，咽干，舌红，少苔或无苔，脉细数。

3. 真热假寒证

真热假寒证即体内病邪为热，可是外在表现却为寒象的证候。如热性病病情较重时，病人可表现为表情淡漠、困倦懒言、手足发凉、脉沉细等，如不仔细辨认，则易误认为是寒证。应注意病人是否兼有口鼻气热、胸腹灼热、口渴喜冷饮、大便秘结、小便短赤、舌红绛、苔黄干、脉虽沉细但数而有力等热象表现。真热假寒证的发病机理为热邪在里，但因位置深或内郁不能外达，使机体产生一系列假寒现象。

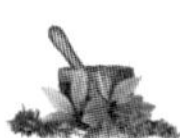

4. 真寒假热证

真寒假热证即体内病邪为寒，可是外在表现却为热象的证候。如寒邪郁闭于体内，病人病因是寒证，但临床表现为身热、面红、烦躁等热证症状，这时要注意病人有无身热反欲盖衣被、口渴喜热饮、脉大而无力、四肢厥冷、下利清谷、小便清长、舌淡、苔白等寒证表现，以免误诊。真寒假热证的发病机理是阴寒内盛，格阳于外，阴阳寒热格拒，故又称“阴盛格阳”。

（四）虚实辨证

虚实辨证是依据病人正邪盛衰来划分的。若病人正气充足，则为实证；若正气亏损，则为虚证。《黄帝内经》中清楚记载：“邪气盛则实，精气夺则虚。”

1. 实证

实证指外邪困于人体，或在疾病过程中产生的病理产物（如痰饮、瘀血、结石、食积等）在人体蓄积，而正气未衰的证候。特点是邪气盛而正气不虚，起病较急，多为新证，症状明显。实证的临床表现种类较多，如发热、烦躁、脘腹胀满、疼痛拒按、大便秘结、小便短赤、舌红、苔厚腻、脉紧实等。

2. 虚证

虚证多由人体正气不足，如气血、津液亏虚，无力抵抗病邪所致，多为久病之候。特点是虚弱、功能衰退，症状不明显，如疼痛不剧，疼痛喜按。因虚损的物质不同，临床可呈现不同的症状：气虚者表现为少气懒言、自汗乏力；血虚者则表现为面色苍白或萎黄、皮肤干燥等。

3. 虚实夹杂证

虚实夹杂证指人体受外邪侵袭或病理产物堆积，正气不足但邪气又不虚的病证。由于正邪两方势均力敌，导致病程复杂，既有实的表现，也有虚的表现。如气虚血瘀证，气虚无力推动血液运行，使瘀血停滞，瘀血为实证，气虚为虚证，表现为神疲乏力、气短懒言、口唇紫暗、疼痛明显等。

思考题

1. 八纲辨证是（　　）

A. 各种辨证的综合　　B. 外感热病的辨证方法　　C. 各种辨证的总纲

D. 经络辨证　　E. 阴阳辨证

2. 表证最主要的症状是（　　）

A. 恶寒　　B. 便秘　　C. 恶心

D. 脉浮数　　E. 腹痛

3. 下列除哪项外，均是里证的临床表现（　　）

A. 但热不寒　　B. 但寒不热　　C. 日晡潮热

D. 寒热往来　　E. 疼痛

4. 真寒假热证的病机是（　　）

A. 寒热转化　　B. 寒邪化热　　C. 寒证转热

D. 阴盛格阳　　E. 阳气过盛

5. 简述八纲辨证的意义。

二、脏腑辨证

任务导入

吴某，男，58 岁。病人既往有肝炎病史，近半年来，肝区胀痛、窜痛，急躁易怒，疲乏无力，纳呆腹胀，肠鸣腹痛欲泻，泻后痛减。舌淡，苔白，脉弦缓。

请思考：

1. 若用脏腑辨证分析，病人所患属于何证?

2. 病人为何会出现肝区窜痛以及腹痛欲泻、泻后痛减的症状?

除了八纲辨证外，脏腑辨证也是中医常用的辨证方法。与八纲辨证不同，脏腑辨证主要针对内伤杂病，根据病人的临床表现，分析其哪些脏腑出现异常，为治疗提供依据。

（一）心病的辨证分型

1. 心气虚证

心气虚证多由气虚鼓动无力所致。症见心悸，乏力，自汗，脉虚，面色淡白，舌淡，脉弱。

2. 心血虚证

心血虚证多由心血不足、心失所养所致。症见心悸，失眠，健忘，多梦，头晕，面、唇、舌色淡，脉细弱。

3. 心阳虚证

心阳虚证多由阳气不足、不能温煦所致。症见心悸，胸闷或痛，形寒肢冷，舌淡胖或暗，脉弱或结代。因气属阳，故常兼有心气虚的表现。

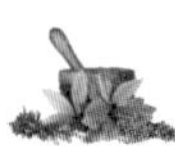

4．心阴虚证

心阴虚证多由心阴不足、不能滋养所致。症见心悸，五心烦热，两颧潮红，盗汗，口唇干，舌红，少苔，脉细数。因血属阴，故常兼有心血虚的表现。

5．心血瘀阻证

心血瘀阻证多因于瘀血内停，阻于心脉，不通则痛。症见心前区疼痛，疼痛可呈刺痛或剧痛，面唇青紫，舌质暗沉或有斑点，脉涩。

6．心火亢盛证

心火亢盛证多因于火邪亢盛，上扰于心。症见心烦，口渴，失眠，多梦，舌尖红，舌上出现糜烂疼痛，脉数。心主血脉，若火邪迫血妄行，还可出现吐血、衄血。

知识链接

不做“冰美人”，从治疗心阳虚开始

有的女性经常手脚冰凉，即使在夏季也是如此，到寒冷的冬天则症状更明显，就像“冰美人”一样。中医认为，平素手脚冰凉多是阳虚所致，阳气亏虚，气血运行不畅，不能温煦肢体，故而手脚冰凉。其中心阳虚是导致女性手脚冰凉的重要因素。心阳是心气中具有温煦、推动、兴奋作用的部分，而心阴则是心气中具有凉润、宁静、抑制作用的部分。若阴阳不平衡，出现心阳虚，温煦能力降低，虚寒内生，就会影响阳气对全身的温养作用，出现畏寒怕冷、手脚冰凉；加之心阳虚多由心气不足发展而来，气虚不能推动血行，不能温煦四肢，则会加重手脚冰凉，甚至出现胸痛、心悸等。这种冰凉的感觉单纯靠外在增加衣物、戴手套、穿厚袜子等方式是不能真正改善的，还需要对身体进行调理。中医上常采用温心阳、补心气的方法，如给病人服用桂枝甘草汤合人参汤，或嘱其食用一些红色食物，如大枣、红豆等。

（二）肺病的辨证分型

1．肺气不足证

肺气不足证多由肺气虚、宗气不足所致。临床表现为声低，气短，面白无华，自汗，多汗，咳喘无力，畏风，易感冒，舌淡，脉细弱。

2．肺阴不足证

肺阴不足证多因于肺阴不足，阴虚内热。临床表现为干咳，少痰或痰黏稠，痰中带血，咽干，咽痒，体形消瘦，两颧潮红，五心烦热，盗汗，舌红，少苔，脉细数。

3．风寒束肺证

风寒束肺证多因于风寒之邪侵袭肺卫，肺失宣发。临床表现为咳嗽，气喘，鼻塞，流涕，发热恶寒，项强，舌苔薄白，脉浮紧。

4．风热犯肺证

风热犯肺证多由风热之邪侵犯肺卫所致。临床表现为咳嗽，咳黄稠痰，痰不易咳出，流黄浊涕，咽喉肿痛，口渴喜饮，烦躁不安，舌质红，脉浮数。

5．燥邪伤肺证

燥邪伤肺证多由燥邪犯肺、肺津受损所致。临床表现为干咳无痰，或痰少而黏、难以咳出，或痰中带血，口干咽干，皮肤干燥，舌红，苔薄，脉细。

6．痰浊阻肺证

痰浊阻肺证多由痰邪过多、停留于肺所致。临床表现为咳嗽，痰色白而黏、容易咳出，伴有胸闷、痰鸣、恶心，舌淡，苔白腻，脉滑。

（三）脾病的辨证分型

1．脾气虚证

脾气虚证乃脾气不足、运化乏力所致。临床表现为面黄，纳食减少，食后腹胀，四肢无力，肢体易浮肿，少气懒言，自汗，大便稀溏，舌质淡，苔白，脉弱。

2．脾阳虚证

脾阳虚证乃脾阳不足、脾失健运所致。临床表现为面色㿠白，纳差，口泛清水，脘腹疼痛且得温痛减，形寒肢冷，肢体浮肿，小便清长，大便溏泻甚至下利清谷，舌淡，苔白，脉沉迟无力。

3．脾不统血证

脾不统血证乃脾气虚弱、固摄失常所致。临床表现为面色苍白或萎黄，纳差，四肢乏力，有出血倾向，如鼻衄、齿衄、便血等，妇女可出现月经增多甚至崩漏，舌质淡，脉细弱。

4．脾虚气陷证

脾虚气陷证乃脾气亏虚、升举无力所致。此时脾气升清功能异常，反出现下陷之象，临床可见面色萎黄，纳少肢倦，或有各种下垂的症状，如胃下垂、子宫下垂、肛门下坠、痔疮等，舌淡，苔白，脉细弱。

5．寒湿困脾证

寒湿困脾证乃寒湿之邪困于脾胃，使脾失健运所致。临床表现为面色晦暗，脘腹胀满，恶心欲吐，纳差口淡，腹痛便稀，肢体浮肿，女性带下量多，小便不利，舌淡胖，苔白腻，脉濡缓。

6. 湿热困脾证

湿热困脾证乃湿热困于脾胃，使脾运化失常所致。临床表现为皮肤发黄，腹胀纳差，恶心欲呕，肢体浮肿，身热不扬，口周溃疡，尿黄，大便黏腻，舌淡，苔黄腻，脉濡数。

知识链接

脾为生痰之源，肺为贮痰之器

“脾为生痰之源，肺为贮痰之器”出自清朝李用粹《证治汇补·痰证》，意思是痰生于脾而贮于肺。

痰是体内水液不能正常转运而停聚所形成的病理产物。脾主运化，它不仅运化食物，还运化水液。中医称脾为水液升降之枢纽，如果脾失健运，则水液停聚而成痰。以小儿为例，如果孩子吃了过多甜的、油腻的、生冷的食物，比如肉食、糕点、汤圆、冰激凌等，就会导致寒凉伤脾或食积伤脾。此时，患儿不仅会生痰咳嗽，还常伴有腹泻的症状。

肺本身也参与人体的水液代谢，肺为水之上源，主宣发肃降，宣发可将水液布散于肌肤、皮毛，肃降可使水道通调，使上源之水下行。如果肺失宣降，水液不能通降与布散，停聚于肺内，就会化为痰饮。脾不健运，其所生之痰也会贮存在肺内，导致咳嗽、痰多。所以不单是感受风寒、风热这些外感因素会导致咳嗽，饮食不慎也会导致咳嗽、咳痰。

（四）肝病的辨证分型

1. 肝血虚证

肝血虚证多由肝血亏虚所致。临床表现为头晕耳鸣，面唇发白，眼睛干涩，视物不清，爪甲不荣，手足震颤，肌肉瞤动，失眠，烦躁，舌淡，脉弦细。

2. 肝阴虚证

肝阴虚证多由肝阴不足，虚热内生所致。临床表现为头晕目眩，胁肋疼痛，目涩眼干，五心烦热，潮热盗汗，手足蠕动，舌红，少苔，脉弦细数。

3. 肝阳上亢证

肝阳上亢证乃肝阴不足，阳失制约，阳亢于上所致。临床表现为头痛，眩晕，目赤耳鸣，头重脚轻，口干口苦，烦躁易怒，失眠多梦，舌红，苔黄，脉弦有力。

4．肝风内动证

风邪可分为外风和内风。外风为外感六淫中的一种邪气。此处的肝风属内风，是由于机体失衡所产生的病理产物。肝风内动具体可分为以下三型。

（1）肝阳化风。因肝阴不足，阴不制阳，导致肝阳化风，上扰头目，临床表现为头目眩晕、四肢麻木或震颤、舌体颤动；若阳极化火，炼津成痰，则可出现风痰上扰、痰蒙心窍、阻于经脉之证，症见猝然晕倒、意识丧失、口眼㖞斜、言语不利、半身不遂。舌红，苔黄，脉弦有力。

（2）热极生风。为体内热邪过盛，热极生风，热灼肝经所致。临床表现为高热，颈项强直，四肢抽搐，两目上视，口角流涎，牙关紧闭，角弓反张，烦躁不安等。如热邪灼伤脉络还可出现各种血证，如吐血、呕血、便血等。

（3）血虚生风。为营血不足，筋脉失养，虚风内动所致。临床表现为头晕目眩，视物模糊，面色萎黄，四肢发麻，手足蠕动，舌淡，苔薄白，脉细弱。

5．肝气郁结证

肝气郁结证多因于情志失调，肝失疏泄，气郁不畅。临床表现为抑郁或焦虑易怒，善太息，咽部异物感，胁肋疼痛，胸闷不舒，嗳气，不思饮食，女性还可表现为月经不调、痛经等。

6．肝胆湿热证

肝胆湿热证多因于湿热蕴结肝胆，肝失条达。临床表现为胁肋胀痛，口干口苦，纳差，厌油腻，外阴瘙痒，女性带下色黄，男性睾丸肿痛，小便短赤，大便黏腻，舌红，苔黄腻，脉弦数。如伴有胆汁疏泄异常，还可表现出皮肤黄染、目黄、小便黄等胆汁外溢的征象。

7．寒凝肝脉证

寒凝肝脉证多因于寒气侵袭肝脏，肝脉凝滞。因肝经循行之处环绕阴器、下抵少腹，寒往下行，故病人多表现少腹胀痛，或男性睾丸疼痛，或女性带下清稀，且遇寒则重、遇暖则轻，舌淡，苔白，脉沉迟。

知识链接

肝开窍于目

“肝开窍于目”是中医学“藏窍理论”经典论述之一，反映了藏象之肝与目窍的密切关系，也是中医学极具影响的理论学说之一。该理论学说首见于《素问·金匮真言论篇》，其理论内涵可概括为目为肝窍、肝血养目、肝气通目、肝经循目。肝为五脏之一，主疏泄，主藏血，在体合筋，在窍为目；目属五官之一，

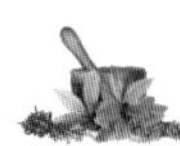

主司视觉，通过经络与五脏六腑相连。十二经脉中，唯有足厥阴肝经以本经上连目系，故肝与目的关系最为密切，临床上可通过目病推测肝之气血阴阳的变化。例如，许多医家从肝论治小儿近视，按条达肝气、养血柔肝之法创制出防治近视的方剂，疗效颇佳；有些医家用养肝活血之法治疗白内障等眼疾，也取得了良好的疗效。

（五）肾病的辨证分型

1．肾阳虚证

肾阳虚证乃肾阳虚弱、温煦不足所致。临床表现为面色㿠白，形寒肢冷，腰膝冷痛且得温则舒，头晕耳鸣，男子阳痿不育，女子宫寒不孕，小便清长，夜尿频繁，五更泻，舌淡，苔白，脉沉迟。

2．肾阴虚证

肾阴虚证乃肾阴不足、虚热内生所致。临床表现为头晕耳鸣，五心烦热，牙疼，牙龈萎缩，腰膝酸软，头晕耳鸣，口干咽干，烦躁失眠，潮热盗汗，舌红，少苔，脉细数。

3．肾精不足证

肾精为先天之精，肾主生殖及生长发育。成人肾精不足则易出现不孕不育、脱发、早衰、牙齿早脱、健忘、女性习惯性流产等；小儿肾精不足易导致生长发育迟缓，临床见身材矮小、发育迟缓、智力低下、运动迟钝、囟门迟闭、骨软无力、遗尿等。舌淡，苔白，脉细。

4．肾气不固证

肾气不固证多由肾气不足、精气不能固摄、膀胱失约所致。临床表现为遗精早泄，夜尿频多，腰膝酸软，乏力自汗，耳鸣脱发，舌淡，苔白，脉细弱等。

5．肾不纳气证

肾为气之根，肾虚不足，不能纳摄肺气，则肺气无根而上浮。临床表现为气短，气喘，动则喘甚，腰膝酸软，神疲乏力，自汗，舌淡，苔薄白，脉弱无力等。

（六）胃病的辨证分型

1．寒邪犯胃证

寒邪犯胃证乃寒邪困于胃，胃阳受损，经络不通所引起。因寒主收引，故临床表现为胃脘拘急挛痛，且疼痛拒按、遇寒加重、得温痛减，恶心呕吐，口泛清水等，舌苔白滑，脉沉迟。

2．胃热炽盛证

胃热炽盛证多因于热邪犯胃，导致胃火过盛，灼伤胃络。临床多表现为胃脘部灼痛，口臭，牙龈肿痛，喜冷饮，恶心呕吐，呕吐声大，消谷善饥等，舌红，苔黄，脉滑数。

3．食滞停胃证

食滞停胃证多因于饮食不节，使食物不能及时消化吸收，停滞胃部。临床多表现为腹胀，恶心呕吐，吐食酸腐，嗳气泛酸，矢气酸臭，纳差，大便秘结或大便不爽等，舌淡红，苔厚腻，脉滑。

4．胃阳虚证

胃阳虚证由体内阳气不足、胃失温煦所致。临床多表现为胃脘隐痛，疼痛喜温喜按，口吐清涎，畏寒肢冷，纳差等，舌淡，苔白，脉沉细或无力。

5．胃阴虚证

胃阴虚证由胃阴不足，阴虚火旺所致。临床多表现为胃部灼热、隐痛，易饥但食不多，口干咽干，心烦，可伴低热等，舌红，苔少甚至无苔呈镜面舌，脉细数。

（七）大肠病的辨证分型

1．大肠湿热证

大肠湿热证多因于饮食不节如肥甘厚腻进食过多，使湿热蕴结大肠，阻滞气机。临床多表现为腹痛，大便黏腻，里急后重或伴有下利脓血，便后肛门灼热，小便黄，可伴有发热等，舌红，苔黄腻，脉弦滑。

2．大肠津亏证

大肠津亏证多因于热邪耗伤津液，使大肠津液不足。临床多表现为大便干燥难解或呈颗粒状，便秘，头晕，口臭等，舌红少津，苔黄，脉细涩。

（八）膀胱病的辨证分型

膀胱湿热证

膀胱湿热证多因于湿热蕴结膀胱，膀胱气化功能失常。临床多表现为排尿困难，小便不利，尿频，尿急，尿痛，尿色浑浊或有尿血，淋证病人尿液可见砂石，舌红，苔黄腻，脉数。

（九）脏腑兼病辨证

1．肺脾气虚证

肺脾气虚证乃肺脾气不足所致。临床多表现为咳嗽，咳时声低无力，少气懒言，面色萎黄，乏力自汗，纳少，腹胀，大便稀溏等，舌淡，苔白，脉细弱。

2．心脾两虚证

心脾两虚证乃心血不足兼有脾气虚弱所致。临床多表现为心悸，心慌，胸闷，头晕，失眠，面色苍白或萎黄，纳差腹胀，大便稀溏等，舌淡，苔白，脉细弱。

3．心肾不交证

心肾不交证多因于肾阴不足，不能制约心火，使心火偏亢。临床多表现为口干少津，心烦失眠，五心烦热，腰膝酸软，潮热遗精，大便干等，舌尖红，少苔，脉细数。

4．肺肾阴虚证

肺肾阴虚证乃肺阴不足，肾精亏虚所致。临床多表现为干咳无痰或少痰，可伴咯血，形体消瘦，口干盗汗，五心烦热，腰膝酸软，颧红咽干等，舌红，少苔，脉细数。

5．肝肾阴虚证

肝肾阴虚证乃肝肾不足，肾精亏虚所致。临床多表现为两目干涩，目眩头晕，两胁疼痛，口干盗汗，五心烦热，腰膝酸软，颧红咽干等，舌红，少苔，脉细数。

6．肝胃不和证

肝胃不和证乃肝气不舒，横犯于胃所致。临床多表现为两胁疼痛，气郁不舒，焦虑易怒，恶心泛酸，纳差腹胀，舌红，苔黄，脉弦。

知识链接

气血辨证及经络辨证

气血辨证，是从气血角度，对病人表现出来的异常症状进行分析，看其病理本质是否存在气血异常。常用的辨证分型包括：气虚证、气陷证、气不固证、气滞证、气逆证、气闭证、血虚证、血脱证、血瘀证、血热证、血寒证等。

经络辨证，是根据经络的走向及所属脏腑，对病人的临床症状进行综合分析，从而判断发病原因及病变部位。经络病证包括十二经脉病证和奇经八脉病证。

思考题

1．心病辨证中常见的异常表现不包括（　　）

A．心悸　　B．失眠　　C．咽痛

D. 心烦　　　　　　E. 胸闷

2. 心血虚、心阴虚、心气虚、心阳虚的共有症状是（　　）

A. 失眠　　　　　　B. 面白　　　　　　C. 健忘

D. 多梦　　　　　　E. 心悸

3. 声低、气短、面白无华、自汗、多汗、咳喘无力、畏风、易感冒、舌淡、脉细弱，可辨证为（　　）

A. 肺阴不足　　　　B. 肺气不足　　　　C. 心火旺盛

D. 肾阳虚衰　　　　E. 风寒束肺

4. 口干盗汗、五心烦热、腰膝酸软、颧红咽干，常见于脏腑（　　）的表现

A. 阳虚　　　　　　B. 气虚　　　　　　C. 阴虚

D. 血虚　　　　　　E. 气滞

5. 食少纳呆、腹胀便溏、神疲乏力、舌淡、脉弱，最宜诊断为（　　）

A. 脾阳不足　　　　B. 脾阴不足　　　　C. 胃火炽盛

D. 脾虚气陷　　　　E. 肝郁脾虚

任务二　中医治则与治法

任务导入

王某，男，5岁。病儿咳嗽2个月余，频次不剧，痰不多，精神佳。母亲刘女士带病儿就诊，医生为病儿开了7剂中药。服用2剂后，病儿咳嗽较前增加，咳嗽剧烈时甚至呕吐清稀痰液。刘女士非常担心，带病儿再次就诊，要求更改药方。医生告知病儿咳嗽是由伏痰停于肺部引起，可继续服用剩余中药。刘女士不解，但听从医生的嘱咐继续给病儿服药。继续服药后，病儿咳嗽频次逐渐减少，中药全部服完后，病儿痊愈。刘女士非常高兴，但却不能理解，为何病儿咳嗽频次在服药后先增加后减少。

请思考：

1. 病儿服药后为何咳嗽频次会增多？

2. 病儿咳嗽的根本原因是什么？

3. 本案例给你什么启示？

辨证明确后，下一步就是根据治病求本、扶正祛邪、调整阴阳、三因制宜的中医治则，确立具体的治法。

一、治病求本

治病求本，是指治疗时解决致病的根本原因，达到治疗有效、根治的目的。这是中医辨证论治的基本原则，也是中医辨证的目的。症状只是一种表现，医者只有透过现象看本质，才能找到问题的根源，解决病人的痛苦。

治病求本，首见于《素问·阴阳应象大论篇》的“治病必求于本”。有的疾病，其致病原因清晰明了，有的则隐晦难寻，是否能找出疾病的“本”，是对中医师医术的考验。只有解决问题的根本，才能彻底治愈疾病。但治病求本也不是指在任何情况下都要优先选择治“本”而不治“标”，在疾病的不同阶段，治疗时可因病情的急缓有所侧重，常用的方法包括以下几种。

（一）急则治其标

“标”指疾病的表面征象。当病人病情较急或者症状明显，而病因一时难以明确时，应该先治标，待病情缓解再治其本。如高热惊厥的病人，应先退热、镇静，再寻求原因进行治疗；又如血崩的病人，应该先止血以抢救生命。这种治疗方法多用于急病、新病。

（二）缓则治其本

若病人病情较为平和，无危急重症的表现，此时治病应该找寻疾病的根本原因，针对病因进行治疗，达到治病求本的目的。如因水饮停滞所致的胸闷，在治疗时不应该着力于宽胸利膈，而应该祛除痰饮，只有这样病人的不适才能从根本上得到解除。这种治疗方法多用于久病、旧疾。

（三）标本兼治

医者治疗疾病的时候也会用到治标兼治本的方式。此时病人的症状明显，致病原因明确，故应该两者兼顾，使用标本兼治法。如肾虚所致哮喘，应该补肾、平喘同时进行，达到标本兼顾的效果。

知识链接

正治法与反治法

正治法是逆证候性质而治的一种常用治疗法则，又称逆治。逆，是指采用的方药性质与疾病的性质相反。如热证采用寒凉的治法，实证采用清泻的治法，虚证采用补益的治法。常用的方法有寒者热之、热者寒之、虚则补之、实则泻之等。

反治法是顺从疾病假象而治的一种治疗方法，又称从治。从，是指采用的方药性质与疾病的表面现象相同，但与疾病的真实性质相反。患这类疾病的病人往往呈现出与疾病真实性质不一致的假象，反治法其实是中医治病求本的表现。如阴盛格阳的病人，表面看上去是热象，但根本原因是体内阴气过盛，阳气被格拒在外，才呈现出发热、面红、烦躁等假热的表现。常用方法有热因热用、寒因寒用、塞因塞用、通因通用等。

二、扶正祛邪

中医认为，“正气存内，邪不可干”“邪之所凑，其气必虚”。许多疾病的发生其实就是正与邪之间的相争，人的正气充足，就能健康无病，或病后很快痊愈。因此，治疗疾病要重视扶正祛邪。扶正法与祛邪法应如何选择？应根据不同的情况，选取不同的治疗方法。

（一）扶正法

扶正法适用于虚证。如对气虚证、阳虚证、血虚证等，采用补气、温阳、补血的治疗方法。

（二）祛邪法

祛邪法适用于实证。如对实寒证、实热证、湿热证等，采用祛寒、清热、祛湿清热的治疗方法。

（三）扶正祛邪法

扶正祛邪法适用于体虚但又有实邪停聚者。如肾虚水停的病人，既有肾虚，又有水饮内停，治疗时不仅需要利水，而且要兼顾补肾，使祛邪时不至于伐伤太过或使身体更虚。因扶正恐有留邪，祛邪或可伤正，故扶正祛邪法在应用时应注意病人的身体状况。

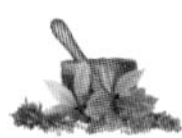

如邪气较盛而正气未虚，则轻扶正而重祛邪；如邪气不盛而正气较虚，则应重扶正而轻祛邪。

三、调整阴阳

阴阳辨证是八纲辨证的总纲，调整阴阳是中医治疗疾病的根本法则之一，与扶正祛邪法相似，都以补其不足、损其有余为法。

（一）补其不足

补其不足主要用于阴虚、阳虚的病人，又分为以下两种方法。

1．滋阴法

当病人阴不足时，体内的阳失去制约而相对偏盛，则出现五心烦热、盗汗等虚热之象，这时采用滋阴的方法，使阳气得到制约，阴阳回归平衡。此法又称为“阳病治阴法”。

2．温阳法

当病人阳不足时，体内的阴不能得到足够的温煦，则出现畏寒、喜热饮、肢凉等虚寒之象，这时采用温阳的方法，可使阴气得以制约，阴阳回归平衡。此法又称“阴病治阳法”。

（二）损其有余

此主要用于阴阳偏盛的实证，有以下两种方法。

1．泻其阳盛

泻其阳盛法多用于阳盛的病人。如实热证，采用清热法以泻其热，即“热者寒之”。此法可让病人体内过盛的实热之邪得以消除。因热易伤阴，故在治疗时可同时使用滋阴法以顾护阴气。

2．损其阴盛

损其阴盛法多用于阴盛的病人。如实寒证，采用祛寒法以除其寒，即“寒者温之”。此法可让病人体内过盛的实寒之邪得以消除。因寒易伤阳，故在治疗时可同时使用温阳法以顾护阳气。

四、三因制宜

中医认为，人的生命状态与疾病的发生跟时间、地域、人的体质都有密切关系，故在治疗时，也应结合这三者进行，制订出更有针对性的、适宜病人的治疗方案。三因制宜是中医整体观念、以人为本的体现。

（一）因时制宜

《黄帝内经》认为人体内正邪二气随昼夜阴阳之变化而盛衰消长，而其疾病也相应地表现出“旦慧，昼安，夕加，夜甚”的昼夜节律变化。

四时气候也会对人体的生理和病理产生一定的影响，确定调治方法时应考虑四时的气候特点。如春季属木，与肝气相通，此时在用药上，可顺应肝喜条达、恶抑郁之性，添加疏肝理气的中药，如柴胡等。在冬季，天寒地冻，主收藏，此时用药应慎用寒凉之品，以免损伤阳气。又如，同样是风寒之证，若感染的季节为冬季，则选用麻黄；若为夏季，则选用香薷。

（二）因地制宜

因地制宜即根据病人所处的不同地域，选用不同的药物或治疗方法。不同的地方，有不同的地域特点。如我国岭南一带，气候潮湿温暖，湿热体质的人特别多，所以用药时应该注意祛湿清热；而在西北一带，气候干旱，沙漠广阔，人的体质偏燥，用药时应该注意滋阴润燥，少用大辛、大热之药物。

（三）因人制宜

因人制宜即根据病人年龄、性别、体质的不同特点，制订不同的治疗方案，选用不同的药物。如小儿脏气清灵，随拨随应，用药分量宜轻，药味简单，以不伤正为法。女性以血为本，肝为先天，且有经、带、胎、产等生理过程，治疗时应注意是否有气血不足及肝气郁结的表现，用药上注意补气血、疏肝气、调经血，少用破血、耗气、伤肝之药。另外，根据病人体质的不同，用药也应有所不同。阴虚质者多用滋阴之药，慎用伤阴之品；阳虚质者多用温阳之药，而少用寒凉药物。

思考题

1. 三因制宜的哪些方面体现了中医以人为本的思想？

参考文献

［1］许鹏. 针灸配合桂枝甘草汤加减治疗心阳虚型心脏神经官能症临床观察［J］. 中西医结合心血管病电子杂志，2020，8（16）：138-139，154.

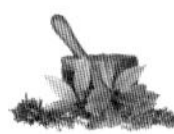

［2］付蕊琴. 加味香砂六君子治疗肺脾气虚型慢性咳嗽患儿的临床效果及复发率观察［J］. 东方药膳，2020（19）：212.

［3］褚文丽，陈水龄，张明明，等. 浅析“肝开窍于目”的理论内涵及临床应用［J］. 中国中医眼科杂志，2020，30（6）：427-430.

［4］李佳林，任小巧，武佳杰，等.《黄帝内经》中昼夜节律的理论特色［J］. 中华中医药学刊，2019，37（1）：89-91.

（吴晓芳）

单元七　经络与腧穴

学习目标

1. 掌握经络的基本理论与十四经脉的具体循行路线。
2. 掌握常用美容腧穴的归经和定位。
3. 熟悉腧穴的分类与作用。

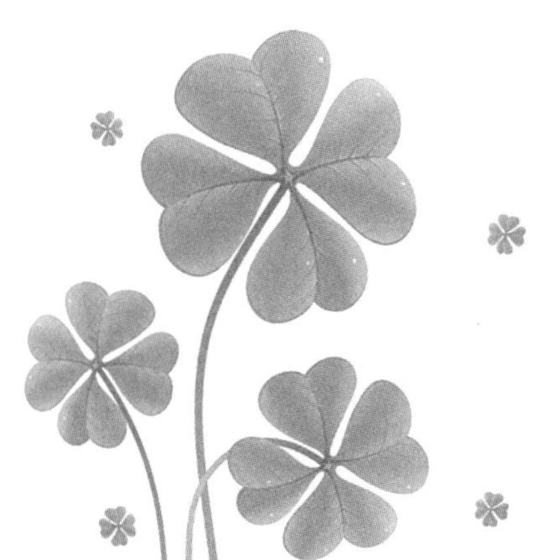

任务一　十四经脉循行

任务导入

刘某，女，42岁。病人面色晦暗，面部可见色素斑点，且斑点密集对称分布，无其他不适症状。因影响面部美观，病人对此十分苦恼。

请思考：

1. 你认为病人的疾病跟哪些经脉关系密切？
2. 通过这些经脉还能治疗哪些病证？

经络，是经脉和络脉的总称，是指身体内运行气血、联络脏腑、沟通内外、贯穿上下的通路。经脉是经络系统的主干，有径路、道路的含义，有其固定循行路线。络脉是经脉的分支，有网络的含义。经络纵横交错，遍布全身，以运行气血、濡养周身。

经脉和络脉是经络系统的重要组成部分，而十二经脉、任脉和督脉是经脉的重要组成部分。通过针灸推拿或其他中医特色疗法来美容保健、美容治疗越来越被大众所认可、推广。

一、十二经脉

十二经脉也称十二正经，是构成经络系统的主体。它们是手三阴经（肺经、心包经、心经）、手三阳经（大肠经、三焦经、小肠经）、足三阳经（胃经、胆经、膀胱经）、足三阴经（脾经、肝经、肾经）的总称。

（一）十二经脉的命名

十二经脉的名称由手足、阴阳、脏腑三部分组成。手足，是按照经脉肢体循行特点进行划分，行于上肢的经脉为手经，行于下肢的经脉为足经。阴阳，是按照经脉的循行部位和属性划分，属六脏（五脏加心包）且行于肢体内侧的经脉为阴经，属六腑且行于肢体外侧的经脉为阳经。脏腑，是按照经脉所属的脏腑名称而命名。

根据上述命名规律，十二经脉的名称分别称为手太阴肺经、手阳明大肠经、足阳明

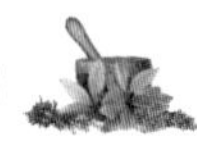

胃经、足太阴脾经、手少阴心经、手太阳小肠经、足太阳膀胱经、足少阴肾经、手厥阴心包经、手少阳三焦经、足少阳胆经、足厥阴肝经。

（二）十二经脉的体表分布规律

十二经脉在体表左右对称分布在头面、躯干和四肢。按人体立正、双臂自然下垂、拇指向前、两手掌心相对的体位为标准，将上下肢内外侧均分成前、中、后三个区域。十二经脉在四肢内外侧的排列是太阴、阳明在前，厥阴、少阳在中，少阴、太阳在后。需要注意的是，足三阴经在足内踝部位上 8 寸（在用于腧穴定位或描述针刺深度时，1 寸约相当于中指中节横纹上下间的距离或手大拇指第一节的横度）以下为厥阴在前、太阴在中、少阴在后。在头面和躯干的分布中，手三阴经分布到胸，足三阴经分布到腹及胸，手足三阳经均到达头面，足三阳经从头到足，足阳明经行于身前，足少阳经行于身侧，足太阳经行于身后。

（三）十二经脉的循行走向与交接规律

十二经脉的循行走向可概括为：手三阴经从胸走手，手三阳经从手走头，足三阳经从头走足，足三阴经从足走腹（胸）。

十二经脉的循行交接规律为：相互衔接的两条阴经在胸中交接；同名的两条阳经在头面部交接；相表里的阴经与阳经在四肢末端交接。

十二经脉循行走向与交接规律见图 1-7-1。

图 1-7-1　十二经脉循行走向与交接规律

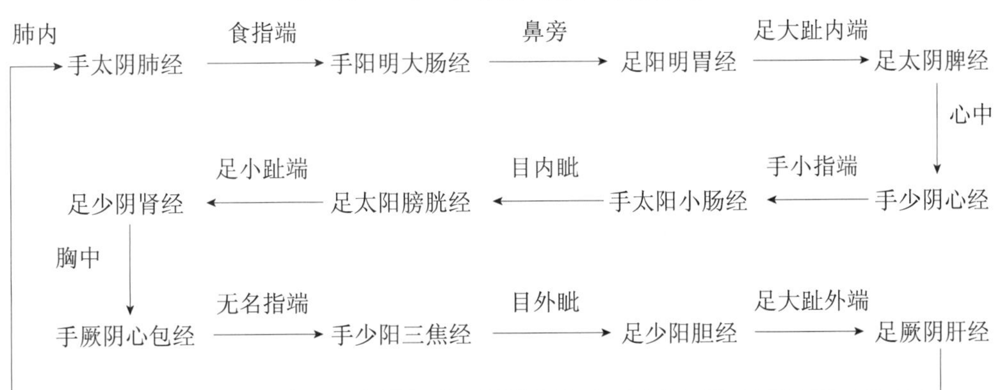

（四）十二经脉的气血流注

十二经脉的气血流注起始于手太阴肺经，止于足厥阴肝经，然后再由肝经流注肺经，构成了周而复始、如环无端的循环流注体系。十二经脉循环流注将气血在全身周流，使营养物质在人体内不断得到供给和支持，以此来维持脏腑器官组织的功能活动。另外，任、督二脉也与十二经脉相通，共同构成十四经流注。

二、任、督二脉

任、督二脉属于奇经八脉，不同于十二经脉。首先，奇经八脉不直接归属于十二脏腑，也无表里的配合关系；其次，奇经八脉与奇恒之腑（脑、髓、骨、脉、胆、女子胞）关系密切，故称“奇经”。任脉调节人体全身阴经经气，又称为“阴脉之海”；督脉调节人体全身阳经经气，又称为“阳脉之海”。任、督二脉的循行分布沟通加强了十二经脉之间的联系，并调节十二经脉气血的蓄积与运行。

任脉和督脉，因其有所属的腧穴，故与十二经脉并称为“十四经脉”。十四经脉均有固定的循行路线、所属腧穴和病证特点，是经络系统的重要组成部分。

三、十四经脉循行路线

（一）手太阴肺经

肺手太阴之脉，起于中焦[1]，下络[2]大肠，还循[3]胃口[4]，上膈，属[5]肺，从肺系[6]横出腋下[7]，下循臑[8]内，行少阴、心主[9]之前，下肘中，循臂内上骨下廉[10]，入寸口[11]，上鱼[12]，循鱼际，出大指之端。

其支者[13]，从腕后直出次指内廉，出其端。

（《灵枢·经脉》）

【注释】

［1］中焦：指脐以上、膈以下的胃脘所在部位。

［2］络：指联络、网络、散络，意为网络样的分布。

［3］还循：还，回来；循，顺沿，意为顺着走。

［4］胃口：指贲门部。

［5］属：隶属、归属、统属。

［6］肺系：指气管、喉咙。系，系带、悬系的意思。

［7］腋下：此处所说的“腋下”是指腋前方。

［8］臑：音“闹”，指上臂部。

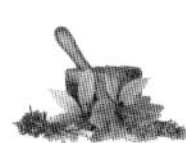

［9］少阴、心主：指手少阴、手厥阴二经。

［10］臂内上骨下廉：臂内上骨，指桡骨。廉，指边缘、侧边。上边称为“上廉”，下边称为“下廉”。

［11］寸口：指桡动脉搏动处。

［12］鱼：指大鱼际部，又称“手鱼”。

［13］支者：是指经脉的分支，仍属经脉的一部分。

手太阴肺经，起始于中焦，向下联络大肠，回过来顺沿着胃上口穿过膈肌，入肺脏，从肺系气管、喉咙部横出腋前方，下循上臂内侧，行于手少阴心经与手厥阴心包经之前，下过肘中，沿其臂内侧桡骨边缘，进入桡动脉搏动处，上行至大鱼际部，沿其边际，出大指的末端。

其支脉，从腕后走向食指内（桡）侧，出其末端，接手阳明大肠经。

手太阴肺经循行及主要穴位见图 1-7-2。

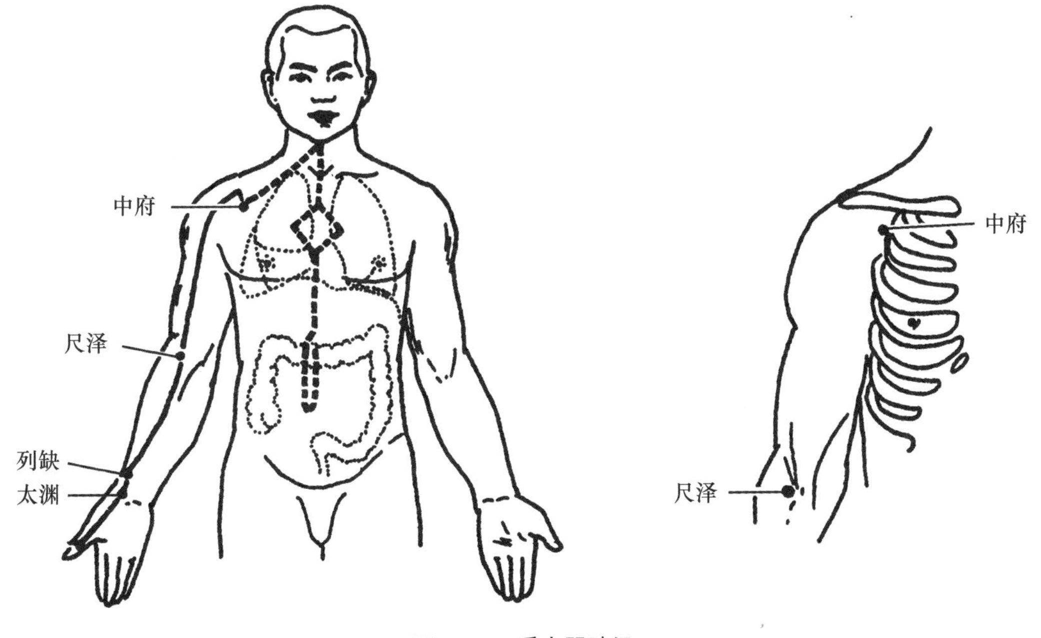

图 1-7-2　手太阴肺经

肺主宣发肃降，在体合皮，其华在毛。肺气通过宣发，将卫气与水谷精微、津液输布于皮毛，发挥其温煦皮肤、防御外邪和濡养滋润的作用。本经常用于头面部、手部及全身皮肤的美容护理，如痤疮、黄褐斑、酒渣鼻、皮肤过敏等的护理。

（二）手阳明大肠经

大肠手阳明之脉，起于大指次指[1]之端，循指上廉[2]，出合谷两骨[3]之间，上入两筋[4]之中，循臂上廉[5]，入肘外廉[6]，上臑外前廉，上肩，出髃骨[7]之前廉，上出于柱骨之会上[8]，下入缺盆[9]，络肺，下膈，属大肠。

其支者，从缺盆上颈，贯颊，入下齿中，还出挟口，交人中[10]，左之右，右之左，上挟鼻孔。

（《灵枢·经脉》）

【注释】

[1] 大指次指：大指侧的次指，即食指。

[2] 指上廉：食指的桡侧边。此按曲肘立拳位描述，故称上廉。

[3] 合谷两骨：指第1、2掌骨。两骨分歧，合称歧骨，中间为合谷穴。合谷即以其开合凹陷如谷而得名。

[4] 两筋：指拇长伸肌腱与拇短伸肌腱。

[5] 臂上廉：前臂桡侧，此按曲肘立拳体位描述，故称上廉。

[6] 肘外廉：肘横纹外侧。

[7] 髃骨：肩胛骨肩峰部。

[8] 柱骨之会上：柱骨，指颈椎。柱骨之会上，指大椎穴。

[9] 缺盆：锁骨上窝部，其上有缺盆穴。

[10] 交人中：经脉在水沟穴左右交叉。

手阳明大肠经，起始于食指末端，沿食指桡侧缘，出第1、2掌骨间，进入拇长伸肌腱与拇短伸肌腱之间，沿前臂桡侧，进入肘外侧，经上臂外侧前边，上肩，出肩胛骨肩峰部的前缘，向上交会颈部大椎穴，下入锁骨上窝部，络于肺，通过横膈又联络大肠。

颈部支脉，从缺盆部上行至颈旁，通过面颊，进入下齿槽，出来夹口旁，左右两支交会于水沟穴，其中左边的向右、右边的向左，上夹鼻孔旁，接足阳明胃经。

手阳明大肠经循行及主要穴位见图1-7-3。

大肠主接受食物残渣，传化糟粕，促进食物与津液的代谢与吸收。本经常用于治疗大肠传导功能失调引起的疾病，如肥胖、痤疮、皮炎、便秘、泄泻等。

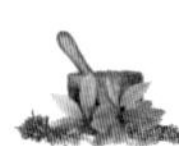

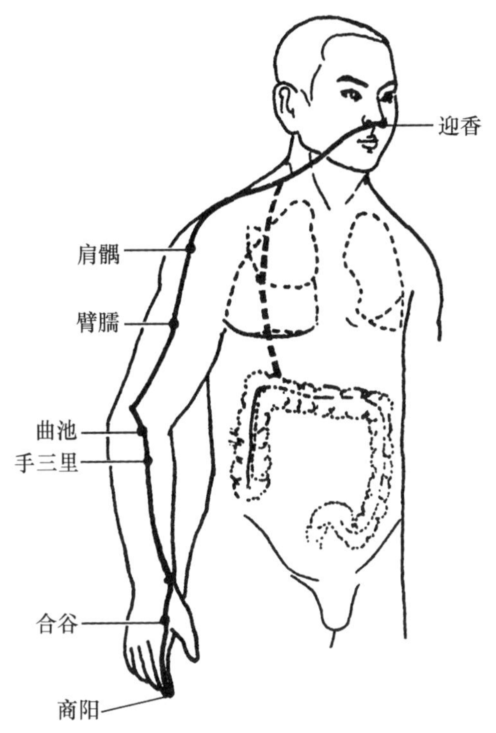

图 1-7-3　手阳明大肠经

（三）足阳明胃经

胃足阳明之脉，起于鼻，交頞[1]中，旁约[2]太阳之脉，下循鼻外，入上齿中，还出挟口，环唇，下交承浆，却循颐后[3]下廉，出大迎，循颊车，上耳前，过客主人[4]，循发际，至额颅[5]。

其支者，从大迎前下人迎，循喉咙，入缺盆，下膈，属胃，络脾。

其直者，从缺盆下乳内廉，下挟脐，入气街[6]中。

其支者，起于胃口[7]，下循腹里，下至气街中而合，以下髀关，抵伏兔，下膝膑中，下循胫外廉，下足跗[8]，入中指内间[9]。

其支者，下膝三寸而别，以下入中指外间[10]。

其支者，别跗上，入大指间[11]，出其端。

（《灵枢·经脉》）

【注释】

[1] 頞：音“遏”，指鼻根凹陷处。

［2］约：原误作“纳”，此指足阳明胃经与足太阳膀胱经交会于眼睛。

［3］却循颐后：却，退却。颐，音“夷”，指下颌部。

［4］客主人：即上关穴。

［5］额颅：前额正中部。

［6］气街：腹股沟动脉处，有气冲穴。

［7］胃口：幽门部。

［8］足跗：足背。

［9］中指内间：指，通“趾”，下同。中指内间，即中趾内侧端。

［10］以下入中指外间：“以”字据《针灸甲乙经》《脉经》《黄帝内经太素》《备急千金要方》《素问·阴阳离合论篇》王冰注引文及《铜人针灸经》等补。此支应是从足三里分出，下经丰隆，出于中趾外侧端。

［11］大指间：大趾与次趾之间。

足阳明胃经，起于鼻，交鼻根部，与旁边的足太阳膀胱经交会，沿鼻外侧下行，进入上齿中，回过来夹口旁，环绕口唇，向下交会于颏唇沟，退回来沿下颌出面动脉部，再沿下颌角上耳前，经颧弓上，沿发际，至额颅中部。

面部的支脉，从大迎穴前向下，经颈动脉部，沿着喉咙，进入锁骨上窝部，向下通过横膈，会属本经的胃腑，络脾。

缺盆部主干，从锁骨上窝向下，经乳中，向下夹脐旁，进入气街。

腹内支脉，起始于幽门部，向下沿腹里，至腹股沟动脉部与前外行主干会合，由此下行，经髋关节前，到股四头肌隆起处，下向膝部髌中，胫骨外侧前缘，下行足背，进入中趾内侧趾缝，出中趾内侧端。

胫部支脉，从膝下 3 寸处分出，向下进入中趾外侧趾缝，出中趾外侧端。

足背支脉，从足背部分出，进入大趾与次趾间，出大趾末端，接足太阴脾经。

足阳明胃经循行及主要穴位见图 1-7-4。

胃主受纳和腐熟水谷，有“水谷气血之海”之称。阳明经为多气多血之经，是行于面颊部的主要经脉，因此对面颊部皮肤营养代谢有重要作用。胃气下降，促进大肠传导，维持胃肠道通畅。本经常用于治疗脾胃虚弱、气血生化不足、胃气不降、排泄不畅等引起的美容问题。足阳明胃经循行经过乳房，因此本经也是乳房保健的主要经脉。

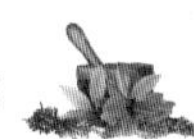

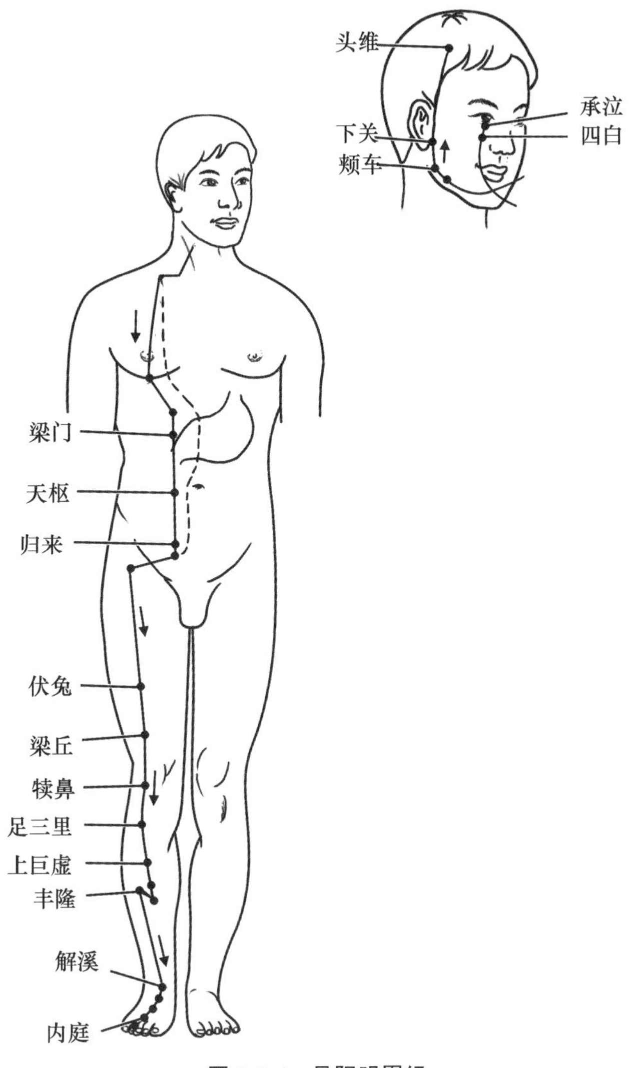

图 1-7-4　足阳明胃经

（四）足太阴脾经

脾足太阴之脉，起于大指之端，循指内侧白肉际[1]，过核骨[2]后，上内踝前廉[3]，上腨[4]内，循胫骨后，交出厥阴[5]之前，上膝股内前廉，入腹，属脾，络胃，上膈，挟咽[6]，连舌本[7]，散舌下。

其支者，复从胃别，上膈，注心中。

脾之大络，名曰大包，出渊腋下三寸，布胸胁。

（《灵枢·经脉》）

【注释】

［1］白肉际：指足底或手掌面的边界，又称赤白肉际。

［2］核骨：指第1跖趾关节内侧的圆形突起。

［3］内踝前廉：指内踝前边。

［4］腨：通“踹”，俗称小腿肚，即腓肠肌部。

［5］厥阴：指足厥阴肝经。

［6］咽：指食管。

［7］舌本：指舌根部。

足太阴脾经，起始于大趾末端，沿大趾内侧赤白肉际，经过第1跖趾关节内侧的圆形突起后，往上向内踝前边，再上小腿内侧，沿胫骨后，交出足厥阴肝经之前，上膝股内侧前边，进入腹部，属于脾，络于胃，通过膈肌，夹食管旁，连舌根，散布于舌下。

其支脉，从胃部分出，向上通过膈肌，流注心中，接手少阴心经。

脾之大络，穴名大包，位于渊腋穴下3寸，分布在胸胁。

足太阴脾经循行及主要穴位见图1-7-5。

脾为“后天之本”“气血生化之源”，其主运化的生理功能是维持生命活动和营养的根本与前提。脾主运化水饮，和形体胖瘦关系密切，人们常说肥胖多与脾虚湿盛有关。脾在体合肉，其华在唇，肌肉的壮实丰满、口唇的红润光泽都与脾的运化有关。本经常用于治疗脾失健运及气血生化不足所致的消瘦、乏力、肌肉松弛、皮肤干枯、面色无华；津液输布障碍，水湿痰饮内停所致的身体困重、嗜睡、痰多等。脾气还能统摄血液，若脾失健运，气不摄血，血逸出脉外，则可致出血，如便血、尿血、崩漏等。

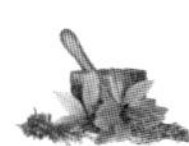

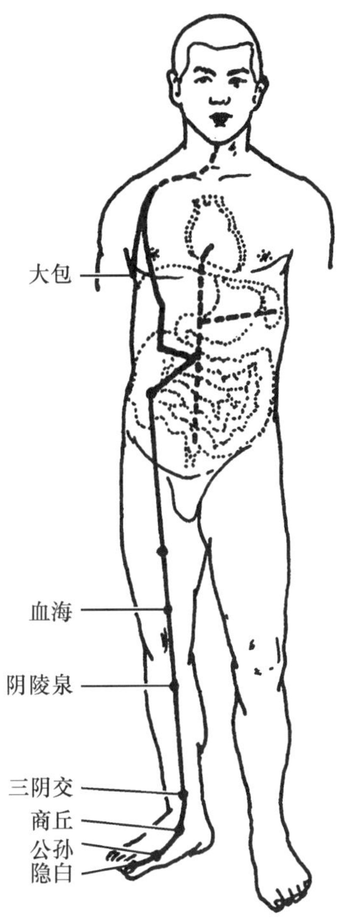

图 1-7-5　足太阴脾经

（五）手少阴心经

心手少阴之脉，起于心中，出属心系[1]，下膈，络小肠。

其支者，从心系，上挟咽[2]，系目系[3]。

其直者，复从心系却上肺，下出腋下，下循臑内后廉，行太阴、心主[4]之后，下肘内，循臂内后廉，抵掌后锐骨[5]之端，入掌内后廉[6]，循小指之内，出其端。

（《灵枢·经脉》）

【注释】

[1] 心系：是指心与其他各脏相连的组织。

[2] 咽：食管。

［3］目系：指眼后与脑相联系的组织。

［4］太阴、心主：指手太阴肺经和手厥阴心包经。

［5］掌后锐骨：豌豆骨。

［6］掌内后廉：指掌心后边（尺侧）。

手少阴心经，起始于心中，从心中出来后联属于心系，向下过膈肌，络小肠。

上行支脉，从心脏的系带部向上，夹食管旁，联结于眼后与脑相联系的组织。

外行主干，从心脏的系带上行至肺，向下出于腋下，沿上臂内侧后缘，走手太阴肺经、手厥阴心包经之后，向下至肘内，沿前臂内侧后缘，到掌后豌豆骨部进入掌心后边，沿小指的桡侧出于末端，接手太阳小肠经。

手少阴心经循行及主要穴位见图 1-7-6。

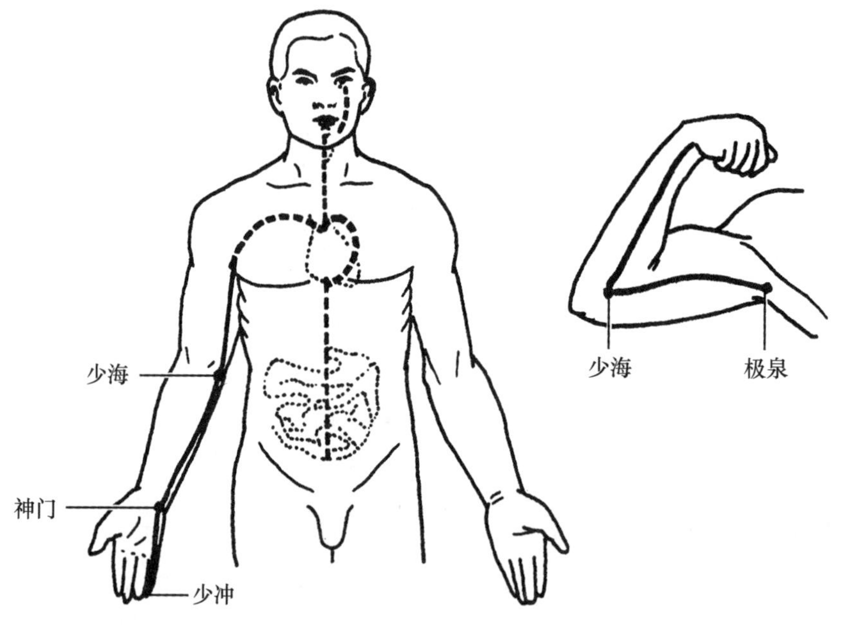

图 1-7-6　手少阴心经

心主血脉，发挥营养和滋润全身的作用；心主神志，统率人体生命活动和精神活动；心其华在面，面部色泽可反映心气、心血的功能。本经常用于治疗心经实热引起的烦躁、失眠、痤疮、皮肤油腻等；以及心血不足引起的心神不宁、心悸失眠、面色无华等。

（六）手太阳小肠经

小肠手太阳之脉，起于小指之端，循手外侧上腕，出踝[1]中，直上循臂骨[2]下廉，出肘内侧两骨[3]之间，上循臑外后廉[4]，出肩解[5]，绕肩胛[6]，交肩上，入缺盆，络心，循咽[7]，下膈，抵胃，属小肠。

其支者，从缺盆循颈，上颊，至目锐眦[8]，却入耳中。

其支者，别颊上䪼[9]，抵鼻，至目内眦（斜络于颧[10]）。

（《灵枢·经脉》）

【注释】

[1] 踝：此处指尺骨小头隆起处。

[2] 臂骨：此处指尺骨。

[3] 两骨：指尺骨鹰嘴与肱骨内上髁。

[4] 臑外后廉：上臂伸侧后缘。

[5] 肩解：肩关节部。

[6] 肩胛：肩胛骨处。

[7] 咽：此处指食管。

[8] 目锐眦：指外眼角。

[9] 别颊上䪼：别，指分支叉处。䪼，音“拙”，眼眶下颧骨部。

[10] 斜络于颧：《黄帝内经太素》《十四经发挥》无此四字。疑此原属注文，因加括号。

手太阳小肠经，从小指外侧末端开始，沿手掌尺侧，上向腕部，出尺骨小头隆起处，沿尺骨下边直上，出于肘内侧肱骨内上髁与尺骨鹰嘴之间，沿上臂伸侧后缘向上，出肩关节部，绕肩胛骨，交会肩上，进入锁骨上窝，络于心，沿食管下行，通过膈肌，到胃，再向下行至所属的小肠。

颈部支脉，从锁骨上窝上行，沿颈旁上至面颊，到外眼角，进入耳中。

面颊部支脉，从面颊处分出，上向颧骨，沿鼻到内眼角，接足太阳膀胱经。

手太阳小肠经循行及主要穴位见图 1-7-7。

小肠经与心经相互属络而成表里关系，二者经脉相联，心气通于小肠，小肠之气亦通于心。若心火过旺而扰乱心神导致血热，引起皮肤问题，可考虑清利小肠之热。本经常用于面部、手部的美容护理，如黄褐斑、痤疮等的护理。

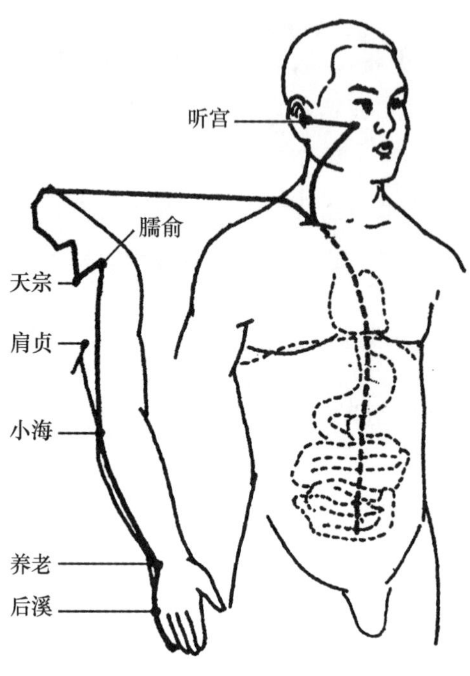

图 1-7-7　手太阳小肠经

（七）足太阳膀胱经

膀胱足太阳之脉，起于目内眦，上额，交巅[1]。

其支者，从巅至耳上角[2]。

其直者，从巅入络脑，还出别下项，循肩髆内[3]，挟脊抵腰中，入循膂[4]，络肾，属膀胱。

其支者，从腰中，下挟脊[5]，贯臀[6]，入腘中。

其支者，从髆内左右别下贯胛[7]，挟脊内[8]，过髀枢[9]，循髀外[10]后廉下合腘中。以下贯腨[11]内，出外踝之后，循京骨[12]至小指外侧。

（《灵枢·经脉》）

【注释】

[1] 巅：巅顶，头顶最高处。

[2] 耳上角：耳上方。

[3] 肩髆内：内，内侧。肩髆内，指肩胛部。

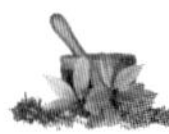

［4］膂：指脊柱两旁的肌肉。

［5］挟脊：此支从肾俞穴处分出夹脊下行，经过八髎穴、会阳穴至会阴部，故称此为会阴之脉。

［6］贯臀：指通过臀下当承扶穴部，直下经殷门穴，至委中穴。

［7］贯胛：胛，应从《黄帝内经太素》《备急千金要方》《素问·厥论篇》等王冰注引文及《铜人针灸经》《十四经发挥》改作“胂”。杨上善注：“胂，夹脊肉也。”此支从肩胛骨内缘，夹脊肉（竖脊肌）外侧直下，当正中线旁开 3 寸。

［8］挟脊内：王冰注引文无此三字，疑原属“胂”字旁注“夹脊肉”之误。

［9］髀枢：指股骨大转子处。

［10］髀外：指大腿外侧。

［11］腨：指腓肠肌。

［12］京骨：第 5 跖骨粗隆部，其下为京骨穴。

足太阳膀胱经，从内眼角开始，上行额部，交会于头顶。

头顶部支脉，从头顶分出到耳上方。

直行主干，从头顶入内络于脑，回出从项部分开下行：一支沿肩胛内侧，夹脊旁，到达腰中，进入脊柱两旁的肌肉，络于肾，属于膀胱；一支从腰中分出，夹脊下行，通过臀部，进入腘窝中。

背部另一支脉，从肩胛骨内侧分别下行，通过肩胛，经过股骨大转子，沿大腿外侧后边向下行，会合于腘窝中，再由此向下通过腓肠肌部，出外踝后方，沿第 5 跖骨粗隆，到小趾外侧处，下接足少阴肾经。

足太阳膀胱经循行及主要穴位见图 1-7-8。

足太阳膀胱经循行部位从头到足，其背俞穴是五脏六腑之气输注于背部的腧穴，善于调理脏腑；行于颜面部的部分，可调理局部气血。本经常用于治疗脏腑功能失调、气血失养引起的损美性疾病，如肥胖、消瘦、面色无华、皮肤油腻等。

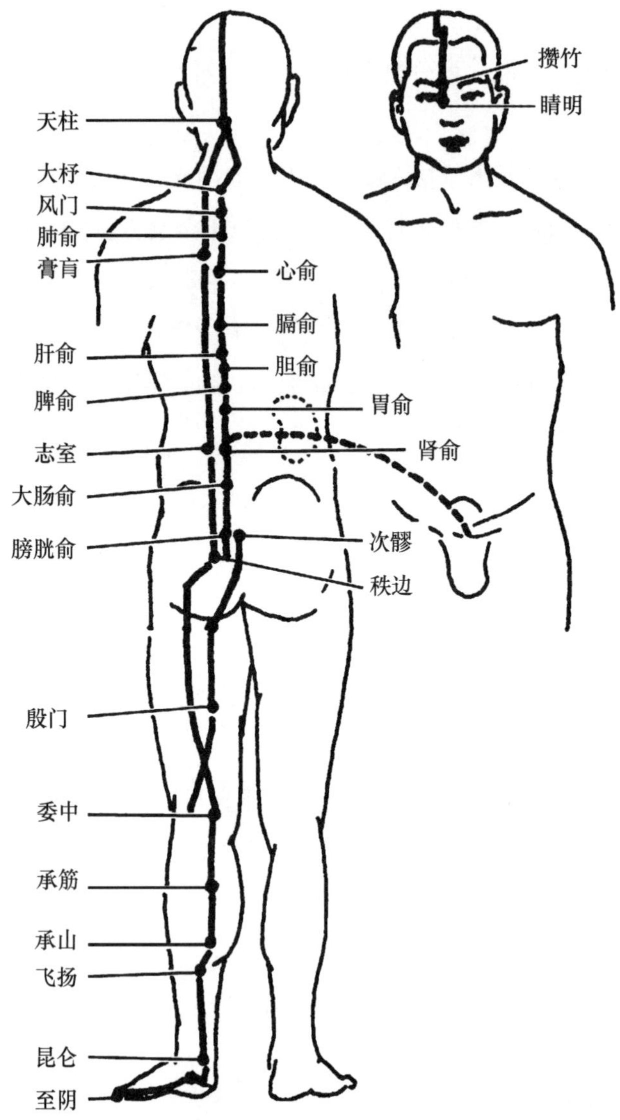

图 1-7-8　足太阳膀胱经

（八）足少阴肾经

肾足少阴之脉，起于小指之下，邪走[1]足心，出于然骨[2]之下，循内踝之后，别入跟中[3]，以上腨内，出腘内廉，上股内后廉，贯脊[4]属肾，络膀胱。

其直者，从肾上贯肝膈，入肺中，循喉咙，挟舌本。

其支者，从肺出，络心，注胸中。

（《灵枢·经脉》）

【注释】

［1］邪走：邪，通“斜”。指足少阴肾经从小趾向下斜行走向足心涌泉穴。

［2］然骨：内踝前突起的舟骨粗隆。

［3］别入跟中：指经脉分出一支进入脚跟中。

［4］贯脊：指由长强穴沿脊上行，先属肾，再络膀胱，其穴位即当肓俞穴向下至横骨穴。

足少阴肾经，起始于足小趾之下，斜向足心行走，出于舟骨粗隆之下，沿内踝之后，分支进入脚跟中，上行经小腿内侧，出腘窝内侧，沿大腿内后侧，通过脊柱，会于所属之肾，络于膀胱。

上行主干，从肾向上，通过肝、膈，进入肺中，沿喉咙，夹舌根旁。

其支脉，从肺出来，络于心，流注于胸中，接手厥阴心包经。

足少阴肾经循行及主要穴位见图 1-7-9。

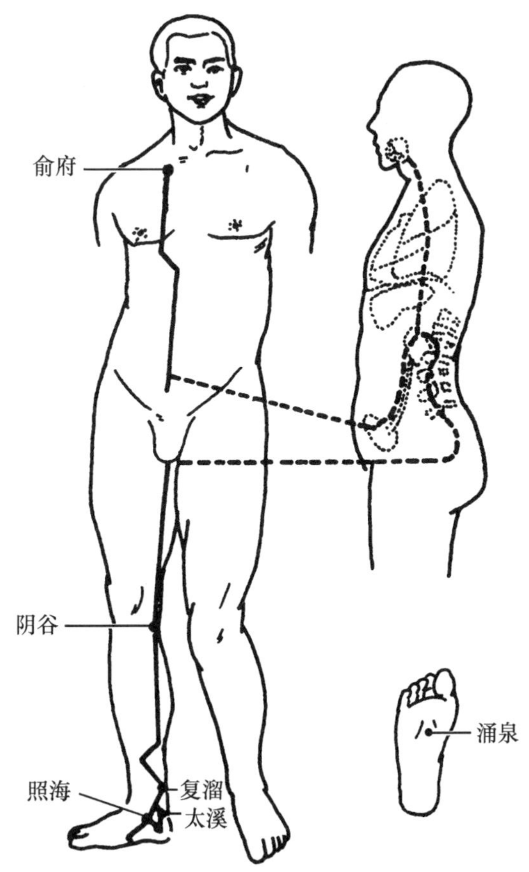

图 1-7-9　足少阴肾经

肾为“先天之本”，肾主藏精，在体合骨，生髓，其华在发，齿为骨之余，毛发粗壮浓密、骨骼健壮有力、牙齿坚固均赖于肾精充足。肾主生殖，与女性月经关系密切。本经常用于治疗女性月经不调，以及养生保健、预防衰老等。

（九）手厥阴心包经

心主手厥阴心包络[1]之脉，起于胸中，出属心包[2]，下膈，历[3]络三焦。

其支者，循胸出胁，下腋三寸[4]，上抵腋下，循臑内，行太阴、少阴之间[5]，入肘中，下臂[6]，行两筋[7]之间，入掌中[8]，循中指[9]，出其端。

其支者，别掌中，循小指次指[10]出其端。

（《灵枢·经脉》）

【注释】

［1］心包络：包在心脏外面的包膜，作用是保护心脏。

［2］心包：原有“络”字，据《脉经》《黄帝内经太素》《十四经发挥》等删。“心包”原意指心外之包膜；“心包络”意指与心包相通的络脉。心包与络应有所区分，但后来注家多以“心包络”为专名。

［3］历：经历的意思。

［4］下腋三寸：距腋下 3 寸，与乳头相平的地方。

［5］太阴、少阴之间：手太阴肺经、手少阴心经之间。

［6］下臂：此指前臂。

［7］两筋：桡侧腕屈肌腱与掌长肌腱。

［8］掌中：当第 3 掌骨桡侧，劳宫穴处。

［9］中指：中指桡侧。

［10］小指次指：即无名指。

手厥阴心包经，起始于胸中，出属于心包，通过膈肌，经历胸部、上腹和下腹，络于三焦。

胸中支脉，沿胸内出胁部，至腋下 3 寸处，向上到达腋下，沿上臂内侧，行于手太阴肺经、手少阴心经之间，进入肘中，下至前臂，走桡侧腕屈肌腱与掌长肌腱之间，进入掌中，沿中指桡侧出于末端。

掌中支脉，从掌中分出，沿无名指出于末端，接手少阳三焦经。

手厥阴心包经循行及主要穴位见图 1-7-10。

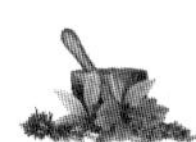

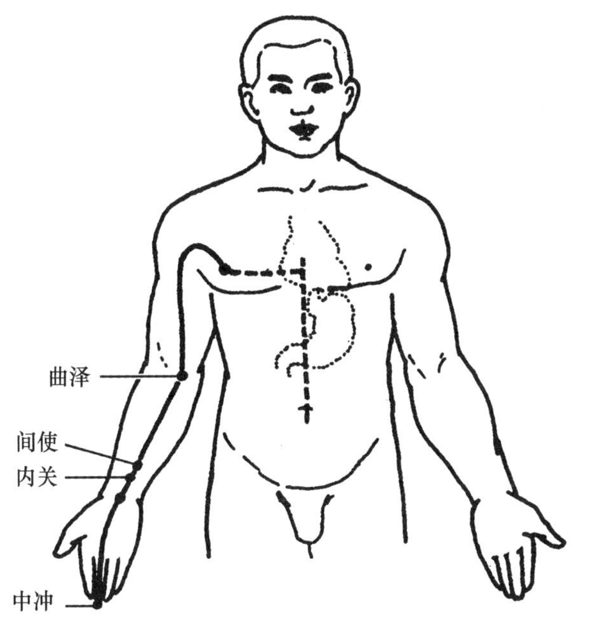

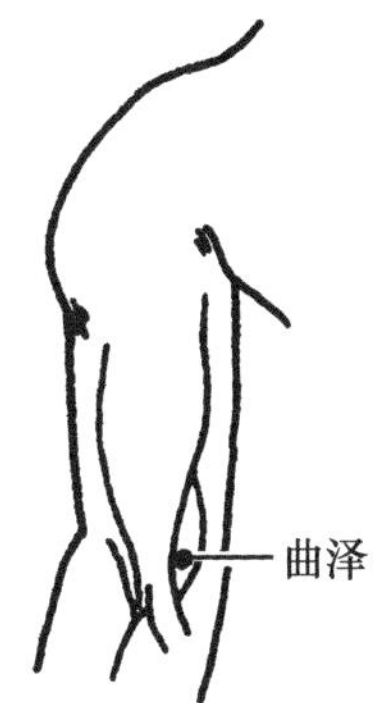

图 1-7-10　手厥阴心包经

心包为心脏外面的包膜，对心血、心神皆有良好的调节作用。心包经与三焦经相表里。本经常用于宽胸理气，养心安神。

（十）手少阳三焦经

三焦手少阳之脉，起于小指次指之端[1]，上出两指之间[2]，循手表腕[3]，出臂外两骨之间[4]，上贯肘[5]，循臑外上肩[6]，而交出足少阳之后[7]，入缺盆，布膻中[8]，散络[9]心包，下膈，遍属三焦[10]。

其支者，从膻中，上出缺盆，上项，系[11]耳后，直上出耳上角[12]，以屈下颊至䪼[13]。

其支者，从耳后入耳中，出走耳前，过客主人[14]，前交颊，至目锐眦[15]。

（《灵枢·经脉》）

【注释】

［1］小指次指之端：指无名指末端。

［2］两指之间：第 4、5 指指缝间。

［3］手表腕：手背腕关节处。

［4］臂外两骨之间：前臂的伸侧，尺骨与桡骨之间。

［5］贯肘：通过肘尖部位。

［6］循臑外上肩：沿上臂伸侧到达肩部。

［7］交出足少阳之后：指手少阳三焦经所属的天髎穴在足少阳胆经肩井穴之后。

［8］膻中：膻，音“但”。指胸内心脏之外，两肺之间的部位。

［9］络：原作“落”。据《针灸甲乙经》等书修改。

［10］遍属三焦：指遍及上焦、中焦、下焦。原误作“循”，据有关文献修改。

［11］系：音“计”，此处用作动词。

［12］耳上角：耳部上方。

［13］𩑶：音“拙”，指目下颧部。

［14］客主人：指足少阳胆经的上关穴。

［15］目锐眦：外眼角。

手少阳三焦经，起始于无名指末端，向上行至小指与无名指之间，沿着手背至腕关节处，出于前臂伸侧的尺骨与桡骨之间，向上通过肘尖部，沿上臂伸侧到达肩部，交出足少阳胆经的后面，进入锁骨上窝，分布于膻中，散络心包，向下通过膈肌，遍及上、中、下三焦。

胸中支脉，从膻中向上行，出锁骨上窝，沿项上行，联系耳后，直上出耳部上方，下行面颊至目下颧部。

耳后支脉，从耳后进入耳中，出走耳前，经过上关穴，向前交于面颊，行至外眼角，接足少阳胆经。

手少阳三焦经循行及主要穴位见图 1-7-11。

三焦的主要生理功能是疏通水道，运行津液，可以代谢水液，排泄糟粕。本经常用于治疗肥胖、腹胀、便秘。三焦经循行于头面的部分，可用于头面部的保健与美容护理。

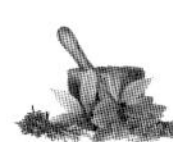

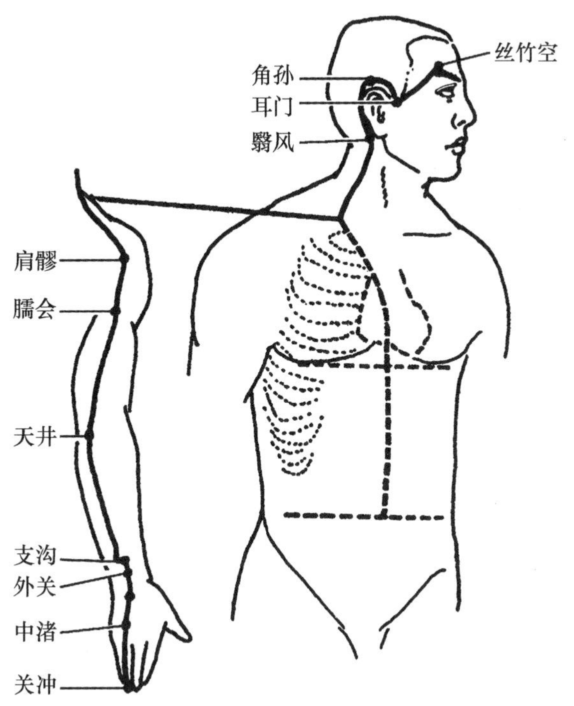

图 1-7-11　手少阳三焦经

（十一）足少阳胆经

胆足少阳之脉，起于目锐眦，上抵头角[1]，下耳后，循颈，行手少阳之前[2]，至肩上，却交出手少阳之后[3]，入缺盆。

其支者，从耳后入耳中，出走耳前，至目锐眦后[4]。

其支者，别锐眦，下大迎，合于手少阳，抵于䪼[5]，下加颊车，下颈，合缺盆。以下胸中，贯膈，络肝，属胆，循胁里，出气街[6]，绕毛际，横入髀厌[7]中。

其直者，从缺盆下腋，循胸，过季胁[8]，下合髀厌中。以下循髀阳[9]，出膝外廉，下外辅骨[10]之前，直下抵绝骨[11]之端，下出外踝之前，循足跗上，入小指次指[12]之间。

其支者，别跗上，入大指之间，循大指歧骨[13]内，出其端，还贯爪甲，出三毛[14]。

（《灵枢·经脉》）

【注释】

[1] 头角：指额结节部，一般称额角。颞骨部又泛称为耳上角。

［2］行手少阳之前：据《灵枢·本输》载，天容穴不属于手太阳小肠经，而属于足少阳胆经，据此，则足少阳胆经天容穴位于手少阳三焦经天牖穴前，故足少阳胆经在此处行于手少阳三焦经之前。

［3］交出手少阳之后：指足少阳胆经过肩井穴，会大椎穴、秉风穴，而行经手少阳三焦经天髎穴之后进入缺盆。

［4］目锐眦后：指足少阳胆经过翳风、听宫、听会、下关、上关诸穴后又至瞳子髎。

［5］𫈉：指目下颧骨部。

［6］气街：气冲穴处，位于腹股沟动脉旁。

［7］髀厌：股骨大转子部，环跳穴所在处。

［8］季胁：第 11、12 肋中。

［9］髀阳：大腿外侧。

［10］外辅骨：腓骨。

［11］绝骨：指腓骨长短肌与腓骨下端交互部分呈现的凹陷。

［12］小指次指：指第 4 足趾。

［13］大指歧骨：指足大趾、次趾本节后的骨缝。

［14］三毛：指足大趾爪甲后方有汗毛处。

足少阳胆经，起始于外眼角，上行至额角，下耳后，沿颈旁，行手少阳三焦经之前，至肩上后，交出手少阳三焦经之后，进入锁骨上窝。

耳部支脉，从耳后进入耳中，至耳前走出，至外眼角后。

目部支脉，从外眼角分出，向下至大迎，会合手少阳三焦经至目下颧骨部，向下经过颊车，下行颈部，会合于锁骨上窝。由此向下至胸中，过膈肌，络于肝，属于胆，沿胁里，出于气冲穴，绕阴部毛际，横向进入股骨大转子处。

躯体部的直行主干，从锁骨上窝向下行腋下，沿侧胸，过季胁，向下会合于股骨大转子处。往下，沿大腿外侧，出膝外侧，向下行经腓骨小头前，直下到腓骨下段，下出外踝之前，沿足背进入第 4 足趾外侧。

足背部支脉，从足背分出，进入大趾趾缝之间，沿足大趾、次趾内行，出大趾端，回转来通过爪甲，出于足大趾爪甲后汗毛处，接足厥阴肝经。

足少阳胆经循行及主要穴位见图 1-7-12。

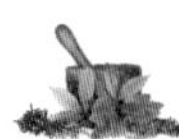

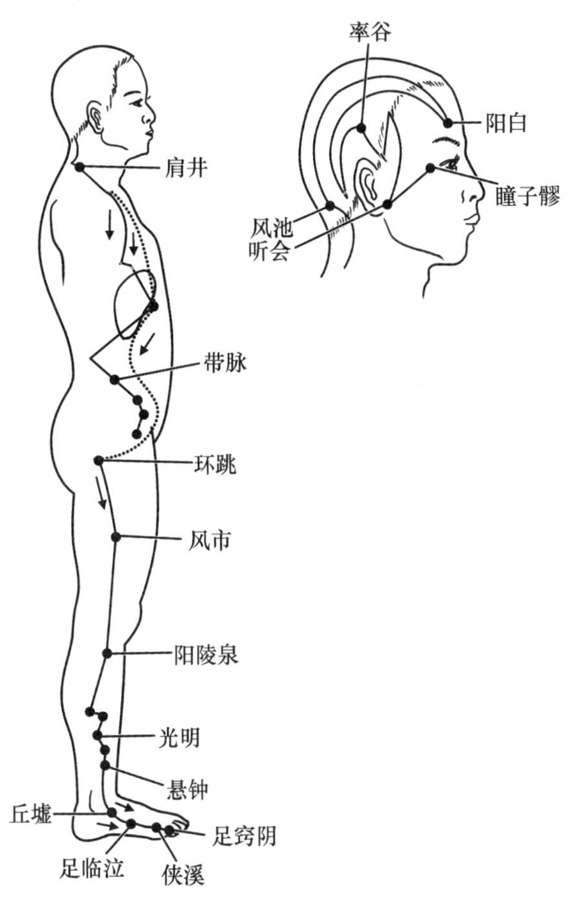

图 1-7-12　足少阳胆经

胆主贮藏、排泄胆汁，有助于疏泄肝胆之气，调畅情志，促进食物消化。本经循行从头到足，常用于皮肤干燥、皮肤油腻的治疗，以及头面部、眼部、足部的美容保健护理。

（十二）足厥阴肝经

肝足厥阴之脉，起于大指丛毛[1]之际，上循足跗上廉，去内踝一寸，上踝八寸，交出太阴之后，上腘内廉，循股阴[2]，入毛中，环阴器[3]，抵小腹，挟胃，属肝，络胆，上贯膈，布胁肋，循喉咙之后，上入颃颡[4]，连目系，上出额，与督脉会于巅[5]。

其支者，从目系下颊里，环唇内。

其支者，复从肝别，贯膈，上注肺。

（《灵枢·经脉》）

【注释】

［1］丛毛：指足大趾背部爪甲后有毫毛处。

［2］股阴：大腿内侧。

［3］环阴器：环绕阴部。

［4］颃颡：指鼻咽部，喉头以上至鼻后窍之间的部位。

［5］巅：头顶。

足厥阴肝经，起始于足大趾背部爪甲有毫毛处，向上沿足背的内侧行至内踝1寸处，向上沿小腿内侧，在内踝上8寸处交出于足太阴脾经之后，上膝部腘窝内侧，沿着大腿内侧，进入阴毛中，环绕阴部，抵小腹，夹胃旁，属肝，络胆，向上通过膈肌，分布在胁肋处，沿气管之后，向上进入鼻咽部，连接目系，向上行出于额头，与督脉交会于头顶。

目部支脉，从眼后与脑相联系的组织处向下行至颊里，环绕唇内。

肝部支脉，从肝分出，通过膈肌，向上流注于肺，接手太阴肺经。

足厥阴肝经循行及主要穴位见图1-7-13。

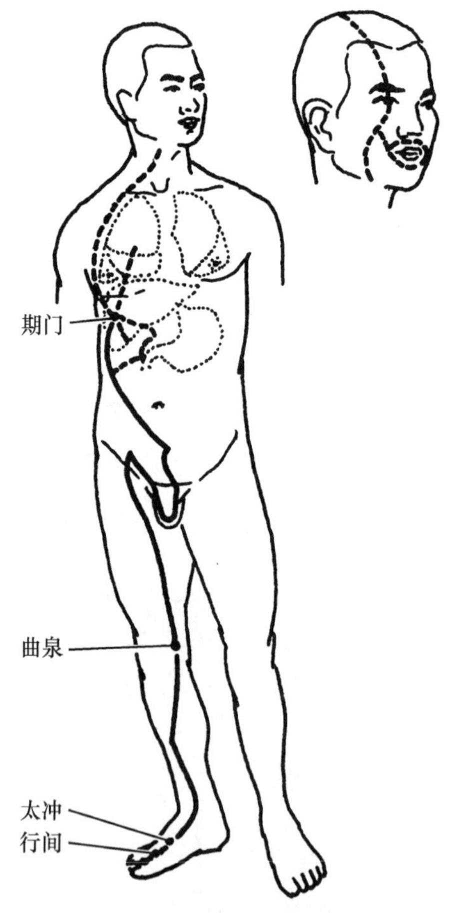

图1-7-13　足厥阴肝经

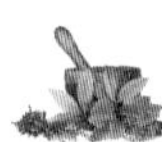

肝主疏泄，能调畅气血运行输布，调节脾胃之气的升降，调畅情志。本经可用于治疗肝失疏泄、脾失健运引起的面色晦暗、黄褐斑、情志不畅等。肝经循行环绕阴部，与生殖、内分泌功能关系密切，可用于治疗妇科病。肝经循行与目系相联系，可用于治疗皮肤油腻、痤疮、黄褐斑、眼花耳鸣等。

（十三）督脉

起于少腹以下骨中央[1]（胞中），下出会阴[2]，经长强，行于后背正中，上至风府，入属于脑[3]，上巅，循额，至鼻柱[4]，经素髎、水沟，会手足阳明，至兑端，入龈交[5]。

其少腹直上者，贯脐中央，上贯心，入喉，上颐，环唇，上系两目之下中央。

（《素问·骨空论篇》）

督脉之别，名曰长强，挟膂上项，散头上，下当肩胛左右，别走太阳，入贯膂。

（《灵枢·经脉》）

【注释】

［1］起于少腹以下骨中央：见《素问·骨空论篇》。少腹，张介宾注："小腹也，胞宫之所居。"此与《奇经八脉考》所言"起于肾下胞中"一致。胞中，指内生殖器，张介宾注："在女子为孕育胎儿之所，在男子当藏精之所。"

［2］会阴：指会阴穴，为督脉与任脉、冲脉的交会穴。

［3］入属于脑：见《难经·二十八难》。督脉在内行于脊里，入属于脑；在外行于后背与头正中线。

［4］上巅，循额，至鼻柱：见《针灸甲乙经》。

［5］经素髎……入龈交：见《奇经八脉考》。

督脉起于小腹内，下出会阴，经过尾骶的长强穴，沿后背正中，上行至风府穴，进入脑内，属脑，上至头顶，沿前额下行鼻柱，经过素髎、水沟二穴，与手足阳明二经相会，最后行至上齿正中的龈交穴。

督脉分支的第 1 支，与冲、任二脉皆起于胞中，同出于会阴部，在尾骨端与足少阴肾经、足太阳膀胱经的脉气会合，贯脊，属肾；第 2 支，从小腹直上贯脐，向上贯心，至咽喉与冲、任二脉相会合，到下颌部，环绕口唇，至两目下中央；第 3 支，与足太阳膀胱经同起于内眼角，上行至前额，于巅顶交会，入络于脑，再别出下项，沿肩胛骨内，脊柱两旁，到达腰中，进入脊柱两侧的肌肉，与肾相联络。

督脉循行及主要穴位见图 1-7-14。

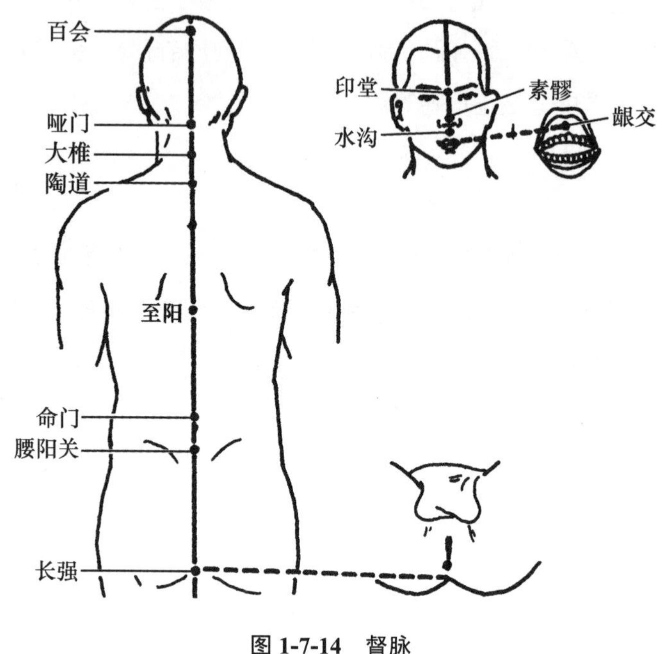

图 1-7-14　督脉

督脉为“阳脉之海”，循行于人体背部正中，对全身阳经气血起调节作用，还能反映脑、髓和肾的功能。本经常用于治疗头痛、头晕、失眠等神经系统疾病；颈项、肩背和腰骶部疾病；月经不调、经前期综合征等妇科疾病。

（十四）任脉

起于胞中[1]，出于会阴，上循毛际，循腹里，上关元，至咽喉，上颐循面入目[2]。

分支：从胞中向后行于脊里。

任脉之别，名曰尾翳，下鸠尾，散于腹。

（《灵枢·经脉》）

【注释】

[1] 起于胞中：《灵枢·五音五味》：“冲脉、任脉皆起于胞中。”《素问·骨空论篇》言任脉“起于中极之下”，“下”指内（深部），杨上善注：“中极之下，即是胞中。”

[2] 上颐循面入目：《难经》无此六字。颐，指下颌部。

任脉起于胞中，下出于会阴，向上沿阴部及腹部正中上行至关元穴，经咽喉部，到达下唇内，左右分行，环绕口唇，与督脉交会于龈交穴，再分别通过鼻翼两旁，上至眼

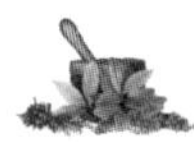

眶下，交于足阳明胃经。

任脉的分支，由胞中贯脊，向上循行于脊背部。

任脉别出之络脉，名为尾翳，由鸠尾向下行，散于腹部。

任脉循行及主要穴位见图 1-7-15。

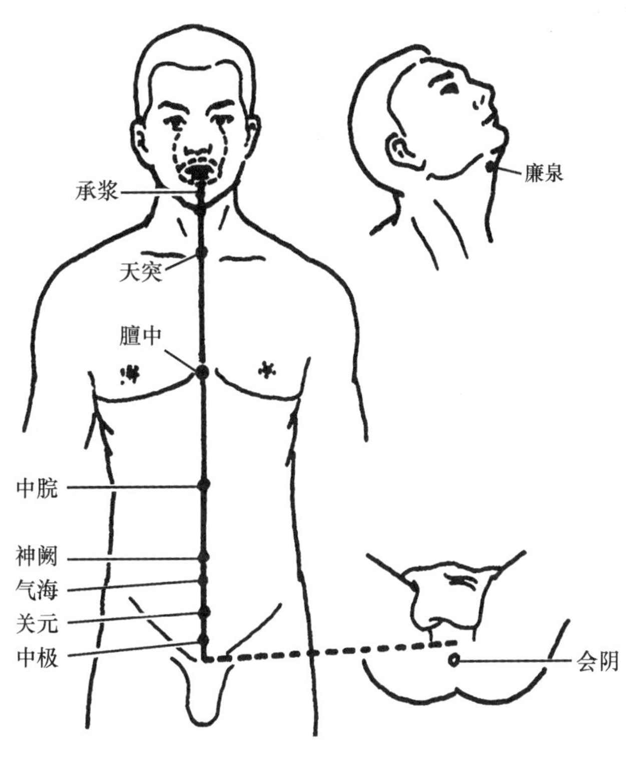

图 1-7-15 任脉

任脉为“阴脉之海”，循行于人体胸腹部正中，沟通阴脉，调节阴经气血，还与女性月经、生殖与妊娠有关。本经常用于治疗胸闷气短、咽喉疼痛等呼吸系统疾病；便秘、泄泻等消化系统疾病；尿频、尿急、痛经等泌尿生殖系统疾病。

四、经络与美容

（一）头面与经络的关系

经络与头面部有密切的联系。头为诸阳之会。根据十四经脉的循行走向与交接规律，手三阳经止于头部，足三阳经始于头部，手足三阳经在头部交接。手阳明大肠经环上口唇，手太阳小肠经过面部，手少阳三焦经过耳后，足阳明胃经始于眼球下、过面颊，足太阳膀胱经过头顶至头后，足少阳胆经循行在耳后，任脉循行于前正中线过口唇，督脉循行于后正中线过头顶、头后。这些经脉通过相互联系、相互交错，使气血不断濡养头面部，从而使人面色红黄隐隐、明润含蓄。若经络阻滞，头面失于气血濡养或受外邪侵袭，则出现头晕头痛、面色苍白或晦暗等症状，需要我们依据经络理论进行调理与治疗。

（二）经筋、皮部与经络的关系

经筋是经脉的外周连属部分，十二经筋是十二经脉之气濡养筋肉骨节的体系。十二经筋的分布与十二经脉的循行基本一致，从四肢末端走向头身，行于体表，不入内脏，其具有约束骨骼、通利关节、维持人体正常运动功能的作用。十二皮部是十二经脉功能活动反映于体表的部位，具有抗御外邪、保护机体、反映证候、协助诊断的作用。十二经筋与十二皮部使全身肌肉与骨骼、皮肤与内脏紧密联系在一起，气血运行输布通畅，从而维持了正常的生理活动，保证了肌肉丰满、皮肤润泽、关节通利。当病变发生后就会影响肌肉皮肤、骨骼关节发挥正常生理功能，甚至发生损美性疾病。

思考题

1. 什么是经络？
2. 十二经脉的循行走向和交接规律如何？
3. 循行于腹部的经脉，从中间到两侧按顺序分别是什么？

任务二　常用美容腧穴

任务导入

郑某，女，35岁。病人面部有黄褐斑，边界较清，形状不规则，对称分布，无自觉症状及其他不适。面色晦暗，口唇暗红，胸胁胀痛，急躁易怒。舌暗红、有瘀点，脉弦涩。

请思考：

1. 请为病人辨证，并简要说明此病证跟哪些经脉关系密切。
2. 你会选用哪些腧穴为病人进行治疗？

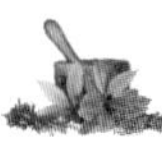

腧穴是人体脏腑经络之气输注出入的部位，既是疾病的反应点，也是治疗的刺激点。“腧”通于“输”，有转输之意。“穴”即孔隙，乃经脉之气所居之处。腧穴归于经络，经络属于脏腑，腧穴与脏腑脉气相通。

一、腧穴的分类

按照传统分类方法，腧穴可分为经穴、奇穴和阿是穴。

经穴：凡归属于十二经脉和任、督脉的腧穴。又称为“十四经穴”。

奇穴：凡未纳入十四经穴范围内，但有固定名称、位置和主治等内容的腧穴。又称为“经外奇穴”。

阿是穴：凡是以病痛的局部或与疾病有关的压痛点或敏感点作为刺灸部位的腧穴。

二、腧穴的作用

（一）腧穴的生理作用

腧穴从属于经络，通过经络向内连属脏腑，是脏腑经络之气血渗灌、转输、出入的特殊部位。《灵枢·九针十二原》说：“所言节者，神气之所游行出入也，非皮肉筋骨也。”这说明腧穴是气血运行出入的部位，具有输注气血的生理作用。

（二）腧穴的诊断作用

腧穴作为人体的特殊部位，当人体内部发生疾病、出现症状时，可通过经络在腧穴有所反映。如胃肠疾病的病人经常在足三里、地机等穴出现过敏反应点。有的腧穴部位表面出现的皮屑、隆起、结节、肿胀等病理反应，也能起到协助诊断的作用。

（三）腧穴的治疗作用

腧穴既是疾病的反应点，也是治疗的刺激点。在临床诊疗中，通过在腧穴部位施以各种刺激可调畅气血，疏通经络，调和脏腑功能，恢复阴阳平衡，从而预防和治疗疾病。

1. 近治作用

近治作用指所有腧穴都有主治其所在部位局部与相邻脏腑、组织、器官病证的作用。这是一切腧穴所共有的主治作用特点，如眼区的睛明、承泣、四白等穴，均能治疗眼病；耳区的耳门、听宫、听会等穴，均能治疗耳病。

2．远治作用

远治作用指腧穴能主治本条经脉循行所过的远隔部位的脏腑、组织、器官的病证。这是十四经穴主治作用的基本规律，即“经脉所过，主治所及”。如合谷不仅能治拇指、食指病证，而且能治上肢和头面颈部病证；地机不但能治下肢病证，而且能治脾胃病证等。

3．特殊作用

有些腧穴在临床应用时，具有双向调节作用。针刺同一腧穴对机体的状态可起到双向的良性调整作用。如腹泻时针灸天枢可以止泻，便秘时针灸天枢可以通便；心动过速时针刺内关能减慢心率，心动过缓时针刺内关则可加快心率等。

三、常用美容腧穴

（一）头面部腧穴

1．迎香

【归属】手阳明大肠经。

【定位】在面部，鼻翼外缘中点旁，鼻唇沟中。（图 1-7-16）

【应用】酒渣鼻、痤疮、面痒浮肿、口唇皲裂、口疮。

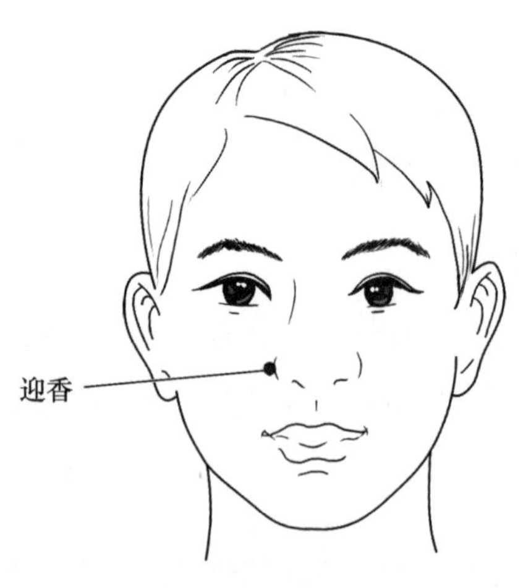

图 1-7-16　迎香

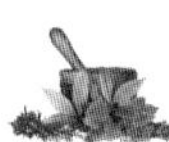

2．承泣

【归属】足阳明胃经。

【定位】在面部，当眼球与眶下缘之间，瞳孔直下。（图 1-7-17）

【应用】眼睑瞤动、目赤肿痛、流泪、眼圈发黑。

3．四白

【归属】足阳明胃经。

【定位】在面部，瞳孔直下，眶下孔凹陷处。（图 1-7-17）

【应用】面部皱纹、眼睑浮肿、雀斑、黄褐斑、眼袋明显。

4．地仓

【归属】足阳明胃经。

【定位】在面部，口角外侧，上直对瞳孔。（图 1-7-17）

【应用】口角㖞斜、口角流涎、面肌痉挛、眼睑瞤动。

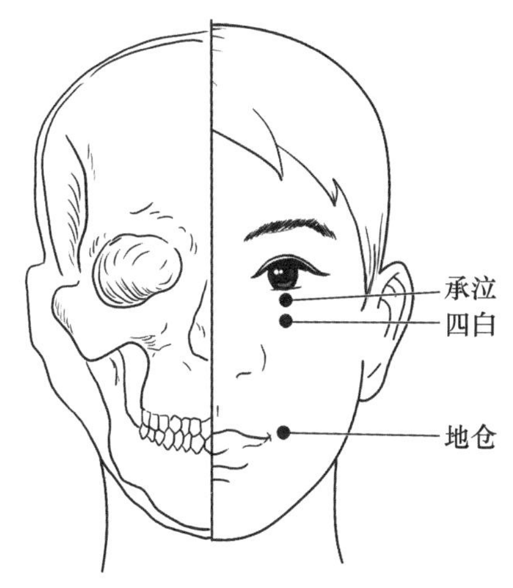

图 1-7-17　承泣、四白、地仓

5．颊车

【归属】足阳明胃经。

【定位】在面部，下颌角前上方约 1 横指，咀嚼时咬肌隆起，按之凹陷处。（图 1-7-18）

【应用】面颊肿痛、口㖞、面部皱纹、面肌痉挛。

6．下关

【归属】足阳明胃经。

【定位】在面部耳前方，当颧弓下缘与下颌切迹所形成的凹陷中。（图 1-7-18）

【应用】面部痤疮、皱纹、黄褐斑、雀斑。

7. 头维

【归属】足阳明胃经。

【定位】在头侧部，当额角发际上 0.5 寸，头正中线旁开 4.5 寸。（图 1-7-18）

【应用】颞部皱纹、眼睑瞤动、迎风流泪、斑秃。

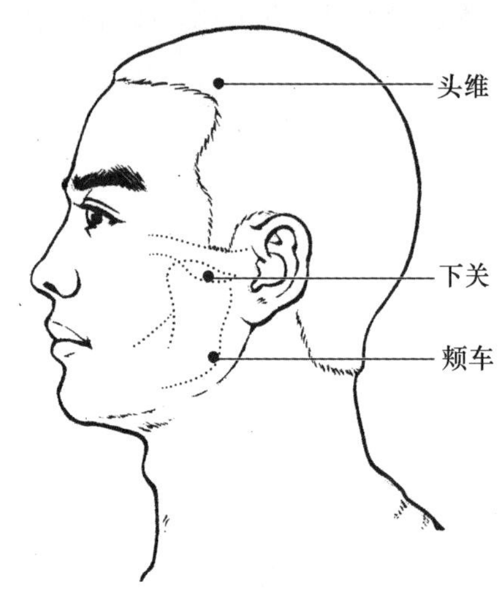

图 1-7-18　颊车、下关、头维

8. 颧髎

【归属】手太阳小肠经。

【定位】在面部，目外眦直下，颧骨下缘凹陷处。（图 1-7-19）

【应用】口㖞、眼睑瞤动、面颊肿痛、痤疮、黄褐斑。

9. 睛明

【归属】足太阳膀胱经。

【定位】在面部，目内眦角内上方凹陷处。（图 1-7-19）

【应用】目赤肿痛、迎风流泪、内眦痒痛、眼部疲劳、近视。

10. 攒竹

【归属】足太阳膀胱经。

【定位】在面部，眉头凹陷中，眶上切迹处。（图 1-7-19）

【应用】目赤肿痛、眼睑瞤动、迎风流泪、眼部疲劳、眼圈发黑。

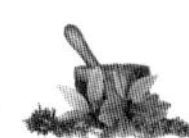

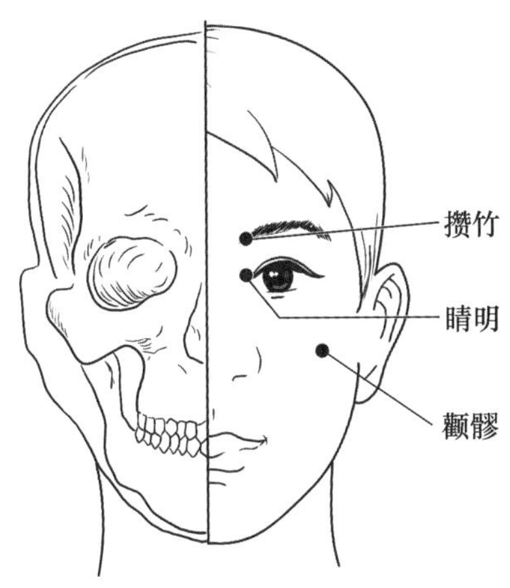

图 1-7-19　颧髎、睛明、攒竹

11．丝竹空

【归属】手少阳三焦经。

【定位】在面部，眉梢凹陷处。（图 1-7-20）

【应用】目赤肿痛、眼睑瞤动、视觉疲劳、鱼尾纹。

12．瞳子髎

【归属】足少阳胆经。

【特异性】手太阳小肠经、手少阳三焦经、足少阳胆经之交会穴。

【定位】在面部，目外眦旁，眶外侧缘处。（图 1-7-20）

【应用】目赤肿痛、口㖞、眼睑瞤动、近视、鱼尾纹。

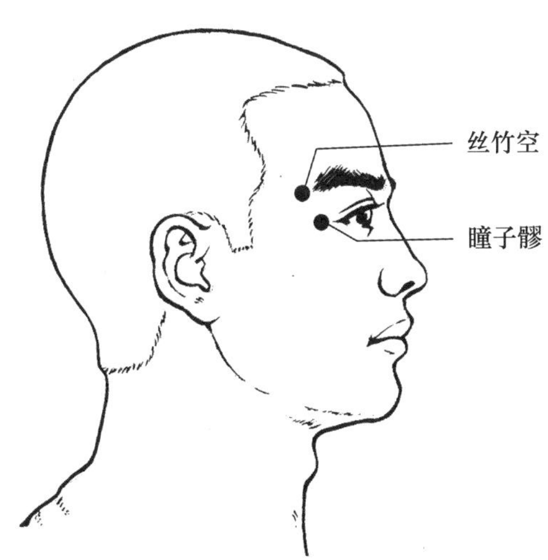

图 1-7-20　丝竹空、瞳子髎

13．素髎

【归属】督脉。

【定位】在面部，鼻尖的正中央。（图 1-7-21）

【应用】酒渣鼻、鼻塞。

14．印堂

【归属】督脉。

【定位】在头部，两眉毛内侧端中间凹陷中。（图 1-7-21）

【应用】额头及眉间皱纹、痤疮。

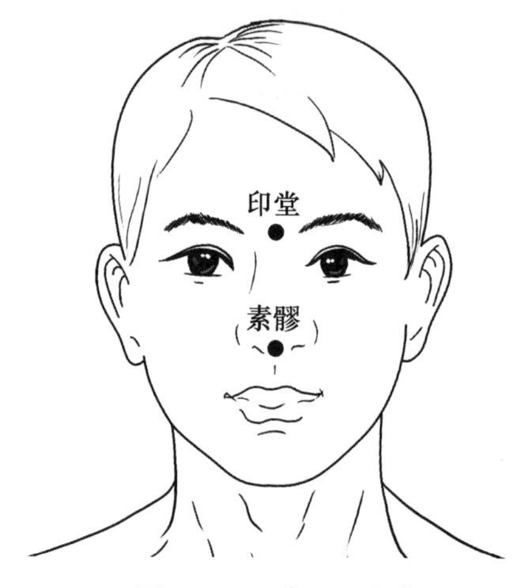

图 1-7-21　素髎、印堂

15．四神聪

【归属】经外奇穴。

【定位】在头部，百会穴前后左右各旁开 1 寸。（图 1-7-22）

【应用】失眠健忘、脱发、斑秃、脂溢性皮炎。

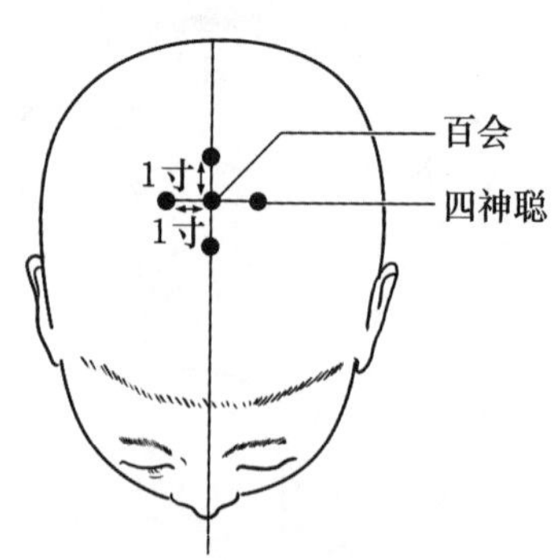

图 1-7-22　四神聪

16．鱼腰

【归属】经外奇穴。

【定位】在头部，瞳孔直上，约眉毛正中。（图 1-7-23）

【应用】目赤肿痛、痤疮、面部皱纹、眼睑下垂。

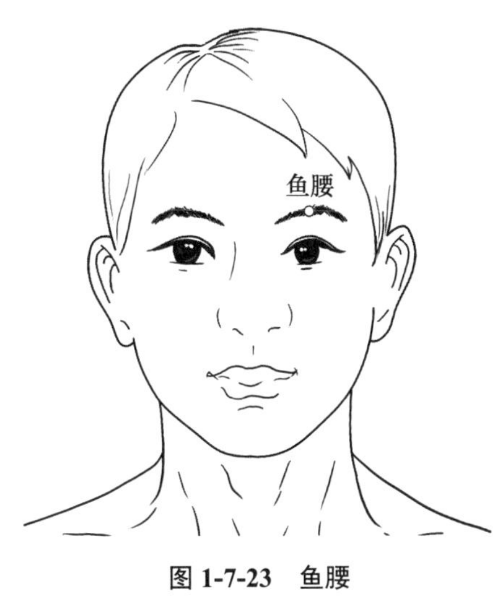

图 1-7-23　鱼腰

17．太阳

【归属】经外奇穴。

【定位】在头部，眉梢与目外眦之间，向后约 1 横指凹陷中。（图 1-7-24）

【应用】痤疮、眼角皱纹、黄褐斑。

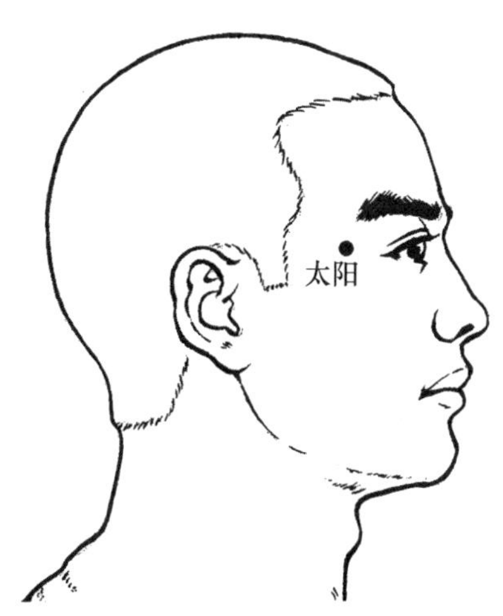

图 1-7-24　太阳

（二）胸腹部腧穴

1．关元

【归属】任脉。

【特异性】小肠之募穴。

【定位】在下腹部，脐下 3 寸，前正中线上。（图 1-7-25）

【应用】面部皱纹、皮肤松弛、虚劳、肥胖。

2．气海

【归属】任脉。

【定位】在下腹部，脐下 1.5 寸，前正中线上。（图 1-7-25）

【应用】面部皱纹、面部浮肿、气虚乏力。

3．天枢

【归属】足阳明胃经。

【特异性】大肠之募穴。

【定位】在腹部，横平脐中，旁开 2 寸。（图 1-7-25）

【应用】痤疮、肥胖、酒渣鼻、便秘、泄泻。

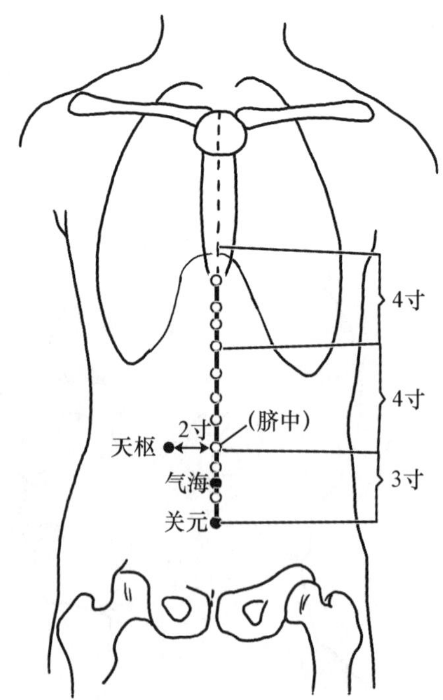

图 1-7-25　关元、气海、天枢

（三）腰背部腧穴

1．肺俞

【归属】足太阳膀胱经。

【特异性】肺之背俞穴。

【定位】在背部，第 3 胸椎棘突下，后正中线旁开 1.5 寸。（图 1-7-26）

【应用】面色憔悴，痤疮，毛发焦枯，皮肤干燥、粗糙。

2．心俞

【归属】足太阳膀胱经。

【特异性】心之背俞穴。

【定位】在背部，第 5 胸椎棘突下，后正中线旁开 1.5 寸。（图 1-7-26）

【应用】面部痤疮、面色晦暗、面色㿠白、心悸失眠、心烦。

3．膈俞

【归属】足太阳膀胱经。

【特异性】八会穴之血会。

【定位】在背部，第 7 胸椎棘突下，后正中线旁开 1.5 寸。（图 1-7-26）

【应用】面部痤疮、黄褐斑、雀斑、皮肤干燥、毛发焦枯。

4．肝俞

【归属】足太阳膀胱经。

【特异性】肝之背俞穴。

【定位】在背部，第 9 胸椎棘突下，后正中线旁开 1.5 寸。（图 1-7-26）

【应用】面部痤疮、目赤肿痛、目视不明、黄褐斑、雀斑。

5．脾俞

【归属】足太阳膀胱经。

【特异性】脾之背俞穴。

【定位】在背部，第 11 胸椎棘突下，后正中线旁开 1.5 寸。（图 1-7-26）

【应用】面部痤疮、面色萎黄、神疲乏力、面部皱纹、皮肤松弛、毛发焦枯。

6．大椎

【归属】督脉。

【定位】第 7 颈椎棘突下凹陷中，后正中线上。（图 1-7-26）

【应用】面部痤疮、湿疹，颜面丹毒、色斑。

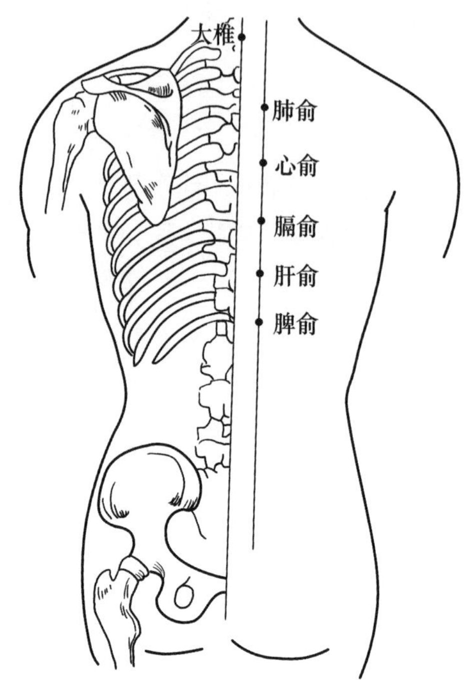

图 1-7-26　肺俞、心俞、膈俞、肝俞、脾俞、大椎

（四）上肢部腧穴

1．列缺

【归属】手太阴肺经。

【特异性】络穴、八脉交会穴。

【定位】在前臂，腕掌侧远端横纹上 1.5 寸，当肱桡肌与拇长展肌腱之间。（图 1-7-27）

【应用】痤疮、酒渣鼻、肥胖。

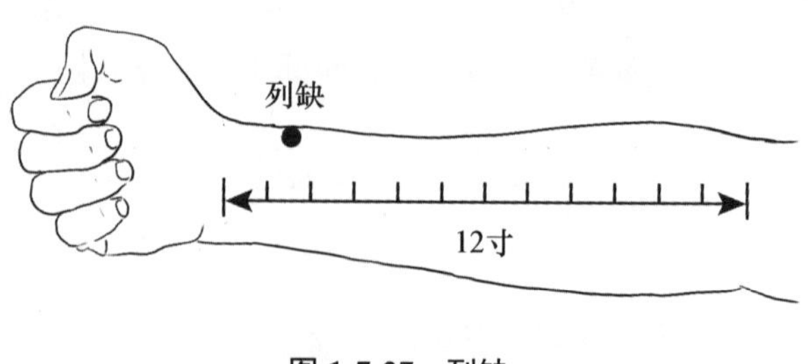

图 1-7-27　列缺

2. 太渊

【归属】手太阴肺经。

【特异性】五输穴之输穴、原穴，八会穴之脉会。

【定位】在腕前区，腕掌侧横纹桡侧，桡动脉搏动处。（图 1-7-28）

【应用】皮肤干燥、敏感。

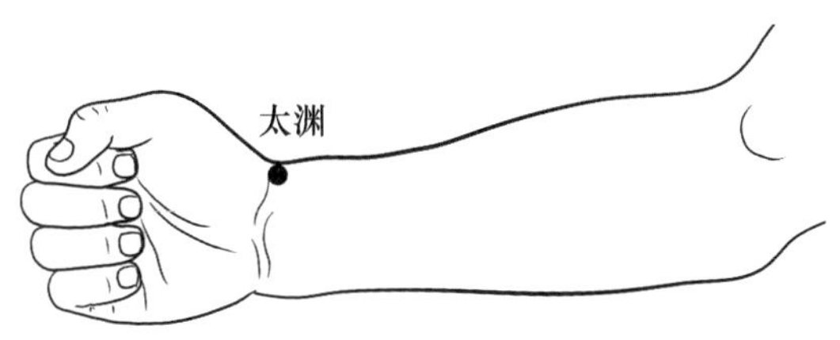

图 1-7-28　太渊

3. 鱼际

【归属】手太阴肺经。

【特异性】五输穴之荥穴。

【定位】在手外侧，当第 1 掌骨中点桡侧，赤白肉际处。（图 1-7-29）

【应用】皮肤油腻、痤疮、酒渣鼻。

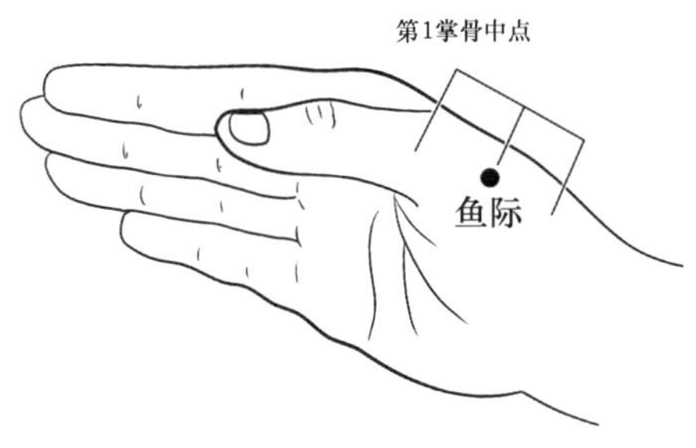

图 1-7-29　鱼际

4. 合谷

【归属】手阳明大肠经。

【特异性】五输穴之原穴。

【定位】在手背，当第 2 掌骨桡侧的中点处。（图 1-7-30）

【应用】痤疮，口疮、口臭，面目浮肿，面部风疹、湿疹。

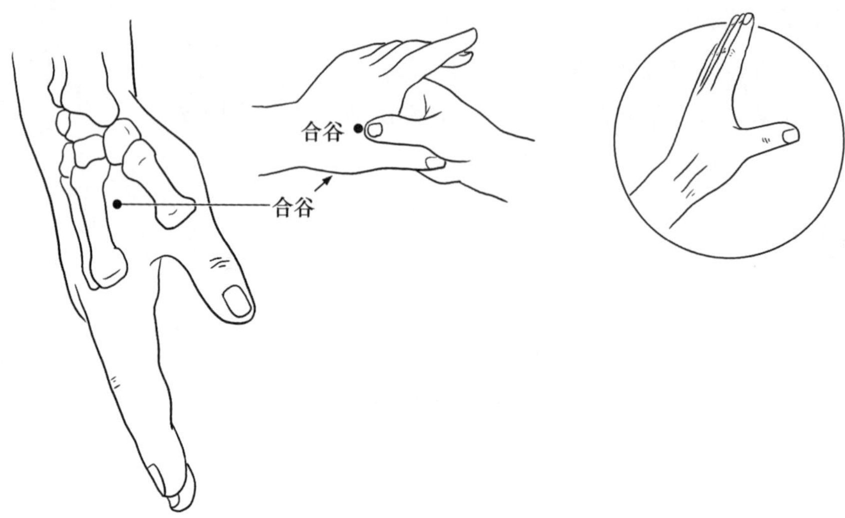

图 1-7-30　合谷

5．曲池

【归属】手阳明大肠经。

【特异性】五输穴之合穴。

【定位】在肘横纹外侧端，尺泽穴与肱骨外上髁连线中点。(图 1-7-31)

【应用】痤疮，黄褐斑，酒渣鼻，皮肤湿疹、干燥、过敏，肥胖。

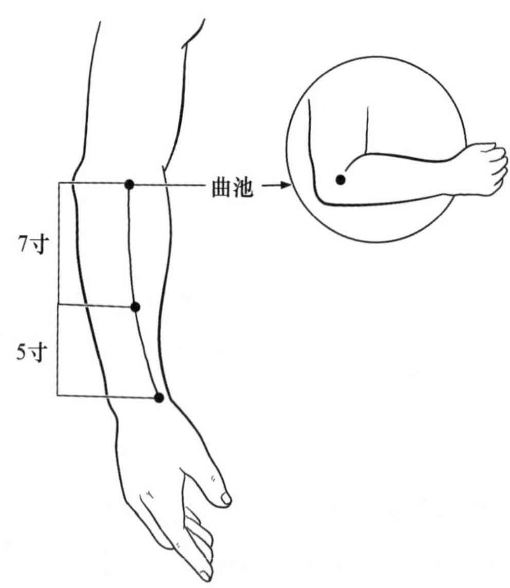

图 1-7-31　曲池

6．支沟

【归属】手少阳三焦经。

【定位】在前臂后区，腕背侧远端横纹上 3 寸，尺骨与桡骨间隙的中点。（图 1-7-32）

【应用】皮肤油腻、肥胖、便秘。

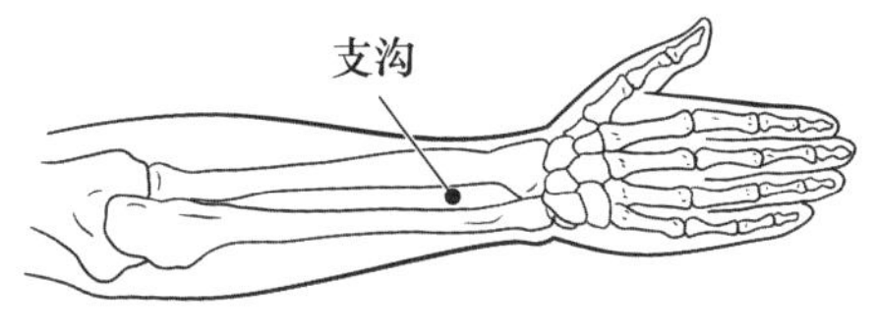

图 1-7-32　支沟

（五）下肢部腧穴

1．足三里

【归属】足阳明胃经。

【特异性】五输穴之合穴，胃之下合穴。

【定位】在小腿外侧，犊鼻穴下 3 寸，距胫骨前缘 1 横指（中指）。（图 1-7-33）

【应用】面部痤疮、消化不良、肥胖、便秘、泄泻、皮肤干燥、眼睑下垂、虚劳羸瘦。

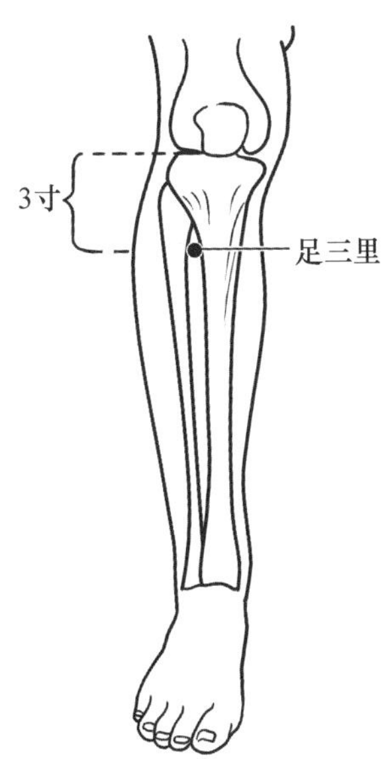

图 1-7-33　足三里

2．三阴交

【归属】足太阴脾经。

【特异性】足太阴脾经、足少阴肾经、足厥阴肝经的交会穴。

【定位】在小腿内侧，内踝尖上 3 寸，胫骨内侧缘后方。(图 1-7-34)

【应用】皮肤瘙痒、面色萎黄、痤疮、黄褐斑、月经不调。

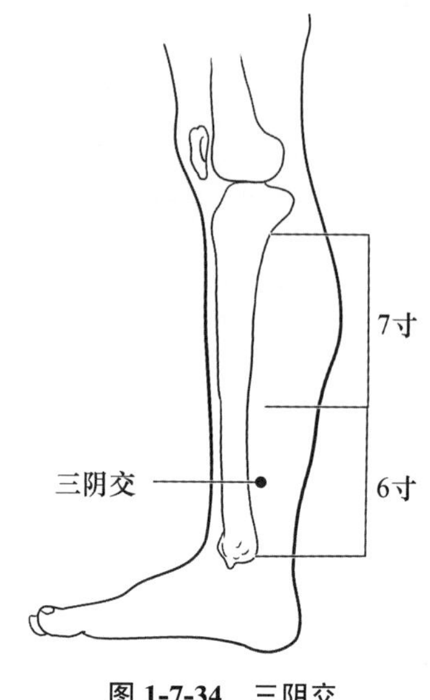

图 1-7-34　三阴交

3．血海

【归属】足太阴脾经。

【定位】在大腿内侧，髌底内侧端上 2 寸，股四头肌内侧头的隆起处。(图 1-7-35)

【应用】皮肤瘙痒、痤疮、黄褐斑、雀斑、湿疹。

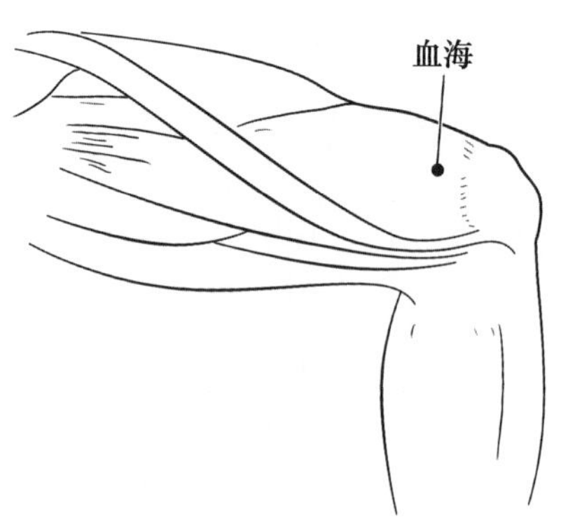

图 1-7-35　血海

4．太冲

【归属】足厥阴肝经。

【特异性】五输穴之输穴、原穴。

【定位】在足背，第 1 跖骨间隙的后方凹陷处，可触及动脉搏动。(图 1-7-36)

【应用】目赤肿痛、面肌痉挛、肢倦乏力、黄褐斑、痤疮、皮肤湿疹。

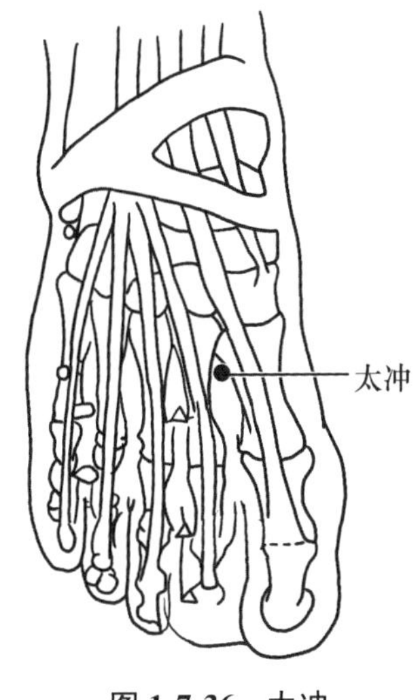

图 1-7-36　太冲

思考题

1. 腧穴的分类与作用有哪些?

2. 常用美容腧穴中，分布在面部的腧穴有哪些?

3. 足太阴脾经、足少阴肾经、足厥阴肝经的交会穴是哪个腧穴? 它属于哪条经脉，定位在哪里?

参考文献

[1] 胡玲. 经络腧穴学 [M]. 上海：上海科学技术出版社，2009：9-24.

[2] 雷正权，王强虎. 针灸基础学 [M]. 西安：西安交通大学出版社，2016：31-36.

(席　秦)

单元八　美容中药与方剂

学习目标

1. 掌握美容中药的基本理论知识以及重点美容中药的功效与应用。
2. 熟悉美容中药的配伍原则与禁忌，合理选用美容药物。
3. 了解美容方剂的功能主治。

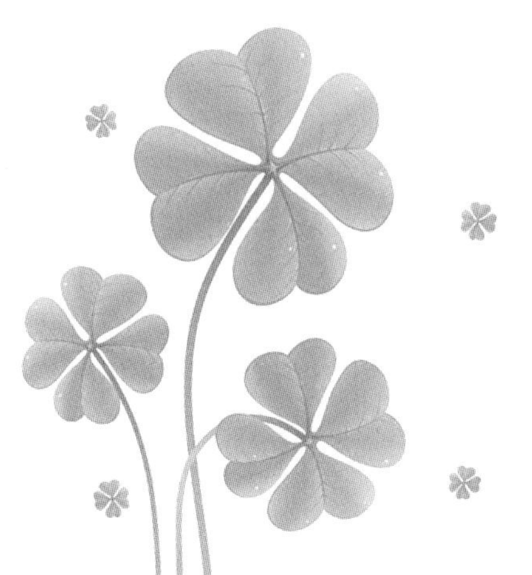

任务一　常用美容中药

任务导入

王某，女，31岁。病人尿频，气短，乏力，手足发凉，工作压力大，长期熬夜，经常感冒，面色晦暗，没有光泽。

请思考：

1. 请为病人辨证。
2. 可以对病人的身体进行哪些方面的调理？
3. 怎样改善病人面色晦暗的问题？

中药美容是以中医基础理论为指导，通过内服与外用中药进行驻颜抗衰与损美性疾病治疗的中医美容技术。中药美容以中医学理论为基础，遵从整体观念，搜集四诊资料，辨证论治，因证立法，依法选方，遣方用药，以达到防病健身、驻颜抗衰、形神俱美的目的。常用美容中药如下。

一、解表药

本类药物用于解除表证，故称为解表药。解表药偏行肌表，有促进发汗、促使表邪随汗而解的作用。使用解表药时，需区分其功效是发散风寒还是疏散风热。使用发汗力较强的解表药时应注意把握药量，以免发汗太过，损耗气津。解表药多为辛散轻扬之品，因此，入汤剂不宜久煎，以免损耗药性，导致疗效不佳。

（一）辛温解表药

本类药物以辛发散，以温祛寒，主要用于治疗外感风寒表证（临床主要症状为恶寒发热、头身疼痛、鼻塞流涕、舌苔薄白、脉浮紧等）。部分辛温解表药具有利水消肿、祛风止痒、消疮等美容功效。

1．麻黄

本品为麻黄科植物草麻黄、中麻黄或木贼麻黄的草质茎。立秋至霜降间采收，阴干，除去木质茎、残根及杂质，切段。生用、蜜炙或捣绒用。

性味：辛、微苦，温。

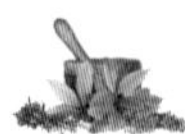

归经：归肺、膀胱经。

功效：发汗解表，宣肺平喘，利水消肿。

应用：可用于治疗风邪袭表、肺失宣降所致的水肿、小便不利兼有表证的风水证。

2．桂枝

本品为樟科植物肉桂的干燥嫩枝。春、夏二季割取嫩枝，晒干或阴干，切成薄片或小段。生用。

性味：辛、甘，温。

归经：归心、肺、膀胱经。

功效：发汗解肌，温通经脉，助阳化气。

应用：可用于治疗脾肾阳虚、阳不化水、水湿内停引起的痰饮眩悸、水肿胀满、小便不利等。

3．防风

本品为伞形科植物防风的根。一般于栽种 2 ~ 3 年后的 10 月上旬采挖，晒至九成干时按粗细长短分别扎成小捆，再晒干或炕干。切片，生用或炒炭用。

性味：辛、甘，微温。

归经：归膀胱、肺、脾经。

功效：祛风解表，胜湿止痛，止痉止痒。

应用：可用于治疗风疹瘙痒、疮疡初期。

4．白芷

本品为伞形科植物白芷或杭白芷的干燥根。夏、秋间叶黄时采挖，除去须根和泥沙，晒干或低温干燥。切片，生用。

性味：辛，温。

归经：归胃、大肠、肺经。

功效：解表散寒，祛风止痛，宣通鼻窍，燥湿止带，消肿排脓。

应用：可用于治疗瘾疹、面斑、痤疮、疮疡肿痛。

知识链接

白芷

白芷为多年生高大草本植物，根圆柱形，果实长圆形至卵圆形。以根入药，有祛病除湿、排脓生肌、活血止痛等功能。主治风寒感冒、头痛、鼻炎、牙痛、赤白带下、痈疖肿毒等，亦可作香料。《普济方》中记载的“莹肌如玉散”可润泽肌肤，并治疗粉刺。药物组成：楮实 150 g，白及 30 g，升麻 250 g，甘松 21 g，白芷、白丁香、砂仁各 15 g，糯米末 600 g，山柰 9 g，绿豆 150 g，皂角 900 g。

5．荆芥

本品为唇形科植物荆芥的干燥地上部分。夏、秋二季花开到顶且穗绿时采割，除去杂质，晒干，切段。生用或炒炭用。

性味：辛，微温。

归经：归肺、肝经。

功效：祛风解表，透疹消疮，止血。

应用：可用于治疗麻疹不透、风疹瘙痒、疮疡初起兼有表证。

6．辛夷

本品为木兰科植物望春花、玉兰或武当玉兰的干燥花蕾。冬末春初花未开放时采收，除去枝梗，阴干。

性味：辛，温。

归经：归肺、胃经。

功效：散风寒，通鼻窍。

应用：可用于治疗头痛、齿痛、狐臭、皮肤瘢痕。

7．生姜

本品为姜科植物姜的新鲜根茎。秋、冬二季采挖，除去须根及泥沙，切片，生用。

性味：辛，温。

归经：归肺、脾、胃经。

功效：解表散寒，温中止呕，温肺止咳。

应用：可用于治疗头发、眉毛脱落。

（二）辛凉解表药

本类药物以辛发散，以凉祛热，主要用于治疗温病初起邪在卫分者及外感风热证（临床主要症状为发热、微恶风寒、咽干口渴、头痛目赤、舌边尖红、苔薄黄、脉浮数等）。部分辛凉解表药具有透疹、缓解皮肤瘙痒与清除口臭等美容功效。

1．薄荷

本品为唇形科植物薄荷的干燥地上部分。夏、秋二季茎叶茂盛或花开至三轮时，选晴天分次采割，晒干或阴干。生用。

性味：辛，凉。

归经：归肺、肝经。

功效：疏散风热，清利头目，利咽透疹，疏肝行气。

应用：可用于治疗口疮、舌疮、风疹、麻疹。

2．牛蒡子

本品为菊科植物牛蒡的成熟果实。秋季果实成熟时采收，晒干，除去杂质，再晒干。生用或炒用，用时捣碎。

性味：辛、苦，寒。

归经：归肺、胃经。

功效：疏散风热，利咽，宣肺祛痰，透疹，解毒散肿。

应用：可用于治疗麻疹不透、痈肿疮毒、痤疮、痄腮、喉痹。

3．葛根

本品为豆科植物野葛的干燥根，习称“野葛”。秋、冬二季采挖，趁鲜切成厚片或小块，干燥。生用或煨用。

性味：甘、辛，凉。

归经：归脾、胃、肺经。

功效：解肌退热，生津止渴，透疹，升阳止泻，通经活络，解酒毒。

应用：可用于治疗面色黧黑无华、麻疹不透。

4．柴胡

本品为伞形科植物柴胡或狭叶柴胡的干燥根。按性状不同，分别习称“北柴胡”和“南柴胡”。春、秋二季采挖，除去茎叶和泥沙，干燥。切段，生用或醋炙用。

性味：辛、苦，微寒。

归经：归肝、胆经。

功效：疏散退热，疏肝解郁，升举阳气。

应用：可用于治疗气虚下陷、食少便溏、面色萎黄及肝郁气滞型黄褐斑。

5．蝉蜕

本品为蝉科昆虫黑蚱的若虫羽化时脱落的皮壳。夏、秋二季收集，除去泥沙，晒干。生用。

性味：甘，寒。

归经：归肺、肝经。

功效：疏散风热，利咽，透疹，明目退翳，息风止痉。

应用：可用于治疗黄褐斑、白癜风、扁平疣等多种皮肤病。还可应用于麻疹、风疹、湿疹等，可缓解皮肤瘙痒症状。

知识链接

蝉蜕

蝉蜕，又名蝉衣，是蝉的幼虫变成成虫时所蜕下的壳。有的地方叫“知了狗儿”“知了鬼儿”“知了猴儿”，男孩子对于捉知了应该都不陌生吧？不少人小时候也挖过“知了猴儿”。《从百草园到三味书屋》文中提及：“三味书屋后面也有一个园，虽然小，但在那里也可以爬上花坛去折腊梅花，在地上或桂花树上寻蝉蜕。”

6. 桑叶

本品为桑科植物桑的干燥叶。经霜后采收，除去杂质，晒干。生用或蜜炙用。

性味：苦、甘，寒。

归经：归肺、肝经。

功效：疏散风热，清肺润燥，平抑肝阳，清肝明目。

应用：可用于治疗肝阳眩晕、面色无华、痤疮、色斑。

7. 浮萍

本品为浮萍科植物紫萍的干燥全草。6~9月采收，除去杂质，晒干生用。

性味：辛，寒。

归经：归肺、膀胱经。

功效：发汗解表，透疹止痒，利水消肿。

应用：可用于治疗麻疹不透、风疹瘙痒、水肿、小便不利。

二、清热药

本类药物适用于里热病证。主要用于清解表邪已解、里热炽盛而无积滞的里热病证。使用清热药时，需要辨别热证的虚实与真假，实热证用药旨在清热泻火、清营凉血、气血两清，而虚热证用药旨在养阴透热、凉血除蒸。如遇真寒假热之证则禁用清热药。同时，清热时还要注意是否有其他兼证。本类药物药性寒凉，易伤脾胃，凡脾胃气虚而食少便溏者慎用。

（一）清热泻火药

本类药物以清泻气分邪热为主，用于治疗温热病邪入于气分的实热证（临床主要症状为高热、口渴、汗出、烦躁或神昏谵语、脉象洪大等），也可用于治疗脏腑火热证。

部分清热泻火药具有敛疮疡、透疹、祛除痤疮、缓解皮肤瘙痒与清除口臭等美容功效。

1．石膏

本品为硫酸盐类矿物石膏族石膏，主含含水硫酸钙。采挖后，除去泥沙及杂质，研细。生用或煅用。

性味：辛、甘，大寒。

归经：归肺、胃经。

功效：清热泻火，除烦止渴，收敛生肌。

应用：可用于治疗胃火上炎之牙龈肿痛、口臭，以及痤疮、疮疡不敛、湿疮肿痒。

2．知母

本品为百合科植物知母的干燥根茎。春、秋季采挖，除去须根及泥沙，晒干，切片。生用或盐水炙用。

性味：苦、甘，寒。

归经：归肺、胃、肾经。

功效：清热泻火，滋阴润燥。

应用：可用于治疗阴虚消渴、唇焦口燥、面色黧黑无华、肠燥便秘、痤疮。

3．芦根

本品为禾本科植物芦苇的新鲜或干燥根茎。除去泥土、芽、须根，剥去皮膜，洗净，切段。鲜用或晒干用。

性味：甘，寒。

归经：归肺、胃经。

功效：清热泻火，生津止渴，除烦，止呕，利尿。

应用：可用于治疗胃热呕逆、口臭齿黄、麻疹透发不畅、热淋浮肿。

4．淡竹叶

本品为禾本科植物淡竹叶的叶。其卷而未放的幼叶，称竹叶卷心。随时可采，宜用鲜品。

性味：甘、淡，寒。

归经：归心、胃、小肠经。

功效：清热泻火，除烦生津，利尿。

应用：可用于治疗心火上炎之口舌生疮、口臭齿黄，以及热淋、浮肿。

5．栀子

本品为茜草科植物栀子的干燥成熟果实。9～11 月果实成熟显红黄色时采收。生用、炒焦或炒炭用。

性味：苦，寒。

归经：归心、肺、三焦经。

功效：泻火除烦，清热利湿，凉血解毒。

应用：可用于治疗湿热黄疸、疮疡肿毒、红肿热痛。

6．决明子

本品为豆科植物决明或小决明的干燥成熟种子。秋季采收成熟果实，晒干，打下种子，除去杂质。生用或炒用。

性味：甘、苦、咸，微寒。

归经：归肝、肾、大肠经。

功效：清肝明目，润肠通便。

应用：可用于治疗大便秘结、皮肤晦暗无华、色斑。

（二）清热燥湿药

本类药物以苦燥湿，以寒清热，用于治疗湿热证及火热证。因湿热兼夹之邪不同及所侵部位不同，临床症状各异。湿温或暑温夹湿，湿热蕴结，气机不畅，则见身热不扬、胸膈痞闷、小便短赤、舌苔黄腻；湿热蕴结脾胃，则见痞满吐利；湿热壅滞大肠，则见泄泻、痢疾、痔漏肿痛；湿热蕴蒸肝胆，则见黄疸尿赤、耳肿流脓；湿热下注，则见带下色黄、热淋灼痛；湿热流注关节，则见关节红肿热痛；湿热浸淫肌肤，则见湿疹、湿疮。部分清热燥湿药具有荣润肌肤、透疹敛疮、解热淋、消浮肿、祛除痤疮、缓解瘙痒、清除口臭等美容功效。

1．黄芩

本品为唇形科植物黄芩的干燥根。春、秋二季采挖，除去残茎、须根及泥沙，晒后撞去粗皮，蒸透或开水润透后切片，晒干。生用、酒炙或炒炭用。

性味：苦，寒。

归经：归肺、胃、胆、大肠经。

功效：清热燥湿，泻火解毒，凉血止血，安胎。

应用：可用于治疗湿热黄疸、面色萎黄无华、痈肿疮毒、痤疮、口臭齿黄。

2．黄连

本品为毛茛科植物黄连、三角叶黄连或云连的干燥根茎。秋季采挖，除去须根及泥沙，干燥。生用或清炒、姜汁炙、酒炙、吴茱萸水炙用。

性味：苦，寒。

归经：归心、脾、胃、大肠经。

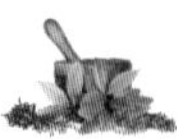

功效：清热燥湿，泻火解毒。

应用：可用于治疗脾胃或大肠湿热所致口臭齿黄、口疮舌烂、痤疮、酒渣鼻、痈疽疔毒、皮肤湿疮等。

3．黄柏

本品为芸香科植物黄皮树的干燥树皮。剥取树皮，晒干压平，润透切片或切丝，生用或盐水炙、酒炙、炒炭用。

性味：苦，寒。

归经：归肾、膀胱经。

功效：清热燥湿，泻火解毒。

应用：可用于治疗湿热带下、热淋脚气、面色晦暗、湿疹湿疮、阴痒肿痛。

4．苦参

本品为豆科植物苦参的干燥根。除去芦头及小须根，洗净，切片，晒干。生用。

性味：苦，寒。

归经：归心、肝、胃、大肠、膀胱经。

功效：清热燥湿，杀虫止痒，利尿。

应用：可用于治疗湿热黄疸、面色晦暗、带下阴痒、湿疹疥癣、皮肤瘙痒、小便不利、浮肿。

5．秦皮

本品为木犀科植物苦枥白蜡树、白蜡树、尖叶白蜡树或宿柱白蜡树的干燥枝皮或干皮。春、秋二季剥取，晒干。生用。

性味：苦、涩，寒。

归经：归大肠、肝、胆经。

功效：清热燥湿，收涩，明目。

应用：可用于治疗热毒泻痢、湿热带下、面色萎黄。

（三）清热解毒药

本类药物以寒凉清解热毒或火毒，用于治疗痈肿疔疮、瘟毒发斑、丹毒、咽喉肿痛、热毒下痢、虫蛇咬伤以及其他急性热病等。部分清热解毒药具有荣润肌肤、透疹敛疮、祛除痤疮等美容功效。

1．金银花

本品为忍冬科植物忍冬的干燥花蕾或带初开的花。生用、炒用或制成露剂使用。

性味：甘，寒。

归经：归肺、心、胃经。

功效：清热解毒，疏散风热。

应用：可用于治疗痈肿疔疮、面部湿疹与痤疮。

2．连翘

本品为木犀科植物连翘的干燥果实。初熟的果实尚带绿色时采下，蒸熟晒干，称为“青翘”；熟透的果实，采下晒干，称为“老翘”。生用。

性味：苦，微寒。

归经：归肺、心、小肠经。

功效：清热解毒，消痈散结。

应用：可用于治疗疮痈肿毒、湿热淋痛、浮肿。

3．穿心莲

本品为爵床科植物穿心莲的干燥地上部分。秋初茎叶茂盛时采收，除去杂质，洗净，切段，晒干生用，或鲜用。

性味：苦，寒。

归经：归心、肺、大肠、膀胱经。

功效：清热解毒，凉血，消肿。

应用：可用于治疗湿热泻痢、热淋涩痛、浮肿、湿疹瘙痒、痈肿疮毒。

4．大青叶

本品为十字花科植物菘蓝的干燥叶片。夏、秋二季采收后略洗，切碎，晒干生用或鲜用。

性味：苦，大寒。

归经：归心、胃经。

功效：清热解毒，凉血消斑。

应用：可用于治疗喉痹、口疮、痄腮、丹毒、疮痈。

5．蒲公英

本品为菊科植物蒲公英、碱地蒲公英或同属数种植物的干燥全草。夏、秋季花初开时采挖，除去杂质，洗净，切段，晒干。鲜用或生用。

性味：苦、甘，寒。

归经：归肝、胃经。

功效：清热解毒，利湿通淋，清肝明目。

应用：可用于治疗痈肿疔毒、热淋涩痛、浮肿、湿热黄疸、面色晦暗。

6．鱼腥草

本品为三白草科植物蕺菜的干燥地上部分。夏季茎叶茂盛花穗多时采割，除去杂质，迅速洗净，切段，晒干。生用。

性味：辛，微寒。

归经：归肺经。

功效：清热解毒，消痈排脓，利尿通淋。

应用：用于治疗外痈疮毒、膀胱湿热、浮肿、疥癣、瘾疹。

（四）清热凉血药

本类药物以寒清热，擅入血分。用于治疗营分、血分之实热证，也可用于热病伤阴的病证。部分清热凉血药具有润泽皮肤、滋阴润燥、缓解瘙痒、清除口臭等美容功效。

1．生地黄

本品为玄参科植物地黄的新鲜或干燥块根。秋季采挖，除去芦头、须根及泥沙。生用或鲜用。

性味：甘、苦，寒。

归经：归心、肝、肾经。

功效：清热生津，凉血养阴。

应用：可用于治疗内热消渴、口焦唇燥、面色黧黑无华、口臭。

2．牡丹皮

本品为毛茛科植物牡丹的干燥根皮。秋季采挖根部，除去细根，剥取根皮，晒干。生用或酒炙用。

性味：苦、甘，微寒。

归经：归心、肝、肾经。

功效：清热凉血，活血散瘀。

应用：可用于治疗面色晦暗、面黑、湿疹、瘙痒、斑疹、痈疡肿毒。

3．赤芍

本品为毛茛科植物赤芍或川赤芍的干燥根。春、秋二季采挖，除去根茎、须根及泥沙，晒干，润软，切片。生用或炒用。

性味：苦，微寒。

归经：归肝经。

功效：清热凉血，散瘀止痛。

应用：可用于治疗斑疹、痈肿疮毒、黄褐斑、雀斑、酒渣鼻。

（五）清虚热药

本类药物主入阴分，可清虚热、退骨蒸，以寒凉清解热毒或火毒，主要用于治疗温热病后期，邪热未尽，伤阴劫液而致的夜热早凉、热退无汗、舌质红绛、脉象细数等；以及肝肾虚证，症见骨蒸潮热、午后发热、虚烦不寐、舌红少苔、脉细而数等。部分清虚热药具有荣润肌肤、解毒疗疮等美容功效。

1. 青蒿

本品为菊科植物黄花蒿的全草。除去老茎。鲜用，或阴干、切段生用。

性味：苦、辛，寒。

归经：归肝、胆经。

功效：清透虚热，凉血除蒸，解暑截疟。

应用：可用于治疗日晒疮、疥癣瘙痒。

2. 白薇

本品为萝藦科植物白薇或蔓生白薇的干燥根及根茎。春、秋二季采挖，洗净，晒干，切段。生用。

性味：苦、咸，寒。

归经：归胃、肝、肾经。

功效：清热凉血，利尿通淋，解毒疗疮。

应用：可用于治疗热淋浮肿、疮痈肿毒、口疮、痤疮。

三、泻下药

本类药物适用于大便秘结、胃肠积滞、实热内结及水肿停饮等里实证。主要是通过泻下通便排除胃肠积滞、燥屎及有害物质（毒、瘀、虫等）；或清热泻火，使实热壅滞之邪泻下而清解；或逐水退肿以达到祛除停饮、消退水肿的目的。对于作用峻猛或具有毒性的攻下药，妇女胎前产后及经期忌用，年老体虚、脾胃虚弱者慎用。部分泻下药具有利水消肿、消脂减肥、排毒养颜、祛斑消疮等美容功效。

1. 大黄

本品为蓼科植物掌叶大黄、唐古特大黄或药用大黄的干燥根和根茎。生用，或酒炒、炒炭、制熟用。

性味：苦，寒。

归经：归脾、胃、大肠、肝、心包经。

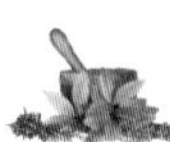

功效：泻热通肠，凉血解毒，逐瘀通经。

应用：可用于治疗大便闭结、热毒疮疡、黄疸、热淋、痤疮、湿疹、黄褐斑。

2．芒硝

本品为硫酸盐类矿物芒硝族芒硝经加工精制而成的结晶体。

性味：咸、苦，寒。

归经：归胃、大肠经。

功效：泻下攻积，润燥软坚，清热消肿。

应用：可用于治疗胃肠实热积滞、大便燥结、疮痈肿痛。

3．番泻叶

本品为豆科植物狭叶番泻和尖叶番泻的干燥小叶。除去杂质，晒干。生用。

性味：甘、苦，寒。

归经：归大肠经。

功效：泻热导滞。

应用：可用于治疗腹水肿胀、热结便秘、色斑。

4．芦荟

本品为百合科植物库拉索芦荟、好望角芦荟或其他同属近缘植物叶的汁液经浓缩的干燥物。

性味：苦，寒。

归经：归肝、胃、大肠经。

功效：泻下通便，清肝，杀虫。

应用：用于治疗虫积腹痛、面色萎黄或晦暗、口舌糜烂、黄褐斑、痤疮。

5．火麻仁

本品为桑科植物大麻的干燥成熟果实。除去杂质，晒干，打碎。生用。

性味：甘，平。

归经：归脾、胃、大肠经。

功效：润肠通便，祛风活血。

应用：可用于治疗疮癣、丹毒、肠燥便秘、色斑。

6．郁李仁

本品为蔷薇科植物欧李、郁李或长柄扁桃的干燥成熟种子。采收成熟果实后除去果肉和核壳，取出种子，干燥。生用。

性味：辛、苦、甘，平。

归经：归脾、大肠、小肠经。

功效：润肠通便，下气利水。

应用：用于治疗水肿胀满、肠燥便秘、面色晦暗、痤疮。

四、祛湿药

祛湿药味多辛、苦，性温或凉，用于祛除留着于肌肉、经络、筋骨等部位的风湿之邪；或味辛、香，性温或燥，醒脾化湿，用于解除湿浊困滞脾胃之证；或味甘、淡，用于利水消肿，利尿通淋，利湿退黄。部分祛湿药具有利水消肿、轻身减肥、排毒养颜、祛斑润颜等美容功效。

1．独活

本品为伞形科植物重齿毛当归的干燥根茎。阴干或烘干，切片入药。生用。

性味：辛、苦，微温。

归经：归肾、膀胱经。

功效：祛风除湿，通痹止痛。

应用：可用于治疗疮痈肿痛、白癜风、皮肤瘙痒、浮肿。

2．威灵仙

本品为毛茛科植物威灵仙、棉团铁线莲或东北铁线莲的干燥根及根茎。除去泥沙，晒干。生用。

性味：辛、咸，温。

归经：归膀胱经。

功效：祛风除湿，通络止痛。

应用：可用于治疗黄疸、浮肿、面色晦暗、皮肤瘙痒。

3．木瓜

本品为蔷薇科植物贴梗海棠的干燥近成熟果实。晒干，切片。生用。

性味：酸，温。

归经：归肝、脾经。

功效：舒筋活络，化湿和胃。

应用：可用于治疗风湿痹痛，脚气，水肿，以及中焦湿浊所致的面色晦暗、口干无华。

4．藿香

本品为唇形科植物广藿香的干燥地上部分。切段。生用。

性味：辛，微温。

归经：归脾、胃、肺经。

功效：祛湿解表，化湿和中。

应用：可用于治疗神疲体倦、面色无华、口臭、痤疮、日晒疮、皮肤瘙痒。

5．佩兰

本品为菊科植物佩兰的干燥地上部分。除去杂质，晒干。切段生用或鲜用。

性味：辛，平。

归经：归脾、胃、肺经。

功效：化湿解暑，醒脾和中。

应用：可用于治疗脾经湿热所致的口臭、面色晦暗。

6．苍术

本品为菊科植物茅苍术或北苍术的干燥根茎。晒干，切片，干燥。生用，麸炒或米泔水炒用。

性味：辛、苦，温。

归经：归脾、胃、肝经。

功效：燥湿健脾，祛风散寒。

应用：可用于治疗湿滞中焦证，症见面色萎黄、口臭齿黄、湿疹、皮肤瘙痒，以及西医之脂溢性皮炎、白癜风。

7．厚朴

本品为木兰科植物厚朴或凹叶厚朴的干燥干皮、根皮及枝皮。根皮及枝皮直接阴干；干皮置沸水中微煮后堆置阴湿处，“发汗”至内表面变紫褐色或棕褐色时蒸软取出，卷成筒状，干燥。切丝。姜制用。

性味：苦、辛，温。

归经：归脾、胃、肺、大肠经。

功效：燥湿消痰，下气除满。

应用：可用于治疗脘腹胀满、大便秘结、黄褐斑、痤疮、面色无华。

8．砂仁

本品为姜科植物阳春砂、绿壳砂或海南砂的干燥成熟果实。晒干或低温干燥，生用时打碎。

性味：辛，温。

归经：归脾、胃、肾经。

功效：化湿行气，温中止泻。

应用：可用于治疗湿困脾土所致的面色萎黄无华、浮肿。

9．茯苓

本品为多孔菌科真菌茯苓的干燥菌核。切片，晒干。生用。

性味：甘、淡，平。

归经：归心、脾、肾经。

功效：利水消肿，健脾渗湿，宁心安神。

应用：可用于治疗脾胃虚弱所致的面色晦暗、口唇色淡、浮肿。

10．薏苡仁

本品为禾本科植物薏苡的干燥成熟种仁。秋季果实成熟时采割植株，晒干，打下果实，再晒干，除去外壳、黄褐色种皮和杂质，收集种仁。生用或炒用。

性味：甘、淡，微凉。

归经：归脾、胃、肺经。

功效：利水消肿，渗湿健脾，清热排脓，除痹。

应用：可用于治疗水肿腹胀、面色晦暗、扁平疣、黄褐斑、湿疹。

11．茵陈

本品为菊科植物滨蒿或茵陈蒿的干燥地上部分。除去杂质及老茎，晒干。生用。

性味：苦、辛，微寒。

归经：归脾、胃、肝、胆经。

功效：利胆退黄，清热利湿。

应用：可用于治疗黄疸、湿疮瘙痒、湿疹、黄褐斑。

五、温里药

温里药以辛散温通、偏走脏腑而温里散寒，温经止痛，用于治疗里寒证（主要症状为脘腹冷痛、呕吐泄泻、舌淡、苔白等，或痰鸣咳喘、痰白清稀、舌淡、苔白滑等，或少腹冷痛、寒疝作痛等）。温里药多辛热燥烈，易耗阴助火，凡实热证、阴虚火旺证、津血亏虚证、真热假寒证皆忌用。部分温里药具有润泽颜面、祛斑消疹、轻身减肥等美容功效。

1．附子

本品为毛茛科植物乌头的子根的加工品。加工炮制为盐附子、黑附子（黑顺片）、白附片、淡附片、炮附片。

性味：辛、甘，大热。有毒。

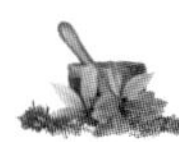

归经：归心、肾、脾经。

功效：回阳救逆，补火助阳，散寒止痛。

应用：可用于治疗雀斑、酒渣鼻、恶疮、冻疮、脱发。

2. 干姜

本品为姜科植物姜的干燥根茎。冬季采收，洗净后切片晒干或低温烘干。生用。

性味：辛，热。

归经：归脾、胃、肾、心、肺经。

功效：温中散寒，回阳通脉，温肺化饮。

应用：可用于治疗压疮、手足皲裂。

3. 肉桂

本品为樟科植物肉桂的干燥树皮。刮去栓皮，阴干。生用。

性味：辛、甘，大热。

归经：归肾、脾、心、肝经。

功效：补火助阳，散寒止痛，温经通脉，引火归原。

应用：可用于治疗风疹、冻疮、神经性皮炎、肥胖症。

4. 花椒

本品为芸香科植物青椒或花椒的干燥成熟果皮。晒干，除去种子及杂质。生用或炒用。

性味：辛，温。

归经：归脾、胃、肾经。

功效：温中止痛，杀虫，止痒。

应用：可用于治疗湿疹瘙痒、冻疮、顽癣。

六、理气药

理气药是通过梳理气机的方法，以行气或降气的药物治疗气滞证或气逆证。气滞证主要症状为脘腹胀痛、嗳气吞酸、恶心呕吐、腹泻或便秘等，或胁肋胀痛、抑郁不乐、疝气疼痛、乳房胀痛、月经不调等。部分理气药具有润泽颜面、祛斑消疹、轻身消肿等美容功效。

1. 陈皮

本品为芸香科植物橘及其栽培变种的成熟干燥果皮。秋末冬初果实成熟时采收果皮，晒干或低温干燥。以陈久者为佳，故称陈皮。产广东新会者称新会皮、广陈皮。切丝，生用。

性味：辛、苦，温。

归经：归脾、肺经。

功效：理气健脾，燥湿化痰。

应用：可用于治疗湿疹、神经性皮炎、银屑病以及其他皮肤病。

2. 青皮

本品为芸香科植物橘及其栽培变种的幼果或未成熟果实的干燥果皮。5～6月收集自落的幼果，晒干，习称“个青皮”；7～8月间采收未成熟的果实，在果皮上纵剖成四瓣至基部，除尽瓤瓣，晒干，习称“四花青皮”。生用或醋炙用。

性味：苦、辛，温。

归经：归肝、胆、胃经。

功效：疏肝破气，消积化滞。

应用：可用于治疗食积腹痛、黄褐斑、面色黧黑无华、肥胖症。

3. 佛手

本品为芸香科植物佛手的干燥果实。纵切成薄片，晒干或低温干燥。生用。

性味：辛、苦，温。

归经：归肝、脾、胃、肺经。

功效：疏肝解郁，理气和中，燥湿化痰。

应用：可用于治疗肝胃气滞证，症见黄褐斑、面色萎黄无华、唇色淡。

七、消食药

消食药是指通过消积导滞、促进消化，治疗脘腹胀满、嗳腐吞酸、恶心呕吐、大便失常等的药物。部分消食药具有润泽颜面、祛除痤疮、轻身减肥等美容功效。

1. 山楂

本品为蔷薇科植物山里红或山楂的干燥成熟果实。切片，干燥。生用或炒用。

性味：酸、甘，微温。

归经：归脾、胃、肝经。

功效：消食化积，行气散瘀。

应用：可用于治疗肉食积滞、肥胖症，亦可降血压。

2. 麦芽

本品为禾本科植物大麦的成熟果实经发芽干燥的炮制加工品。生用、炒黄或炒

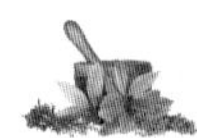

焦用。

性味：甘，平。

归经：归脾、胃、肝经。

功效：消食健胃，回乳消胀。

应用：可用于治疗米、面、薯、芋之积滞，黄褐斑，肥胖症。

3．莱菔子

本品为十字花科植物萝卜的干燥成熟种子。除去杂质，晒干，搓出种子，再晒干，用时捣碎。生用或炒用。

性味：辛、甘，平。

归经：归脾、胃、肺经。

功效：消食除胀，降气化痰。

应用：可用于治疗食积气滞、面色无华、肥胖症。

4．鸡内金

本品为雉科动物家鸡的砂囊内壁。干燥。生用、炒用或醋炙入药。

性味：甘，平。

归经：归脾、胃、小肠、膀胱经。

功效：消食健胃，涩精止遗。

应用：可用于治疗米、面、薯、芋、肉食等各种积滞，脱发，白发，扁平疣，形体消瘦，面色无华。

八、止血药

以制止体内外出血为主要作用的药物称为止血药，主要适用于各种出血病证，如咳血、咯血、吐血、衄血、便血、尿血、崩漏、紫癜以及外伤出血等。部分止血药具有润泽颜面、红润唇色、解毒消痈、敛疮等美容功效。

1．地榆

本品为蔷薇科植物地榆或长叶地榆的干燥根。除去须根，洗净，晒干生用或炒炭用。

性味：苦、酸、涩，微寒。

归经：归肝、大肠经。

功效：凉血止血，解毒敛疮。

应用：可用于治疗热性出血、烫伤、湿疹、疮疡痈肿。

2．槐花

本品为豆科植物槐的干燥花蕾及花。除去花序的枝、梗及杂质，及时干燥。生用、炒用或炒炭用。

性味：苦，微寒。

归经：归肝、大肠经。

功效：凉血止血，清肝泻火。

应用：可用于治疗血热出血、面色无华、皮肤干燥。

3．白茅根

本品为禾本科植物白茅的干燥根茎。晒干，切段。生用。

性味：甘，寒。

归经：归肺、胃、膀胱经。

功效：凉血止血，清热利尿。

应用：可用于治疗血热妄行之出血证，以及热淋、浮肿、湿热黄疸、面色晦暗。

4．茜草

本品为茜草科植物茜草的干燥根及根茎。晒干。生用或炒用。

性味：苦，寒。

归经：归肝经。

功效：凉血止血，化瘀通经。

应用：可用于治疗阴疮、荨麻疹、面色黧黑无华。

5．蒲黄

本品为香蒲科植物水烛香蒲、东方香蒲或同属植物的干燥花粉。晒干后碾轧，筛取细粉。生用或炒用。

性味：甘，平。

归经：归肝、心包经。

功效：止血化瘀，利尿。

应用：可用于治疗瘀滞痛证、血淋尿血、面色黧黑无华。

6．白及

本品为兰科植物白及的干燥块茎。洗净，晒干，生用。

性味：苦、甘、涩，寒。

归经：归肺、胃、肝经。

功效：收敛止血，消肿生肌。

应用：可用于治疗痈肿、面色萎黄无华、痤疮。

7．仙鹤草

本品为蔷薇科植物龙芽草的干燥地上部分。除去杂质，晒干。生用或炒炭用。

性味：苦、涩，平。

归经：归心、肝经。

功效：收敛止血，止痢，截疟，解毒，补虚。

应用：可用于治疗疮疖痈肿、阴痒带下、痤疮、面色萎黄无华。

8．艾叶

本品为菊科植物艾的干燥叶。晒干或阴干。生用、捣绒或制炭用。

性味：辛、苦，温。有小毒。

归经：归肝、脾、肾经。

功效：温经止血，散寒调经，安胎。

应用：可用于治疗湿疹瘙痒、疥癣、扁平疣。

九、活血化瘀药

以通畅血行、消除瘀血为主要作用的药物称为活血化瘀药，部分活血化瘀药具有润泽颜面、提亮肤色、疗伤消肿、轻身减肥等美容功效。

1．川芎

本品为伞形科植物川芎的干燥根茎。晒后烘干，再去须根，用时切片。生用或酒炙用。

性味：辛，温。

归经：归肝、胆、心包经。

功效：活血行气，祛风止痛。

应用：可用于治疗疮疡痈肿、风湿痹痛、肥胖症。

2．丹参

本品为唇形科植物丹参的干燥根和根茎。洗净，润透，切成厚片，晒干。生用或酒炙用。

性味：苦，微寒，

归经：归心、心包、肝经。

功效：活血祛瘀，调经止痛，凉血消痈。

应用：可以用于治疗心悸失眠、面色暗淡、痤疮。

3．红花

本品为菊科植物红花的干燥花。阴干或微火烘干。生用。

性味：辛，温。

归经：归心、肝经。

功效：活血通经，祛瘀止痛。

应用：可用于治疗斑疹色暗、面色晦暗、黄褐斑、扁平疣、脱发。

4. 桃仁

本品为蔷薇科植物桃或山桃的干燥成熟种子。取出种子，去皮，晒干。生用或炒用。

性味：苦、甘，平。有小毒。

归经：归心、肝、大肠经。

功效：活血祛瘀，润肠通便，止咳平喘。

应用：可用于治疗瘀血阻滞诸证。

5. 益母草

本品为唇形科植物益母草的干燥地上部分。夏季茎叶茂盛、花未开或初开时采割，晒干，或切段晒干。生用或熬膏用。

性味：辛、苦，微寒。

归经：归心、肝、膀胱经。

功效：活血调经，利水消肿，清热解毒。

应用：可用于治疗痤疮、黄褐斑、面色萎黄、浮肿。

十、安神药

以安定神志为主要作用的药物称为安神药。安神药主要用于心神不宁、惊悸、失眠、健忘、惊风、癫痫等证。部分安神药具有润泽颜面、祛斑提亮、消除痤疮、抗皱驻颜等美容功效。

1. 朱砂

本品为硫化物类矿物辰砂族辰砂，主含硫化汞。水飞研成极细粉末，晾干或40ºC以下干燥。

性味：甘，寒。有毒。

归经：归心经。

功效：清心安神，明目解毒。

应用：可用于治疗疮疡肿毒、咽喉肿痛、口舌生疮、面色无华。

2. 酸枣仁

本品为鼠李科植物酸枣的干燥成熟种子。秋末冬初采收成熟果实，除去果肉和核壳，收集种子，晒干。生用或炒用，用时打碎。

性味：甘、酸，平。

归经：归心、肝、胆经。

功效：养心益肝，安神，敛汗。

应用：可用于心悸失眠、体虚多汗、面色暗黄、黑眼圈。

3．柏子仁

本品为柏科植物侧柏的干燥成熟种仁。秋后成熟时采收，晒干。生用。

性味：甘，平。

归经：归心、肾、大肠经。

功效：养心安神，润肠通便。

应用：可用于治疗虚烦不眠、肠燥便秘、面色无华、色斑。

4．远志

本品为远志科植物远志或卵叶远志的干燥根。晒干。生用或炙用。

性味：苦、辛，温。

归经：归心、肾、肺经。

功效：安神益智，祛痰开窍，消肿。

应用：可用于治疗失眠健忘、痈疽疮毒、雀斑、黄褐斑、面色无华。

十一、补虚药

以补益正气、增强体质、提高抗病能力、治疗虚证为主要目的的药物称为补虚药。补虚药主要用于人体正气虚弱、体倦乏力、心悸气短、面色淡白或萎黄、脉象虚弱等虚证。部分补虚药具有驻颜防皱、润肤悦色、乌发固齿等美容功效。

1．人参

本品为五加科植物人参的干燥根和根茎。多于秋季采挖，洗净，晒干或烘干。

性味：甘、微苦，微温。

归经：归心、肺、脾经。

功效：大补元气，补脾益肺，生津止渴，安神益智。

应用：可用于治疗失眠健忘、面色无华、身体消瘦。

2．党参

本品为桔梗科植物党参、素花党参或川党参的干燥根。晒干，切厚片。生用。

性味：甘，平。

归经：归脾、肺经。

功效：益气，补血，生津。

应用：可用于治疗气血两虚证，症见面色萎黄、黄褐斑、发枯。

3．黄芪

本品为豆科植物蒙古黄芪或膜荚黄芪的根。晒干，切片。生用或蜜炙用。

性味：甘，微温。

归经：归脾、肺经。

功效：补气升阳，益卫固表，利水消肿，托毒生肌。

应用：可用于治疗浮肿、疮疡、面色萎黄、头发枯黄。

4．白术

本品为菊科植物白术的干燥根茎。烘干或晒干，除去须根，切厚片。生用或土炒、麸炒用；炒至黑褐色，称为焦白术。

性味：苦、甘，温。

归经：归脾、胃经。

功效：补气健脾，燥湿利水，止汗，安胎。

应用：可用于治疗痰饮内停及脾虚水肿、肥胖症、面色无华。

5．山药

本品为薯蓣科植物薯蓣的干燥根茎。润透，切厚片。生用或麸炒用。

性味：甘，平。

归经：归脾、肺、肾经。

功效：补脾养胃，生津益肺，补肾涩精。

应用：可用于治疗脾虚不运所致消渴、黄褐斑、面色萎黄等。

6．当归

本品为伞形科植物当归的干燥根。切片。生用或酒炒用。

性味：甘、辛，温。

归经：归肝、心、脾经。

功效：补血，活血调经，润肠通便。

应用：可用于治疗痈疽疮疡、便秘、色斑、面色晦暗。

7．熟地黄

本品为玄参科草本植物地黄的块根的炮制加工品。切厚片用，或炒炭用。

性味：甘，微温。

归经：归肝、肾经。

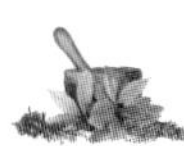

功效：补血滋阴，益精填髓。

应用：可用于治疗须发早白、早衰、面色黧黑、黑眼圈、黄褐斑。

8．白芍

本品为毛茛科植物芍药栽培品除去外皮的根。一般生用或酒炒、清炒用。

性味：苦、酸，微寒。

归经：归肝、脾经。

功效：养血调经，柔肝止痛，敛阴止汗。

应用：可用于治疗面色萎黄无华、黄褐斑。

9．何首乌

本品为蓼科植物何首乌的块根。洗净，切片，晒干或微烘，称生首乌；若以黑豆煮制拌蒸，晒干变为黑色，称制首乌。

性味：生首乌甘、苦，平；制首乌甘、涩，微温。

归经：生首乌归心、肝、大肠经；制首乌归肝、肾经。

功效：生首乌截疟解毒，润肠通便；制首乌补益精血，固肾乌须。

应用：可用于治疗面色萎黄、脱发、须发早白、肠燥便秘、痈疽。

10．阿胶

本品为马科动物驴的皮去毛后熬制而成的黑色胶块。

性味：甘，平。

归经：归肺、肝、肾经。

功效：补血，止血，滋阴润肺。

应用：可用于治疗血虚萎黄、唇舌色淡、发枯。

11．百合

本品为百合科植物卷丹、百合或细叶百合的干燥肉质鳞片。生用或蜜炙用。

性味：甘，微寒。

归经：归肺、心、胃经。

功效：养阴润肺止咳，清心安神。

应用：可用于治疗面色无华、扁平疣、痤疮。

12．女贞子

本品为木犀科植物女贞的成熟果实。蒸熟晒干。生用或酒制用。

性味：甘、苦，凉。

归经：归肝、肾经。

功效：补肝肾阴，乌须明目。

应用：可用于治疗须发早白、面色黧黑、黄褐斑、发枯。

任务二 常用美容方剂

1．白瓜子丸（《美颜与减肥自然疗法》）

药物组成与用量：白瓜子、杜衡、白芷、当归、远志、藁本、车前子、云母粉各60 g，天冬90 g，柏子仁、细辛、橘皮、瓜蒌仁、铅丹、白石脂各15 g。

用法：上15味末之，蜜和如梧桐子大，空腹服，每服20丸，日3次。

应用：美白皮肤，提亮肤色。

2．桃花红光方（《美颜与减肥自然疗法》）

药物组成与用量：辛夷、细辛、杜衡、芎䓖、白术、白芷、当归、木兰皮、瓜蒌、香附子、藁本、桃花、蜀水花、商陆、密陀僧、白僵蚕、零陵香、鹰屎白、玉竹、土瓜根各1.5 g，麝香、丁香各60 g，白附子、玉屑、鹅脂、麝髓、羊髓、狗髓、猪脂各90 g。

用法：上切细酢渍，密封一宿，明旦以猪膏煎，三上三下，白芷色黄为度，药成去滓，搅数万遍，令色白以敷面。

应用：使面色红润光洁，提亮肤色。

3．马齿苋汤（《太平圣惠方》）

药物组成与用量：鲜马齿苋60 g。

用法：煎汤，洗瘢痕处，日洗2次，直至瘢痕消除。

应用：可治疗面部由疮疡、丘疹、烧伤、创伤等引起的瘢痕。

4．还黑散（《太平圣惠方》）

药物组成与用量：马齿苋子500 g，白茯苓30 g，熟地黄120 g，泽泻60 g，卷柏60 g，人参（去芦头）60 g，松脂（炼成者）120 g，桂心30 g。

用法：捣细罗为散，每日空心以温酒调下6 g，渐加至9 g，晚食前再服。忌生葱、萝卜、大蒜等。

应用：治疗血虚面色无华、白发。

5．莲子丹（《三因极一病证方论》）

药物组成与用量：新莲肉（去心皮）120 g，白龙骨（醋煮）30 g，甘草（为末）0.3 g，车前草汁适量，入面少许，煮面糊，丸如绿豆大。

用法：每服 30～50 丸，用盐汤或酒送服。

应用：治疗疲劳无力、目暗耳鸣、面色黧黑。

6．莲藕驻颜方（经验方）

药物组成与用量：莲子 9 g，莲藕 8 g，莲花 7 g。

用法：每年农历七月初七采莲花，八月初八采藕，九月初九采莲子。阴干，研细末，过筛。混匀，瓷瓶封存。每天早晚空腹服食 1 次，每次约服 1 g，温酒或温开水送服。忌与生地黄、葱、蒜同服。

应用：对肥胖而容颜将衰者，有驻颜轻身的功效。

7．治粉刺汤（经验方）

药物组成与用量：莲子（去心）15 g，白果（去心）9 g，玉竹 9 g，沙参 9 g，百合 9 g，淮山药 15 g，核桃仁 9 g，生石膏 20 g。

用法：将上药（生石膏布包）一起加适量水煎煮，取汁液用白糖适量调服。

应用：祛除痤疮。

8．莲子龙眼汤（《回春健康秘诀》）

药物组成与用量：莲子、芡实、薏苡仁各 30 g，龙眼肉 8 g，蜂蜜适量。

用法：将前 4 味加水 500 ml，微火煮 1 小时，入蜂蜜调味。1 次服完。

应用：健脾益气，补血润肤，白肤美容，祛皱。

9．乌梅洗方（《扶寿精方》）

药物组成与用量：乌梅肉、樱桃枝、牙皂、紫背浮萍各等分。

用法：为细末，每洗面时用之。

应用：治疗面上雀斑、黑痣。

10．乌梅散（《圣济总录》）

药物组成与用量：乌梅 10 枚。

用法：烧灰为散，敷疮，日 3 次。

应用：治疗甲疽多年不瘥，胬肉脓血，疼痛或陷甲，割甲成疮。

11．治须发白方（《卫生易简方》）

药物组成与用量：覆盆子适量。

用法：榨取汁，合成膏，涂之。

应用：治须发早白。

12．桃仁膏（《御药院方》）

药物组成与用量：桃仁（汤浸，去皮尖，研如泥）不以多少。

用法：用桃仁膏同蜜少许一处，用温水化开，摩患处后，用玉屑膏涂贴。

应用：可祛皴皱，润泽皮肤，提亮肤色。

13. 七白膏（《普济方》）

药物组成与用量：白芷、白蔹、桃仁各 30 g，辛夷、冬瓜仁、白附子、细辛各 9 g。

用法：上 7 味为末，以鸡蛋清调丸如弹子或人小指大，阴干。每夜洗面后，温浆水于瓷器内磨汁涂用。

应用：可减少皱纹，润泽皮肤，亮肤驻颜。

14. 龙眼莲子粥（《中国药膳大全》）

药物组成与用量：龙眼肉、莲子肉各 15 g，红枣 5 g，糯米 50 g。

用法：白糖少许，煮粥食用。

应用：可祛除面色萎黄，驻颜轻身。

15. 宁心酒（《药酒与膏滋》）

药物组成与用量：龙眼肉 500 g，桂花 120 g，白糖 240 g，白酒 5 L。

用法：将药物浸入白酒内，封固经年，愈久愈佳。其味清美香甜，每日饮 15 ~ 20 ml，每日 2 次。

应用：治疗神经衰弱、面色憔悴、失眠、记忆力减退及心悸。

16. 熙春酒（《驻颜有术偏验方》）

药物组成与用量：葡萄干、龙眼肉、大红枣、枸杞、柿子各 100 g，仙灵脾 500 g。

用法：以袋装药，入酒 500 ml，密封半月，每服 30 ml，早晚各 1 次。

应用：温肾补脾，泽肌肤，益毛发。

17. 千金粉刺方（《千金翼方》）

药物组成与用量：丁香、沉香、青木香、桃花、钟乳粉、珍珠、玉屑、蜀水花、木瓜花各 90 g，柰花、梨花、红莲花、李花、樱桃花、白蜀葵花、旋覆花各 120 g，麝香 1 枚。

用法：上 17 味，捣诸花，别捣诸香，珍珠、玉屑另研成粉，合和大豆末 2.1 g，研之千遍，密贮勿泄，常用洗手面作妆。

应用：可使面如玉光洁润泽，主治粉刺、黄褐斑、面色萎黄。

18. 五参丸（《普济方》）

药物组成与用量：人参、丹参各 3 g，苦参、沙参、玄参各 30 g，胡桃仁 15 g。

用法：重杵碎之，为丸，如梧桐子大，每服 30 丸，茶汤送下，日进 3 服，食后服。

应用：治疗粉刺、面疮。

19. 当归芍药散（《金匮要略》）

药物组成与用量：当归 120 g，芍药 500 g，茯苓、白术各 120 g，泽泻、川芎各 250 g。

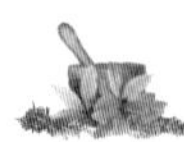

用法：上 6 味为末，每服 15 g，温酒送下，日 3 次。

应用：主治妊娠腹痛，也可治疗痤疮、黄褐斑、雀斑。

20．滋燥养荣汤（《赤水玄珠》）

药物组成与用量：当归 10 g，生地黄、熟地黄、白芍、秦艽、黄芩各 7.5 g，防风 5 g，甘草 2.5 g。

用法：水煎服。

应用：治疗皮肤皴皱。

21．益母草灰（《圣济总录》）

药物组成与用量：益母草灰 500 g。

用法：以醋和为用，以炭火煅七度后，入乳钵中研细，用蜜和匀，入盆中，每至临卧时拨浆水洗面，后涂之妙。

应用：治疗黄褐斑。

22．治粉刺方（《太平圣惠方》）

药物组成与用量：益母草不限多少。

用法：烧灰，以醋浆水和作团，以大火烧令通赤，如此可五度，即细研。夜卧时加粉涂之。

应用：治疗粉刺。

23．枸杞洁面方（《太平圣惠方》）

药物组成与用量：宁夏枸杞 5000 g，生地黄 1500 g。

用法：研成细末，和匀，瓷瓶收藏备用。每次服 10 ~ 15 g，用温酒 10 ~ 15 ml 送下。

应用：可使面部诸斑消退、皮肤光洁。主治面部黑斑及疱疹。

24．枸杞膏（《寿世保元》）

药物组成与用量：枸杞 500 g。

用法：砂锅水煎滤汁，如此 3 次，慢火熬膏。每早晚酒调服。

应用：补益气血，美容驻颜，治疗面色萎黄。

25．定年方（《太平圣惠方》）

药物组成与用量：白及 75 g，白术 10 g，白芷、细辛、白附子、防风、白茯苓、白石脂、土瓜根、蕤仁、玉竹各 60 g，白矾、藁本、川芎各 45 g，当归 30 g，琥珀、珍珠、钟乳各 15 g，白玉屑 250 g。

用法：上 19 味共为细末，鸡子白和白蜜，捻作梃子，入布袋盛阴干。60 日后再捣研为末。晚睡前洗面后以面脂调药涂抹局部。

应用：可提亮肤色、亮肤驻颜。治疗粉刺、皱纹。

26. 粉刺方（《普济方》）

药物组成与用量：牵牛子、白及、甘松、三赖子、海金沙。

用法：上药等分为末，用鸡子白调擦。

应用：治疗雀斑、粉刺。

27. 止痒丸（《朱仁康临床经验集》）

药物组成与用量：生地黄 310 g，玄参、当归、红花、茜草、白芍、苦参、苍耳子、白蒺藜各 90 g。

用法：研细末，炼蜜为丸，每丸 9 g，每服 1～2 丸，温开水送服，日 2 次。

应用：主治皮肤瘙痒症、神经性皮炎及脂溢性皮炎。

28. 化瘀丸（《中西医结合治疗常见皮肤病》）

药物组成与用量：柴胡、薄荷、栀子、归尾、红花、赤芍各 30 g。

用法：蜜丸，每丸 6 g，早晚各服 1 丸。

应用：主治黄褐斑、牛皮癣。

数字化教学资源

思考题

1. 解表药有哪些美容功效？
2. 可以用来提亮肤色、驻颜抗皱的中药有哪些？
3. 哪些方剂可以用来治疗色斑？
4. 补益药有哪些美容功效？

参考文献

[1] 南京中医药大学. 中药大辞典［M］. 2 版. 上海：上海科学技术出版社，2006.

[2] 国家药典委员会. 中华人民共和国药典［M］. 北京：中国医药科技出版社，2020.

（李　蕊）

第二部分

中医美容技术应用

单元一　刺灸美容疗法

学习目标

1. 掌握毫针刺法、三棱针法、艾炷灸、艾条灸、温灸器灸和温针灸的操作方法、注意事项和术后护理。
2. 熟悉毫针刺法、三棱针法、艾炷灸、艾条灸、温灸器灸和温针灸的美容应用，能够根据求美需要灵活选择。
3. 熟悉其他刺灸美容技术的操作方法、注意事项和美容应用。
4. 具备熟练操作毫针刺法、三棱针法、皮肤针法、艾条灸、艾炷灸、温灸器灸和温针灸的能力，并能正确进行或清楚描述术后护理。

刺灸美容疗法是中医美容的重要组成部分，是在经络学说指导下，从中医的整体观念出发，运用针刺、艾灸等方法刺激人体体表的一定部位，以疏通经络、调畅气血、扶正祛邪，从而调整脏腑功能、平衡阴阳，达到防病强身、悦色美体、延衰驻颜目的的美容疗法。此类疗法既可应用于损美性疾病的治疗，也可应用于美容保健，是一类方法多样、适应证广、操作简便、行之有效且经济安全的外治技术，可概括为针刺和灸法。

针刺和灸法在美容临床中既可单独应用，也可配合使用，还可与其他中医外治技术一起应用，如温针灸、刺络拔罐等。应用刺灸美容疗法进行美容治疗和美容保健均切实有效，已被求美者广泛接受并认可，刺灸美容疗法中各种操作技术已成为美容临床必须掌握的基本技能。

任务一　疾病反应点与针灸刺激点

任务导入

张某，男，面容憔悴，双目无神，自述近年来工作压力大、强度高，睡眠质量差，多梦，健忘，经常肌肉酸痛，食欲不佳，消化不良，今因腰部疼痛难忍就诊。医生为其进行针刺治疗，针刺部位除腰部外，还有腘窝、小腿部。

请思考：

1. 为何针刺部位并非仅在腰部？
2. 请为张某辨证。

腧穴既是疾病反应点，也是中医各种外治技术的刺激点。刺灸美容疗法作用的主要部位就是腧穴。根据不同的需要，主穴、配穴合宜，才能获得最佳的效果。

一、选穴原则——基本法则

（一）近部选穴

近部选穴指在病变局部或邻近范围内选取相关腧穴。局部近治作用是所有腧穴的共性，治疗损美性病变，经常按此原则选穴。

（二）远部选穴

远部选穴指在病变部位所属或相关的经络上，距病位较远的部位选取腧穴。此原则多适用于十四经穴，尤其以四肢肘膝关节以下经穴多用。

（三）辨证选穴

辨证选穴指针对没有明确病位、呈现全身症状的疾病，根据疾病的证候特点，分析病因病机而辨证选取腧穴。

（四）对症选穴

对症选穴指根据疾病的主要症状或特殊症状选取腧穴。对症选穴时，经常选用经外奇穴。

二、配穴方法——具体应用

（一）按经脉配穴

1．本经配穴

本经配穴指某一脏腑、经脉发生病变时，选择该脏腑所属经脉的腧穴进行治疗。

2．表里经配穴

表里经配穴指依据脏腑、经脉的表里属络关系，在某一脏腑、经脉发生病变时，取该经和相表里经的腧穴进行治疗。

3．同名经配穴

同名经配穴指在某一脏腑、经脉发生病变时，将手足同名经的腧穴相互组合使用，以进行治疗。

（二）按部位配穴

1．上下配穴

上下配穴指将上肢、腰以上的腧穴同下肢、腰以下的腧穴配合选择应用。如特定穴中，八脉交会穴可上下配为 4 对应用于临床。

2．前后配穴

前后配穴指将人体前部和后部的腧穴配合应用。如特定穴中，背俞穴和募穴常前后配合使用。

3．左右配穴

左右配穴指将人体左侧和右侧的腧穴配合应用。十二经脉在人体左右对称分布，部分经脉还有左右交叉的特点，故操作时，经常将左右同一腧穴配合应用。

任务二　针刺美容疗法

任务导入

针刺美容疗法是采用不同的针具，通过一定的手法或方式刺激人体经络腧穴等，以达到治疗或保健目的的操作方法。常用于美容临床的针具有毫针、三棱针、皮肤针、火针、皮内针等，不同针具的用法、用途各异。近年来，随着科学技术的不断发展和美容需求的日益增加，新的针刺美容方法不断涌现。

一、毫针刺法

毫针刺法是用毫针刺激人体腧穴，达到治疗、保健目的的一种美容技术。毫针是针刺美容临床中应用最广泛的一种针具，具有不同粗细、长短等规格，可对全身绝大多数腧穴进行针刺。毫针刺法选配不同腧穴、不同手法可对人体产生补虚或泻实的不同良性调节作用，应用于各种皮肤炎症、色素异常，并有美发防脱、减肥增重、抗衰老等作用，美容适应证广泛。

（一）针刺前准备

1．毫针的选择

毫针的选择影响进针、行针和针刺效果，涉及材质、规格。选用毫针时还要对毫针进行检查。应选用材质、规格合适，且经检查无问题的毫针。提倡使用一次性无菌毫针。

（1）毫针的材质。现代的毫针多为金属材质，其中不锈钢材质的毫针最为常用。不锈钢材质的毫针具有韧性佳、防锈、耐腐、耐热等优点。

（2）毫针的构造。

1）针尖。此为毫针尖端锋锐的部分，也称针芒。针尖应尖中带圆，圆而不钝，光洁度高，无倒钩、毛刺。

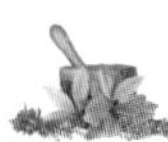

2）针身。此为毫针针尖和针柄之间的主体部分，也称针体。针身决定了毫针可刺入腧穴的深度。针身应光滑挺直，圆正均匀，坚韧有弹性，无折痕、毛刺，无锈蚀、剥脱。

3）针根。针根是针身与针柄连接的部位，是观察针身刺入腧穴深度和提插幅度的标志。针根应连接牢固，无松动、无锈蚀。

4）针柄。针柄是针身与针尾之间的部位，供施术者持针、行针，也可在温针灸时放置艾条段。针柄形态各异，以金属丝缠绕呈螺旋状者多用。

5）针尾。针尾是针柄的末端部分，有不同形态。针尾可辅助观察毫针捻转幅度。

毫针结构见图 2-1-1。

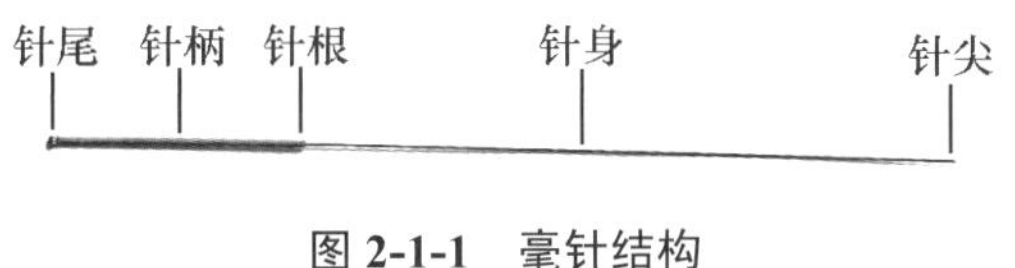

图 2-1-1　毫针结构

（3）毫针的规格。毫针的规格主要指针身的长短和粗细（表 2-1-1、表 2-1-2）。毫针规格的选择，应考虑受术者形体胖瘦、体质、病情、腧穴处情况等，基本原则为针身长度大于毫针刺入腧穴的深度，保证一部分针身露在皮肤外。

美容临床常用毫针规格：长度 1 ~ 3 寸（25 ~ 75 mm），号数为 28 ~ 32 号（直径 0.28 ~ 0.38 mm）。面部美容时可选用 34 ~ 36 号（直径 0.2 ~ 0.24 mm）的细毫针。

表 2-1-1　毫针长短规格

寸	0.5	1	1.5	2	2.5	3	3.5	4	4.5
毫米（mm）	15	25	40	50	65	75	90	100	115

表 2-1-2　毫针粗细规格

号数	28	29	30	31	32	33	34	35	36
毫米（mm）	0.38	0.34	0.32	0.3	0.28	0.26	0.24	0.22	0.2

2．器械用具消毒

针刺美容要树立严格的无菌观念，切实做好消毒工作。行毫针刺法之前，应对针具、针盒等器械和治疗室内床单等用具进行消毒。

（1）针具、器械消毒。设备支持时，用高压蒸汽灭菌法消毒最为理想，也可以选择用药液浸泡消毒或煮沸消毒等。浸泡消毒需按所选药液的规定浓度和时间进行，消毒后用消毒棉球等擦干后再使用。煮沸消毒则需要将毫针用纱布包裹后，放在盛有清水的消毒煮锅内，煮沸后等待 15 ~ 20 分钟，以达到消毒目的。

（2）治疗室消毒。保持治疗室空气流通，定期进行室内消毒；及时更换、消毒治疗室用具。

3. 体位的选择

受术者体位的选择，与腧穴的准确定位、针刺的操作、持久留针等均密切相关。体位选择适宜，还可有效避免晕针、弯针、断针等针刺异常情况的发生。受术者体位选择遵循两个原则：一是有利于施术者准确定位腧穴，顺利进针、行针；二是方便受术者保持姿势留针而不易疲劳。常用体位（图 2-1-2）可总结为以下几种。

（1）仰卧位。适宜取头、面、胸、腹部腧穴，上肢部分腧穴和下肢前面腧穴。

（2）俯卧位。适宜取后头、项、背脊、腰骶部腧穴，上肢部分腧穴和下肢背面腧穴。

（3）侧卧位。适宜取人体侧面各腧穴。

（4）仰靠坐位。适宜取前头、颜面、颈前和上下肢部分腧穴。

（5）俯伏坐位。适宜取后头、项部、肩背部的腧穴。

（6）侧伏坐位。适宜取头颈侧面、面颊、耳后等部的腧穴。

除以上常用体位外，对某些腧穴应根据具体要求而采取不同体位。初诊、精神紧张、体弱等受术者，应尽量选择卧位。

4. 补泻选择

针刺时，凡能鼓舞正气，促使人体各功能恢复和旺盛的施术手法为补法；凡能疏泄邪气，使人体各功能恢复正常生理状态的施术手法为泻法。补虚泻实是针刺美容的基本原则之一。针刺操作前，只有先根据求美需要确定补泻之目的，才能在针刺操作时施以合适的进针、行针、出针等手法，以激发经气产生不同的补泻作用，调节机体偏实偏虚的状态，调畅经络气血，恢复脏腑功能，实现治疗损美性疾病或美容保健的目标。

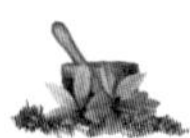

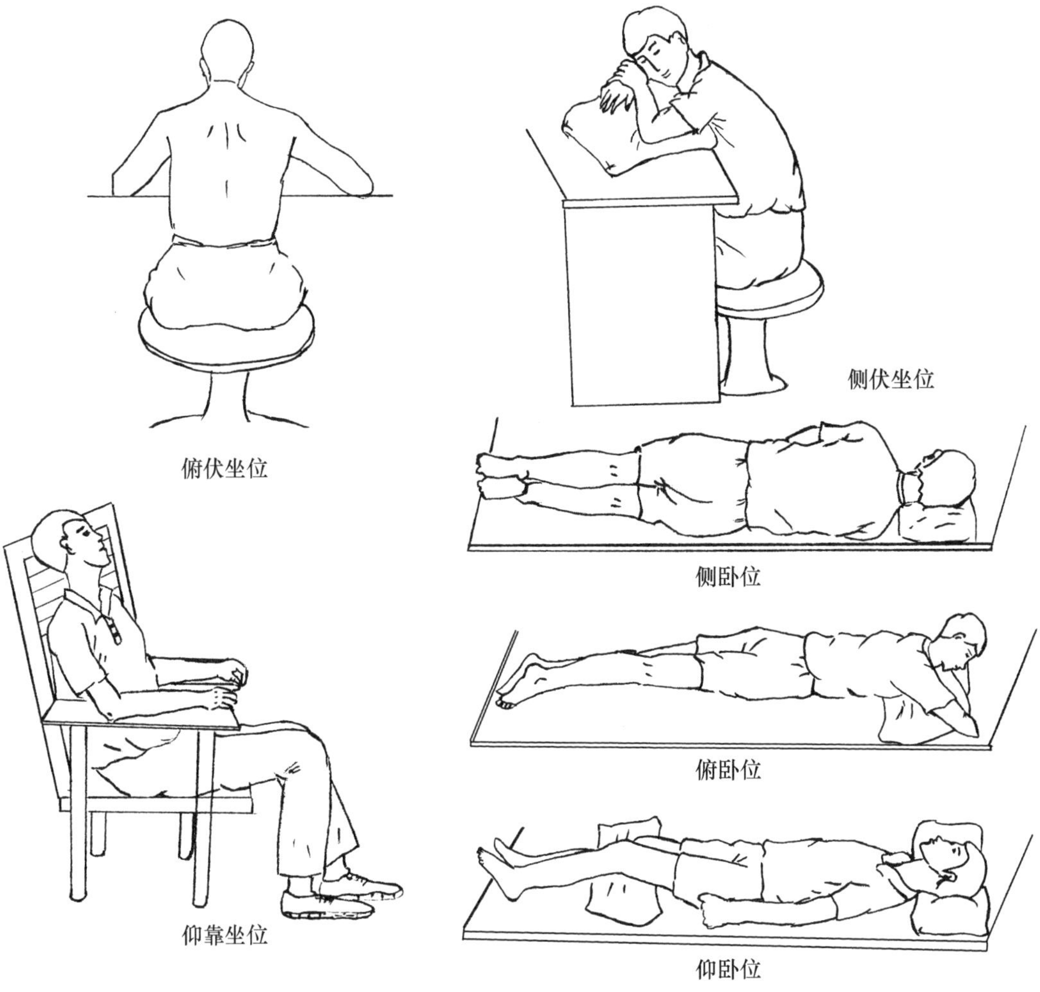

俯伏坐位

侧伏坐位

侧卧位

仰靠坐位

俯卧位

仰卧位

图 2-1-2　常用体位

5．针刺的练习

针刺练习主要是对指力和手法进行锻炼。良好的指力是施行手法的基础，熟练的手法则是运用毫针刺进行美容的条件。针刺操作前，应多练、常练指力和手法，这样在针刺施术时才能减轻受术者之疼痛感，使针刺补泻作用佳，美容效果理想。

（1）指力练习。练习指力多选择纸垫。将松软的纸张叠成长约 8 cm、宽约 5 cm、厚约 2 cm 的纸垫，用线按“井”字扎紧。练针时，一手平执纸垫，另一手如持毛笔状，持 1～1.5 寸毫针，拇、食、中三指持针柄，也可用中指抵住针身，针尖垂直抵于纸垫，手拇指与食指、中指交替捻动针柄，并渐加一定压力，待针穿透纸垫后另换一处，反复练习。

（2）手法练习。练习手法多选择棉团。取棉团外包布或纱布，用棉线缠绕，扎成直径 6 ~ 7 cm 的圆球。棉团外紧内松，可进行进针、提插、捻转、出针等各种毫针刺法的练习。手法练习时均像持毛笔样持毫针。提插练针是将针刺入棉球后，垂直做上提下插的动作，幅度、频率均匀一致；捻转练习是将针刺入棉球一定深度后，拇指和食指、中指交替向前后捻转，来回角度和频率均匀一致。在提插、捻转熟练的基础上，可将两种手法配合起来练习，达到动作协调、运用熟练。

纸垫、棉团练针见图 2-1-3。

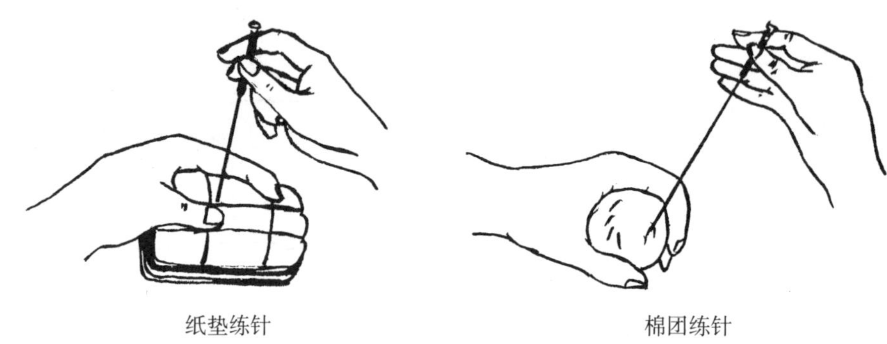

纸垫练针　　　　棉团练针

图 2-1-3　纸垫、棉团练针

指力、手法练习熟练后，可在自己身上进行针刺练习，亲身体会指力强弱、针刺感觉、行针手法等，达到无痛或微痛进针，针身挺直不弯，刺入顺利，手法自如。

（二）针刺操作

毫针刺法包括进针、行针、留针、出针等一系列施术手法，针刺时只有腧穴定位准确、进针顺利、针刺补泻得宜，才能产生治疗或保健的美容效果。针刺操作时，按照定位腧穴、消毒、进针、行针、留针、出针的顺序依次进行。针刺的补泻作用，与进针、行针、出针等手法密切相关，贯穿针刺操作过程。

1．定位腧穴

准确定位腧穴，是针刺美容的前提。先按照骨度分寸等腧穴定位法“定穴”，再在此位置周围小范围内用手指点按以“揣穴”，探求受术者酸胀感最明显处。腧穴确定好，可用指甲在其上掐“十”字痕迹，以作为针刺位置的标志。

2．消毒

针刺操作时，需要对施术者的手和受术者的针刺部位进行消毒。施术者先用肥皂水或洗手液将手洗刷干净，再用 75% 酒精棉球对手指进行擦拭后，方可持针操作。受术者针刺部位皮肤用 75% 酒精棉球擦拭消毒；或用 2% 碘酊涂擦，稍干后再用 75% 酒精棉球擦拭脱碘。针刺部位消毒时应从腧穴部位的中心点开始向外绕圈涂擦。

3．进针

（1）进针方法。进针时，持针的手称为“刺手”，固定皮肤、辅助针身等协助针刺的手称为“押手”。

1）单手进针法。此法只用刺手即可完成进针。刺手拇、食指持针柄，中指指腹抵住针身下端，指端紧靠腧穴旁皮肤，拇、食指向下用力时，中指随之屈曲，将针刺入直至所需深度。此法适用于较短的毫针进针。

2）双手进针法。常见双手进针法（图 2-1-4）如下。

提捏进针法：押手拇、食指提捏起待刺腧穴处皮肤，刺手持针从提起部位上端刺入。此法适用于皮肉浅薄部位的腧穴，如印堂穴。

指切进针法：押手拇指或食指指甲切按于待刺腧穴旁，右手持针尽量贴着左手指甲面刺入腧穴。此法适用于短针进针。

夹持进针法：刺手拇、食指持针柄，押手拇、食指夹持一消毒干棉球，包裹针身下段，针尖置于待刺腧穴，当押手夹针下按时，刺手顺势将针刺入直至所需深度。此法适用于长针进针。

舒张进针法：押手拇、食指（或食、中指）将待刺腧穴处皮肤向两侧撑开、紧绷固定，刺手持针从押手二指间刺入腧穴。此法适用于皮肤松弛部位的腧穴，如腹部腧穴。

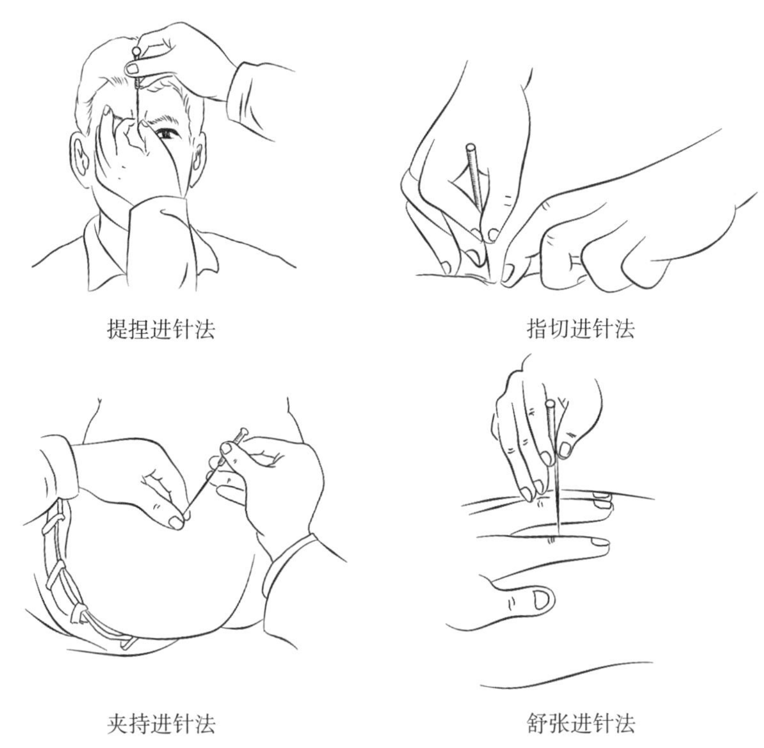

提捏进针法　指切进针法

夹持进针法　舒张进针法

图 2-1-4　双手进针法

3）管针进针法。押手扶持装有毫针的针管，针尖向下，放于待刺腧穴处，针柄露出针管约 5 mm，刺手迅速用食指下击针尾，将针刺入。此法适用于儿童或惧针者。

（2）针刺的角度、方向与深度。进针时，应根据所选腧穴的位置、受术者体质、求美者需要、针刺手法等实际情况，掌握针刺的方向、角度和深度。同一腧穴，针刺方向、角度和深度不同，所产生的补泻作用、针感传导与强弱等常有明显差异；有些腧穴只有按特定方向、角度或深度刺入才能确保针刺安全。适宜的针刺方向、角度和深度，是提高疗效、防止意外的关键。

1）针刺的角度。此指进针时，针身与皮肤表面形成的夹角。针刺角度的确定，主要由腧穴的情况、施术目的等确定。按针刺角度，一般刺法可分为直刺、斜刺和横刺三种（图 2-1-5）。

直刺：当针身与施术部位皮肤呈 90º 时垂直刺入。此法适用于全身大部分腧穴。

斜刺：当针身与施术部位皮肤约呈 45º 时倾斜刺入。此法适用于骨缝或不宜直刺、深刺的腧穴，如内有重要脏器处。

横刺：当针身与施术部位皮肤约呈 15º 时沿皮刺入，又称“沿皮刺”或“平刺”。此法适用于头面、胸背等皮肉极浅薄处的腧穴。

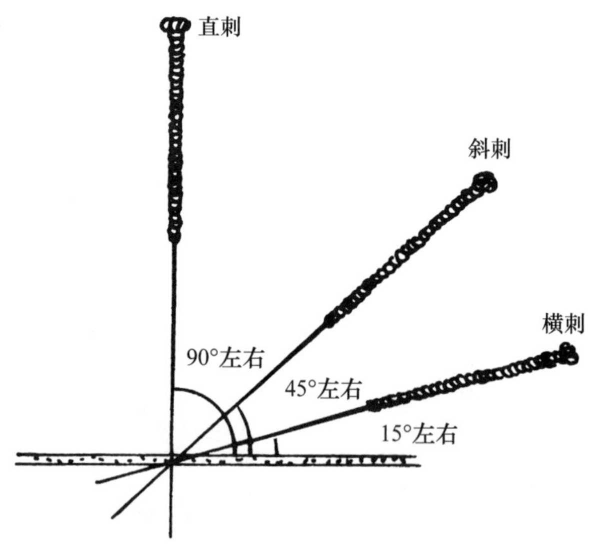

图 2-1-5　针刺角度

2）针刺的方向。此指斜刺或横刺时，针尖对准的某一方向或部位。针刺方向主要依据补泻需要、腧穴部位特点和针感传导需要而确定。

依循行定方向：针刺操作时，可依据经脉循行方向，结合补泻选择，使针尖顺经或逆经刺入，以达到补泻的目的。

依腧穴定方向：为保证针刺的安全和有效，有些腧穴需根据所在部位的特点，使针尖朝向特定方向刺入。如针刺脊柱旁某些穴位，针尖需朝脊柱方向刺入；针刺承泣时，于眶下缘和眼球之间缓慢向下刺入。

依病情病位定方向：根据病情病位需要，针刺时，将针尖朝向病所刺入，使针刺感应达到所需部位，即“气至病所”。

3）针刺的深度。此指针身刺入腧穴内的深浅。针刺深度应以获得针感又保证安全为原则。针刺操作时，具体针刺深度的确定，应以“常用美容腧穴”中的针刺深度为依据，并结合腧穴所在部位、病情性质、受术者个体情况、季节时令等，全面考虑调整。

腧穴所在部位：一般而言，头面、胸背等皮肉浅薄或内有重要脏器处的腧穴，宜浅刺；四肢、臀部等肌肉丰厚处的腧穴，宜深刺。

病情性质：新病、表证、阳证，宜浅刺；久病、里证、阴证，宜深刺。

受术者个体情况：年老体弱、气血衰退、稚嫩小儿或形瘦体弱者，不宜深刺；中青年身强体壮或形体肥胖者，可适当深刺。

季节时令：一般来说，春夏宜浅刺，秋冬宜深刺。

4. 行针与得气

毫针刺入腧穴后，为使受术者得气，或进一步调整针感的强弱，或使针感向某一方向扩散、传导而采取的操作方法，称为行针，也称运针。

得气，是毫针刺入腧穴获得的经气感应，也称为针感、气至。得气时，受术者自觉针刺部位有酸、麻、胀、痛等感觉，施术者也能体会到针下沉紧之感；针刺后未得气，则受术者没有特殊感觉，施术者感针下空松、虚滑。得气是针刺取效的基础，是应用补泻的前提，得气与否、得气快慢直接影响针刺疗效。故操作时需取穴准确、操作得当，并合理行针，促使尽快得气或加强针感。

行针手法可分为基本手法和辅助手法两类。

（1）行针基本手法。行针基本手法有提插法和捻转法，是毫针刺法的基本动作，施术时，两种手法既可单独应用，也可配合应用。

1）提插法。将毫针刺入腧穴一定深度后，施上下、进退的操作手法。从机体深层向上退至浅层的操作是“提”，从浅层向下刺入深层为“插”，如此运针使之反复上下运动，即为提插法。行提插法需指力均匀一致，保持针身垂直，不改变针刺方向和角度；提插幅度不宜过大、频率不宜过快，一般以幅度 0.3 ~ 0.5 寸、频率 60 次 / 分为宜。

2）捻转法。将毫针刺入腧穴一定深度后，施以前后、左右的捻转动作，使针在腧穴内前后来回旋转的行针手法。行捻转法需指力均匀，捻转的前后角度适当，一般以180º～360º为宜。不能过度单向捻转，否则易造成针身被肌纤维缠绕，引起滞针或疼痛等不适。

提插的幅度、捻转的角度及提插捻转的频率等，应根据腧穴所在部位、施术目的、受术者情况等灵活掌握。面部腧穴提插幅度不宜过大。

（2）行针辅助手法。行针辅助手法是对基本手法的补充，是以促使得气、加强针感为目的行针手法。主要有以下六种。

1）循法。施术者用手指沿经脉循行路线在腧穴的前后做轻柔循按的方法。本法有催动气血、激发经气、促使针刺后得气的作用。

2）刮法。毫针刺入腧穴后，施术者将拇指或食指指腹抵住针尾，用食指、拇指或中指指甲上下刮动针柄的方法。本法有激发经气和加强针感传导、扩散的作用。

3）弹法。毫针刺入腧穴后，施术者用手指轻弹针尾或针柄，使针身微微振动的方法。本法有催气、行气的作用。

4）飞法。毫针刺入腧穴后，施术者拇、食指夹持针柄，轻微捻转数次，后张开两指，如飞鸟展翅状，一搓一放，反复数次。本法有催气、行气、增强针感的作用，主要适用于肌肉丰厚部位的腧穴。

5）摇法。毫针刺入腧穴后，施术者手持针柄，轻轻摇动针身的方法。摇法操作有两种：一是直立针身而摇，以加强针感；二是卧倒针身而摇，使针感向一定方向传导。

6）震颤法。毫针刺入后，施术者手持针柄，小幅度、快频率地提插、捻转，使针身轻微震颤的方法。本法有促使得气、增强针感的作用。

针刺美容时，循法、刮法、弹法较为常用。

5．留针

毫针刺入腧穴并施行手法后，留置于腧穴内，称为留针。留针的目的有二，一是加强针刺作用，二是便于继续行针。一般针刺得气、行针补泻后，留针10～30分钟。留针期间可不施行手法，也可5～10分钟行针一次，以保持或加强针感。留针时嘱受术者不要变动体位，以免弯针或断针等。

6．出针

针刺行针或留针达到预定针刺目的和治疗要求后，便可出针。出针时，一般押手持消毒干棉球按于针刺部位，刺手持针做小幅度捻转并慢慢提到皮下，稍缓出针。出针后，用消毒干棉球轻压针孔片刻，防止出血。切忌单手猛力将针拔出。

针刺操作结束，应仔细核对针数，避免遗漏。

7. 补泻手法

针刺补泻，或鼓舞正气，使受术者低下的功能恢复正常；或疏泄病邪，使机体恢复到正常的生理状态。毫针补泻手法是实现针刺补泻最主要的手段和方法。常用补泻手法如下。

（1）提插补泻。针刺得气后，先浅后深，重插轻提，以下插用力为主者是补法；先深后浅，轻插重提，以上提用力为主者是泻法。

（2）捻转补泻。针刺得气后，捻转角度小，用力轻，频率慢，操作时间短，左转用力为主者是补法；捻转角度大，用力重，频率快，操作时间长，右转用力为主者是泻法。

（3）疾徐补泻。进针时徐徐刺入，少捻转，疾速出针者为补法；进针时疾速刺入，多捻转，徐徐出针者为泻法。

（4）迎随补泻。针刺十四经穴时，针尖随经脉循行方向刺入为补法，迎（逆）经脉循行方向刺入为泻法。

（5）呼吸补泻。受术者呼气时进针，吸气时出针为补法；受术者吸气时进针，呼气时出针为泻法。

（6）平补平泻。进针得气后均匀地提插、捻转，即为平补平泻。

（三）针刺常见异常情况的预防和处理

1. 晕针

晕针指在针刺过程中，受术者出现头晕目眩、面色苍白、恶心呕吐、心慌多汗、四肢发冷甚至晕厥的现象。

晕针的发生，或是因于受术者体质虚弱、精神紧张、疲劳饥饿等，或是因于施术者针刺手法过重。故对初次接受针刺治疗或精神过度紧张者，应术前做好解释安抚；受术者疲劳、饥饿等状态下不宜进行针刺；选择舒适持久的体位，以卧位为佳。施术者进针时手法宜轻，针刺过程中应注意观察，询问受术者感觉，一旦有不适及时处理。

晕针发生后须立即停止针刺，将针全部起出。晕针者平卧片刻后，饮温水；重者在上述处理基础上，指压水沟、内关、足三里、涌泉等穴，或灸百会、关元、气海等穴。

2. 滞针

滞针指在行针或留针过程中，施术者感觉针下滞涩，提插、捻转、出针均感困难，勉强行针、出针则受术者感觉疼痛的现象。

滞针发生的原因主要有二：一是受术者精神过于紧张或施术者用力过猛，针刺入腧穴后，局部肌肉强烈收缩；二是施术者行针手法不当，单一方向捻转太过，导致肌纤维缠绕针体。故针刺前，应对精神紧张者做好解释安抚；针刺时，手法力度恰当，不做或少做单方向捻转。

若由于肌肉强烈收缩导致滞针，则可循按滞针腧穴附近，或轻弹针柄，以宣散气血，缓解肌肉紧张，并可稍延长留针时间。若由于单方向捻转导致滞针，可向反方向将针捻回。

3．弯针

弯针指针刺入腧穴后，针身在体内弯曲、针柄角度方向改变，提插、捻转、出针困难，病人感到疼痛的现象。弯针发生的主要原因：一是施术者手法不熟练，用力过猛，针尖碰到坚硬的组织器官；二是针刺、留针过程中，受术者变动体位；三是针柄受撞击、压迫等。故施术者需手法熟练、指力均匀；针刺过程中受术者要避免改变体位，注意保护针刺部位不受外力。

弯针发生后，不得再行手法，慢慢顺应弯曲方向将针起出。若弯针是受术者体位变化造成的，则需先恢复原来体位。

4．断针

断针指针体折断在体内，与针柄分离。断针的发生，与针具质量欠佳关系密切。同时，滞针、弯针未能及时、正确处理，针刺用力过猛、刺激过大造成肌肉剧烈收缩，体位改变、外力碰撞等也可能造成断针。作为施术者，针刺前应对毫针进行仔细检查，及时更换针具；避免进行过猛、过强的针刺操作；及时妥善处理滞针、弯针。作为受术者，针刺过程中不可改变体位，并应注意保护针刺部位。

断针发生后先嘱受术者切勿变更体位或惊慌乱动，以防断针向肌肉深部陷入，用镊子将显露于皮肤外的针身起出；若断端与皮肤相平，可用手指垂直向下挤压针孔两旁，使断针暴露于皮外而后取出。为避免断针没于皮下，针刺时应保留一部分针身不刺入腧穴内。

5．血肿

血肿指针刺部位皮下出血，引起肿痛。血肿的发生原因是针尖弯曲带钩，损伤皮肉，或刺伤血管。故针刺前，应仔细检查针具；针刺时，注意避开血管；出针后，立即用消毒干棉球按压针孔，不可揉动。

出现血肿后，若情况轻微，则无须处理，血肿可自行消退；局部胀痛明显、青紫面积大者，可先冷敷止血，再做热敷，促使局部瘀血消散吸收。

（四）针刺注意事项

（1）针刺时，注意预防常见异常情况；一旦发生异常情况，及时妥善处理。

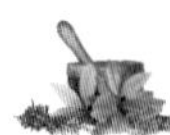

（2）对于妊娠女性，腹部、腰骶及某些有通经活血作用的腧穴，不宜针刺。

（3）有凝血障碍者或皮肤感染、溃疡、瘢痕等处，不宜针刺。

（4）重要组织器官所居之处的腧穴，针刺时注意角度、方向和深度，不宜大幅度行针。

二、三棱针法

三棱针法，是用三棱针（图 2-1-6）刺破血络或腧穴，放出适量血液或挤出适量液体，以治疗疾病的方法，又称刺络放血法、放血疗法。

图 2-1-6　三棱针

（一）美容应用

该法具有开窍、泻热、活血通络、消肿止痛等作用，适应证广，各种实证、热证、瘀血、疼痛，如咽喉肿痛、顽癣、痈疖、痤疮、酒渣鼻、中暑、头痛、肩周炎等，均可应用，是中医美容临床常用技术。

（二）操作方法

1．针刺前准备

严格消毒三棱针，并对施术者手指和受术者局部皮肤进行消毒，严格无菌操作。

2．针刺操作

施术者刺手拇、食指捏住针柄中段，中指指腹紧靠针身侧面，露出针尖 2～3 mm，以待针刺。三棱针应用于美容的方法一般有三种，即点刺法、散刺法、刺络法。

（1）点刺法。即用三棱针点刺腧穴或部位的方法。操作时，先从拟刺部位周围向针刺处推按，使局部充血后常规消毒，快速用三棱针直刺 2～3 mm，快速出针，轻轻挤压针孔，使出血数滴或挤出少量液体，再以无菌干棉球按压针孔。此法多用于手足末端、头面、耳郭等部位。

（2）散刺法。即用三棱针从病变局部周围向中心进行连续点刺的方法，根据病变局部的大小不同，可刺 10～20 针不等。操作时，一手固定被刺部位，一手由病变外缘呈环形向中心点刺，促使瘀血或水肿消退，达到“菀陈而除之”的目的。此法多用于局部瘀血、血肿或水肿、顽癣等。

（3）刺络法。即用三棱针刺入浅表小静脉放出适量血液的方法。操作时，持三棱针点刺，快进快出，出血适量。此法多用于下肢后部、足背等有小静脉显现的部位。

（三）注意事项

（1）施术前，对受术者做好必要的解释工作，消除其顾虑。

（2）术前严格消毒，针刺后避免直接接触受术者血液。

（3）针刺手法宜轻、稳、准、快，避免用力过猛、刺入过深、创伤过大，更不可伤及动脉。

（4）此法刺激强，对体弱者、贫血者、低血压者及孕妇、产妇等，均应慎用；凡有凝血功能障碍者，禁用；血管瘤和出现不明原因肿块的部位，禁用。

（5）此法一般隔日或 2 ~ 3 日施术 1 次，每次出血量以数滴或 3 ~ 5 ml 为宜。

三、皮肤针法

皮肤针法，是运用皮肤针叩刺人体腧穴或一定部位，以防治疾病的方法。皮肤针多由两部分组成——针头和针柄（图 2-1-7），针头如小锤状，固定在 15 ~ 19 cm 的细长针柄上，上缀数枚不锈钢短针。常用皮肤针根据针头所缀短针数目不同，又有梅花针（五支针）、七星针（七支针）的不同称呼。

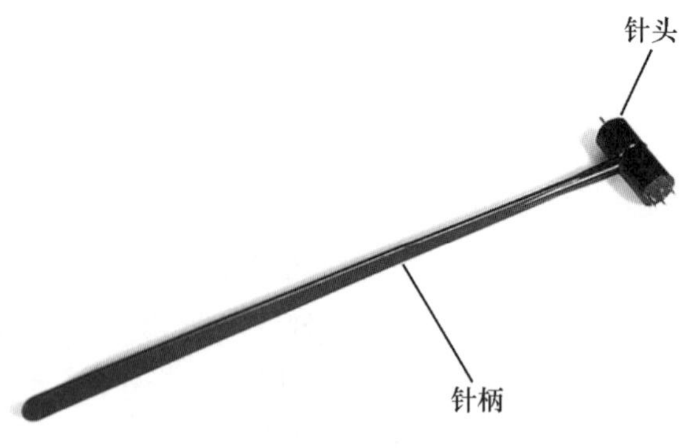

图 2-1-7　皮肤针

（一）美容应用

用皮肤针浅刺皮部，能疏通经络、调和气血，且损伤小、疼痛低，较容易被受术者接受，于美容保健应用广泛。

1．损美性皮肤病

此类疾病包括痤疮、色斑、荨麻疹、斑秃、神经性皮炎等。

2．痛证

此类疾病包括头痛、胃脘痛、肩背痛、腰痛、痛经、风湿痹痛等。

3．其他

此类疾病如失眠、鼻塞、肌肤麻木等。

（二）操作方法

受术者皮肤常规消毒后，施术者手持无菌皮肤针针柄末端，将针尖对准叩刺部位，运用灵活的腕力将针头垂直叩刺在皮肤上，后立刻弹起，如此反复进行，使局部皮肤发红或微微渗血。叩刺需频率快、速度均匀、力度适宜。操作时，需注意叩刺部位和刺激强度的选择。

1．叩刺部位

（1）局部叩刺。损美性皮肤病如面部皱纹、斑秃等，可直接在皮损局部进行叩刺。

（2）循经叩刺。即根据经络辨证、脏腑辨证，沿与损美性疾病有关的经脉的循行路线叩刺。循经叩刺也可用于保健强身。循经叩刺多选用背部膀胱经和督脉，以及四肢肘膝关节以下各经。如叩刺下肢足三阴经防治面部皱纹。

（3）特定区叩刺。如选用脊柱两旁及阳性反应点进行叩刺。一般而言，叩刺颈椎段附近可治疗头面及上肢部皮肤病。

2．刺激强度

（1）弱刺激。手腕用力较轻，叩刺力度小，针尖接触皮肤时间短；叩刺后局部皮肤微潮红，无明显渗出和出血点；受术者感觉无痛或微痛。适用于头面部、皮肉浅薄处和初诊者。

（2）强刺激。手腕用力较重，叩刺力度大，针尖接触皮肤时间略长；叩刺后局部皮肤可见明显出血点或渗血；受术者有明显疼痛感觉。适用于肩、背、腰、臀、四肢等肌肉丰厚处及压痛点。

（3）中等刺激。叩刺力度介于强、弱刺激之间；叩刺后皮肤明显潮红，无出血点，或有少量渗血；受术者稍觉疼痛。除头面部及皮肉浅薄处，其他部位均可选用中等刺激。

（三）注意事项

（1）施术前认真检查针具，保证针尖无毛钩、针尖面平整不弯曲。

（2）针具和叩刺部位均需严格消毒。

（3）叩刺后皮肤有出血或渗血，需用无菌干棉球擦拭干净，嘱受术者保持叩刺部位清洁，避免感染。

（4）皮肤破溃、瘢痕与出现不明肿块处，患有传染性疾病及有凝血功能障碍者，皆不宜使用本法。

四、火针法

火针法，是将特制针具（图 2-1-8）的针身用火烧红后，迅速刺入腧穴或一定部位，再快速退出的一种方法。火针法多以病灶局部选穴为主，具有选穴少、起效快、治疗次数少等优势。

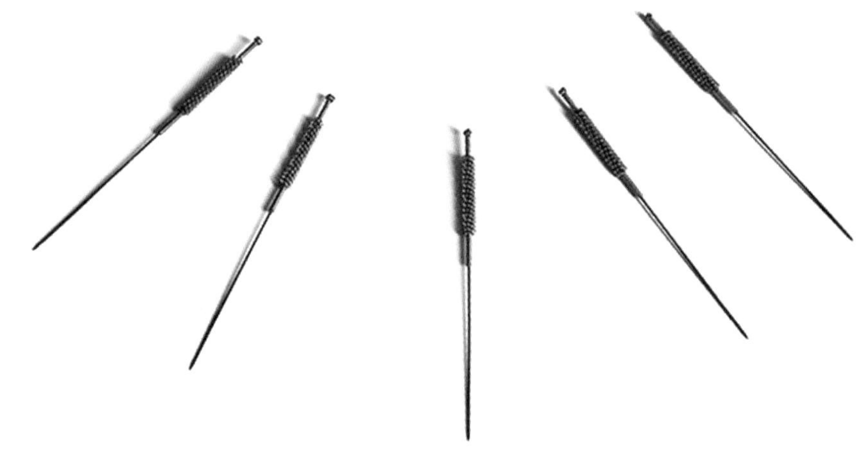

图 2-1-8　火针法特制针具

（一）美容应用

火针法具有温经散寒、活血化瘀、软坚散结、祛腐生肌等作用，常用于治疗多种皮肤病、痛证及慢性病证，是行之有效的美容保健技术。

1．损美性疾病

此类疾病如神经性皮炎、痤疮、疣、银屑病、带状疱疹及各种感染性皮肤病。

2．疼痛顽疾

此类疾病如风湿顽痹、颈椎病、肩周炎、腱鞘炎、腰肌劳损、痛经等。

3．慢性疾病

此类疾病如下肢静脉曲张、慢性结肠炎等。

（二）操作方法

1．烧针

手持消毒好的火针，在酒精灯上烧灼，一般先烧针身，后烧针尖。火针若需刺入较深，则需烧至白亮；若刺入较浅，则烧至通红即可。烧针时应靠近施术部位，方便迅速针刺。

2．针刺

烧针后，立即垂直点刺腧穴或部位，疾速进针、出针。针刺深度根据病损情况、针刺部位、受术者体质等而定。一般情况下，四肢、腰腹等部位针刺稍深，5～12 mm；胸背部针刺宜浅，1.5～5 mm 即可；损美性疾病多直接针刺皮损部位，刺至基底层或真皮浅层即可。

3．出针

针刺结束后迅速出针，用无菌干棉球按压针孔，减少疼痛，防止出血。若针刺较深，需用消毒纱布覆盖针孔 1～2 天，避免感染。

（三）注意事项

（1）施术时注意安全，避免烧伤或烧毁衣物、床单等。

（2）施术前后做好解释说明，治疗区域一般 1～2 天内即可形成一黑色痂皮，1～2 星期痂皮会自行脱落。嘱受术者保持治疗部位清洁、干燥，忌搔抓；当天避免治疗部位着水。

（3）治疗汗管瘤、面部痤疮等皮损部位过多、过密者时，宜分次进行。

（4）瘢痕体质、糖尿病病人、有凝血功能障碍者等，禁用火针。

五、皮内针法

皮内针法，是将特制的小型针具刺入并固定于腧穴部位的皮内或皮下，产生持续刺激作用的方法，又称埋针法。

皮内针有揿针型和颗粒型两种（图 2-1-9）。揿针型针身较短，针身与环形针柄垂直，又称图钉型；颗粒型针身较长，针身与环形针柄在同一平面，又称麦粒型。

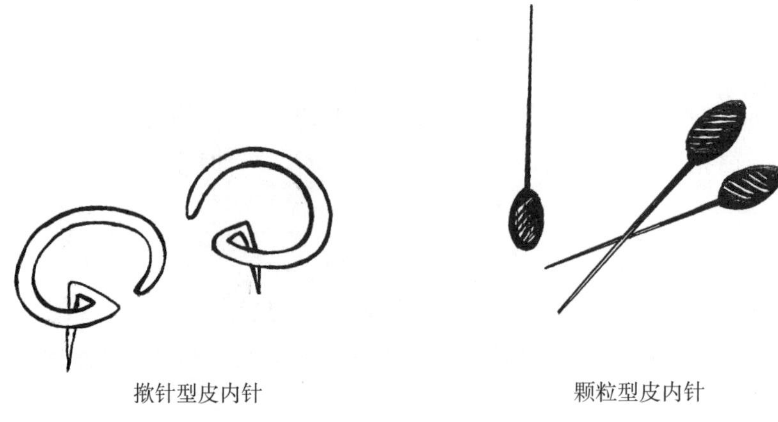

图 2-1-9　皮内针

（一）美容应用

此法适用于需要长时间留针的慢性病证、经常发作的痛证及反复出现的损美性皮肤病，如神经衰弱、偏头痛、软组织损伤、月经不调、痛经、痤疮、黄褐斑等。

（二）操作方法

将皮内针、镊子、埋针部位皮肤严格消毒后，再进行针刺。

1．颗粒型皮内针

施术者押手将受术者腧穴部位皮肤向两侧撑开、紧绷固定，刺手持镊子夹针柄将针平刺入腧穴内，用医用胶布固定针具。

2．揿针型皮内针

施术者押手固定受术者腧穴部位皮肤，刺手持镊子夹针柄将针垂直刺入腧穴内，用医用胶布覆盖针柄，固定针具。

留针时间一般为 3～5 天，最长 1 周；若天气炎热，则留针 1～2 日即可，以防感染。留针期间，嘱受术者每日按压埋针处 3～4 次，每次按压 1～2 分钟，以能耐受为度，应加强刺激，以提高疗效。

（三）注意事项

（1）埋针所选腧穴以不妨碍肢体运动、易固定者为主；关节、胸腹、颜面、体表大血管周围不宜埋针；溃疡、不明原因肿块等处，禁忌埋针。

（2）埋针后，若局部持续刺痛，应将针取出重埋或改用其他腧穴。

（3）留针期间，埋针处不可着水，避免感染；一旦感染，应立即出针，对症处理。

六、穴位埋线法

穴位埋线法，是将可吸收外科缝线埋入腧穴，利用线对腧穴的持续性刺激作用，激发经气、调和气血的一种方法。

（一）美容应用

穴位埋线法刺激性强、疗效持久，广泛应用于多种损美性、慢性疾病，如单纯性肥胖、神经性皮炎、面瘫、胃痛、痛经、失眠、腰腿痛、中风后遗症等，也可用于保健强身。

（二）操作方法

1. 选穴与疗程

辨证取穴时，多选择肌肉较丰厚部位的腧穴，以背腰部及腹部腧穴最为常用。治疗皮肤病时，可选皮损周围腧穴。

每次埋线以 1 ~ 3 个腧穴为宜，每 2 ~ 4 周埋线 1 次，3 ~ 5 次为 1 个疗程。

2. 埋线方法

现代临床埋线时多选用专用埋线针，专用埋线针多为一次性使用。施术时，常规消毒局部皮肤，取长 1 ~ 2 cm 已消毒、可吸收外科缝线一段，放置在专用埋线针针管前端，后接针芯。施术者一手舒张或捏起选定腧穴部位皮肤，另一手持针刺入穴位，至所需深度，施以适当的捻转提插，得气后，边推针芯，边退针管，将线埋置在穴位的皮下组织内或肌层。出针后，用无菌干棉球按压针孔止血。

3. 术后处理

（1）正常反应。术后 1 ~ 5 天内，由于埋线刺激，局部或有红、热、痛等无菌性炎症反应，少数病例反应较重，埋线处有少量渗出液，或于埋线后 4 ~ 24 小时内体温轻度上升，但无感染征象，此为正常反应，一般不需处理。渗出液较多时，可用 75% 酒精棉球擦拭，覆盖无菌纱布。

（2）异常反应。未严格无菌操作或术后伤口保护不好，导致感染，出现埋线处红肿、疼痛剧烈，或伴有发热，应予抗感染处理。受术者对埋线过敏，埋线后局部反应较为严重，应做抗过敏处理，必要时取线。操作不当损伤神经，出现皮肤感知障碍、肌肉瘫痪等现象，应立即抽出埋线，予以适当处理。

（三）注意事项

（1）严格无菌操作，尽量用一次性外科缝线；埋线后创面保持干燥、清洁，防止感染。

（2）埋线位置以皮下组织与肌肉之间为宜，埋线后线头不可暴露在皮肤外。

（3）皮肤局部有感染或溃疡的病人，患传染病的病人，以及妊娠期女性等均不宜使用本法。

（4）有出血性倾向者慎用埋线法；患有糖尿病及其他可致皮肤和皮下组织吸收、修复功能障碍的疾病的病人，禁用埋线法。

（5）同一穴位多次埋线时，埋线部位应略有差异。

（6）埋线后定期随访，注意术后反应，遇异常现象及时处理。

思考题

1. 皮肤松弛处进针最适合何种进针方法（　　）

A. 舒张进针法　　B. 夹持进针法　　C. 提捏进针法

D. 指切进针法　　E. 管针进针法

2. 将小型针具刺入皮内或皮下，持续产生刺激的是（　　）

A. 皮肤针法　　B. 皮内针法　　C. 穴位埋线法

D. 三棱针法　　E. 都不对

3. 试述毫针刺法的操作步骤。

4. 试述三棱针法的美容应用。

5. 试述皮肤针法的美容应用。

参考文献

[1] 梁繁荣，王华. 针灸学［M］. 4版. 北京：中国中医药出版社，2016.

[2] 王富春，马铁明. 刺法灸法学［M］. 4版. 北京：中国中医药出版社，2016.

[3] 黄霏莉，佘靖. 中医美容学［M］. 3版. 北京：人民卫生出版社，2011.

[4] 陈景华. 美容保健技术［M］. 3版. 北京：人民卫生出版社，2019.

[5] 孙晶，梁菁. 中医美容技术［M］. 上海：复旦大学出版社，2020.

任务三　常见美容灸法

任务导入

《孟子》载："今之欲王者，犹七年之病，求三年之艾也。"灸法的历史源远流长，据文献考证，早在西周之前就已有灸法的运用。时至今日，艾灸已经成为美容保健的常规项目，大多数的美容美体机构都会有各种各样的艾灸设备，最常见的就是艾灸床。

请思考：

1. 艾灸是如何操作的？
2. 艾灸有哪些美容保健作用？

灸法，是采用艾绒等易燃材料或药物，对人体腧穴或一定部位进行烧灼、熏熨，借助温热的刺激及药物作用，达到治疗或保健目的的外治方法。

一、分类及美容应用

灸法具有温通经络、祛邪散寒、行气活血、消瘀散结、补虚培元、强身延年等作用，在美容中应用范围广泛，尤其适合于虚寒性损美性疾病的调治和美容保健养生。美容灸法以艾叶制成的艾绒为主要灸材，操作简便，疗效显著。常见美容灸法包括艾炷灸、艾条灸、温灸器灸和温针灸。

（一）艾炷灸

艾炷是用艾绒制成的圆锥形或圆柱形小体（图 2-1-10）。艾炷灸，是将艾炷置于腧穴或所需部位，点燃施灸的方法。每燃 1 个艾炷，称为灸 1 壮。艾炷灸分为直接灸和间接灸两种。

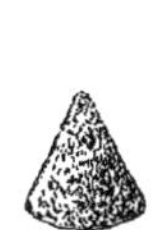
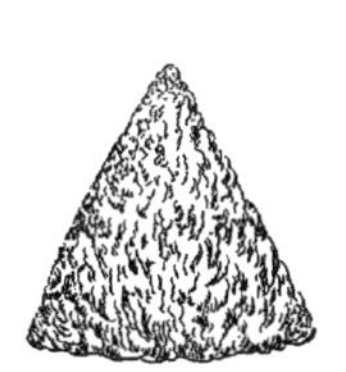
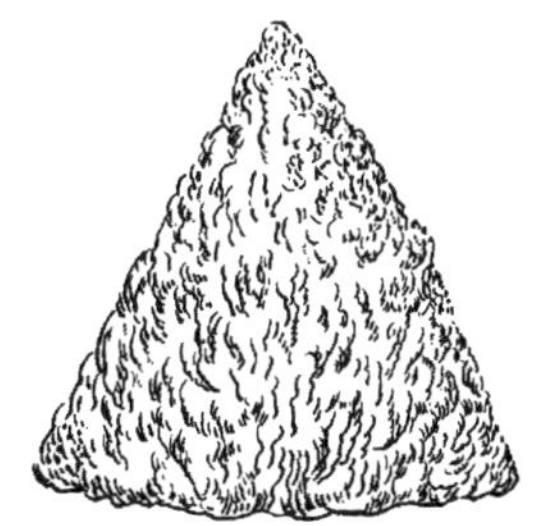

图 2-1-10　艾炷

1．直接灸

直接灸是将艾炷直接放在皮肤上点燃施灸的方法，又称为着肤灸。根据施灸的不同程度，又可分为无瘢痕灸、发疱灸和瘢痕灸。

（1）无瘢痕灸。适应证广泛，无痛苦，无损伤，常用于保健美容和治疗虚寒性疾病。

（2）发疱灸。多用于治疗头痛、白癜风、神经性皮炎等。

（3）瘢痕灸。多用于治疗哮喘、风湿顽痹等顽固难愈者。

2．间接灸

间接灸是指用药物或其他材料将艾炷与皮肤隔开而施灸的方法，又称隔物灸、间隔灸。间接灸具有艾灸和药物的双重作用，间隔所用药物或材料因治疗目的而异，美容保健常用的有隔姜灸、隔蒜灸、隔盐灸、隔附子饼灸等。

（1）隔姜灸。具有祛风、散寒、止痛、温中、止呕等作用，常用于风寒咳嗽、风湿痹痛、面瘫、皮肤冷痛、痛经、中焦虚寒吐泻及其他慢性虚寒性疾病。

（2）隔蒜灸。具有清热解毒、消肿散结、杀虫、健胃等作用，常用于乳痈、疖肿等化脓性肿块，伴瘙痒的皮肤病，关节炎等。

（3）隔盐灸。具有温中、散寒、回阳、固脱等作用，常用于急性腹痛、泄泻、风湿痹痛等。隔盐灸还具有保健强身、抗衰老的作用。

（4）隔附子饼灸。具有温补肾阳等作用，常用于治疗阳虚所致的宫寒痛经、不孕不育、身肿面暗沉及疮疡久溃不敛等。

（二）艾条灸

艾条，是以艾绒为主要成分制成的圆柱形长条，也称艾卷，根据是否加入其他药物，分为清艾条和药艾条。艾条灸，是用艾条在腧穴或一定部位的皮肤上熏灼、温熨的施灸方法，分为悬起灸和实按灸两种。美容保健多选用悬起灸。

1．悬起灸

悬起灸是将艾条点燃的一端悬于受术部位之上熏烤，使热力较温和地作用于施灸部位的一种灸法。根据操作方法不同，又可分为温和灸、回旋灸和雀啄灸。

悬起灸适用于多种损美性疾病和痛证，如面瘫、白癜风、银屑病、斑秃、眼袋、皱纹、肩周炎等；也可用于美容保健、驻颜抗衰。其中，温和灸多用于慢性病证，雀啄灸多用于急性病，回旋灸多用于大面积施灸。

2．实按灸

实按灸是将艾条点燃的一端隔数层布或纸直接按在受术部位上的一种灸法。实按灸多选用药艾条，用途不同，所含药物各异，如太乙神针、雷火针等。实按灸主要适用于

 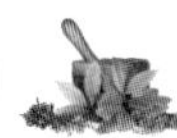

风湿顽痹、肢体痿软、半身不遂等慢性顽疾或急性扭挫伤痛等。

（三）温灸器灸

温灸器灸指用专门的器具施灸。常用温灸器有灸架、灸盒、灸筒等不同形式，有些可黏附于皮肤，便于施灸。温灸器灸可发挥温中散寒、调和气血的作用，一般需灸者均可应用，尤适合小儿等畏灸者和自我居家保健灸。

（四）温针灸

温针灸是将针刺与艾灸结合使用的一种方法，适用于既需要针刺后留针又适宜施灸的病证，如宫寒痛经、不孕、眼袋、皱纹等。

二、操作方法

（一）艾炷灸

1．直接灸

（1）无瘢痕灸。艾炷点燃后，受术者觉灼痛即去掉并更换艾炷再灸，一般灸3～7壮，至局部皮肤轻度红晕、受术者自觉舒适为度，灸后不发疱，不化脓，不留瘢痕。操作时，可提前在拟灸部位的皮肤上涂少量凡士林，便于艾炷附着。

（2）发疱灸。艾炷点燃后，受术者觉灼痛时继续灸3～5秒后再移去艾炷，施灸部位明显红晕，1～2小时后局部发疱，无须挑破，外敷无菌纱布，3～4天后可自行吸收。

（3）瘢痕灸。拟灸处皮肤先涂少量大蒜汁增强黏附和刺激作用，后放置艾炷点燃，待艾炷燃尽，方除去灰烬、易炷再灸，灸满规定壮数为止。施灸后，局部皮肤灼伤、破溃，需用药膏贴敷保护创面，1周左右出现无菌性化脓，脓液色白，形成灸疮，待灸疮结痂脱落后，即留下瘢痕。在灸疮愈合过程中，需勤换药，注意局部清洁，避免感染。

发疱灸和瘢痕灸均对皮肤有损伤，会产生疼痛，不可用于面颈部，施灸前必须征得受术者同意方可进行。

2．间接灸

间接灸主要操作步骤如下。

（1）选定备好间隔药物如姜片、蒜片、附子饼、食盐等，其中姜片、蒜片厚约0.3 cm，姜片、蒜片或附子饼中间均需穿刺数孔便于灸火热力渗透，隔盐灸选用干燥的食盐即可。

（2）将姜片、蒜片、附子饼等放置在拟灸部位，食盐则填敷于铺有湿纸的脐部，再将艾炷置于药物之上，点燃。

（3）受术者觉灼痛时，更换艾炷再灸，一般以局部皮肤泛红为度，或灸满规定壮数。

（二）艾条灸

1. 悬起灸

（1）温和灸。将艾条的一端点燃，对准应灸的腧穴或部位，使艾条距受术部位皮肤2～3 cm，固定距离与位置后持续施灸，以受术者自觉局部温热而无灼痛为宜，一般灸10～15分钟，以局部皮肤温热红晕为度。

（2）回旋灸。将艾条点燃端与受术部位皮肤保持一定距离，但位置不固定，均匀地左右移动或旋转施灸，以局部皮肤温热红晕为度。

（3）雀啄灸。将艾条点燃端悬于受术部位皮肤上，但距离不固定，如鸟雀啄食，均匀地上下移动施灸，至皮肤红晕为度。

悬起灸时，施术者可将一只手的手指置于施灸部位旁，以感受局部受热程度，调整施灸距离；注意观察受术部位的皮肤变化，掌握施灸时间；及时清理燃烧后的艾灰，避免烫伤。

2. 实按灸

施灸时，先在受术部位皮肤上垫数层布或纸，将艾条一端点燃，直接按在隔数层布或纸的受术部位上，使热力透达深层。

（三）温灸器灸

施灸时，将艾绒或艾炷、艾条装入专门施灸的器具，点燃后置于应灸部位进行熨灸，以所灸部位皮肤红晕为度。

（四）温针灸

先将毫针刺入腧穴，得气并施行补泻手法后留针，在针柄上置一段2 cm左右的艾条段或捏搓适量艾绒于针尾，点燃施灸，艾条或艾绒燃尽后去除灰烬，并将针取出。施温针灸时，可在施灸的下方垫厚纸片等物，防止艾灰脱落烧伤皮肤。

三、注意事项

（一）施灸顺序

一般为先上部后下部，先背腰部后腹部，先头部后四肢，先阳经后阴经。

（二）灸量多少

一般腰、背、腹部灸量多，胸、头项、四肢灸量少；青壮年灸量多，老人、体弱者、小儿灸量少。

（三）禁灸与慎灸部位

颜面五官、乳头、大血管等位置不宜使用直接灸，避免形成伤痕；一般空腹、过饱、过饥、过度疲劳和对灸法恐惧者，不宜马上施灸；妊娠期女性腹部和腰骶部及有活血作用的腧穴不宜施灸；部分腧穴禁灸。

（四）灸疱处理

施灸过量导致的水疱，小者注意不要擦破，可自行吸收；较大者，可用无菌毫针刺破，放出液体，外敷消毒纱布，避免感染。

（五）环境与安全

施灸过程中，室内宜保持良好的通风。注意防止艾火或艾灰脱落，烧伤皮肤和衣物等。施灸完毕，必须把艾火彻底熄灭，以防火灾。

思考题

1. 下列属于艾炷灸的是（　　）

A. 隔姜灸　　B. 温和灸　　C. 雀啄灸

D. 回旋灸　　E. 隔盐灸

2. 简述艾灸后的处理。

参考文献

［1］梁繁荣，王华. 针灸学［M］. 4版. 北京：中国中医药出版社，2016.

［2］王富春，马铁明. 刺法灸法学［M］. 4版. 北京：中国中医药出版社，2016.

［3］黄霏莉，佘靖. 中医美容学［M］. 3版. 北京：人民卫生出版社，2011.

［4］陈景华. 美容保健技术［M］. 3版. 北京：人民卫生出版社，2019.

［5］孙晶，梁菁. 中医美容技术［M］. 上海：复旦大学出版社，2020.

（辛　桐）

单元二　推拿按摩美容疗法

学习目标

1. 理解推拿手法的作用与原理。
2. 熟记推拿手法的基本技术要求和注意事项，以及各类基本手法和各部位推拿的美容应用。
3. 具备根据求美需要正确选择推拿体位、介质、手法的能力。
4. 能够准确、熟练地定位各部位美容保健常用腧穴及足部常用反射区。
5. 能够熟练地进行常用的推拿美容手法的操作；具备运用推拿手法进行各部位美容保健的能力。

任务一　推拿基本手法与操作规范

任务导入

推拿按摩，是最古老的疗法之一。推拿按摩美容疗法是以经络学说和现代科学理论为指导，将各种推拿按摩手法作用于人体，达到治疗损美性疾病和美容保健目的的一种方法。推拿按摩一方面可以通过经络系统的传导对机体行整体调整；另一方面，可以在体表产生物理刺激，直接发挥活血化瘀、理筋整复等作用，促进局部气血运行，改善局部组织的营养和功能。该疗法具有操作简便、疗效确切、作用持久、安全舒适、内调外养兼顾的特点。

一、基础理论

（一）概念

推拿手法，是指用手或肢体其他部分，或手持器械，按各种特定的规范化动作在体表进行的操作技术，是中医美容保健的常用基本手段，广泛应用于头面、颈肩、胸腹、背腰、四肢等的局部保健，以及丰胸，减肥，亚健康状态调理，抗衰驻颜等。

（二）作用与原理

1. 整体调治作用

（1）补虚泻实，平衡阴阳。人体健康的根本是“阴平阳秘”的动态平衡，各种因素破坏阴阳平衡，则产生各种病理变化和损美表现。推拿手法通过作用力大小、频率快慢、动作方向等的不同，给机体以不同的刺激，产生补虚泻实的不同效果，从整体上改变阴阳失调的病理状态，治疗损美性疾病或进行美容保健。

现代研究证实，推拿手法具有扶正固本、激发人体卫外抗病能力、提高免疫力等作用，有利于人体维持“阴平阳秘”的健康状态。

（2）调整经络、气血与脏腑功能。人体各脏腑组织功能的实现，依赖于气血的濡养与经络的联络。推拿手法直接作用在腧穴和皮部，产生的刺激通过经络系统传导至脏腑组织，从而发挥疏通经络、调和气血、恢复或改善脏腑组织生理功能的作用。

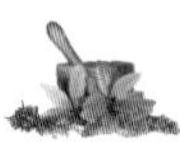

现代研究证实，推拿手法可促进血液循环与淋巴回流，降低全血黏度比，调节血中抗氧化酶等活性成分，有效改善心脑血管功能，提高机体新陈代谢水平。

（3）生物全息诊疗。生物全息学指出，人体某一局部是全身各器官的缩影，局部与整体间的信息传导有一定的规律，全息反射区对应排列全身相关反应点。足部等人体全息反射区的推拿按摩，可改善机体各组织器官的生理功能，调节机体内环境平衡，达到治病和保健的目的。

2. 局部直接作用

（1）畅行气血，温养肌肤。气血是肌肤维持正常功能和形态的物质基础，经络通畅、气血正常输布，肌肤才能得到荣养。推拿可以疏通局部经络气血，对局部瘀血肿痛、水肿、麻木不仁等发挥直接的调治作用，维持肌肤的健康和美丽。

现代研究证实，推拿通过摩擦皮肤，可清除衰亡的角质细胞，改善皮肤的呼吸功能，有利于汗腺和皮脂腺的分泌，促进局部毛细血管扩张，明显改善微循环，利于皮肤接受营养，促进皮肤水肿和炎症消退，使皮肤保持紧致、光洁的良好状态。

（2）舒筋通络，化瘀止痛。局部经络不畅、气血运行障碍，会导致皮、肉、筋、关节等失养而痉挛疼痛或发生功能障碍。推拿能促进局部气血运行，滑利关节，化瘀、通络、舒筋而有效缓解痉挛和疼痛。

现代研究证实，推拿能充分舒展紧张或痉挛的肌肉组织，提高局部痛阈值，升高局部温度，加强微循环，及时清除组织内瘀滞的致痛物质，降低血中的炎症介质等，并对神经传导有调节作用。故推拿能有效发挥解除痉挛、缓解甚至消除疼痛的作用。

（三）操作知要

1. 基本施术要求

推拿手法种类繁多，动作形态各异，但有共同的动作要领和需要达到的基本施术要求。总体而言，手法操作要有力、持久、均匀、柔和，最终达到深透。

（1）有力。推拿手法必须具有一定的刺激量，才能激发机体的应答。这种刺激量的获得与施术者的力量与技巧密切相关。刺激量大小要根据施术部位、受术者体质等综合确定。

（2）持久。此指推拿手法能按其动作规范与技术要求，持续不变地运用一定时间，且具有稳定连贯的手法形态。

（3）均匀。推拿手法应具有节律性，动作频率、幅度与用力大小应保持均匀稳定。

（4）柔和。此指推拿手法作用力适宜，轻而不浮，重而不滞，刚柔并济，自然流畅。切忌动作跳动、生硬粗暴。

（5）深透。深透即渗透，此要求施术时有一定的方向，使作用力不仅仅停留在肌表，而是透达筋脉、肌肉等深层组织结构。

推拿手法最终发挥作用，需要以力量为基础。只有掌握一定的动作要领，将手法持久、均匀、柔和地作用于机体，产生深透的刺激，才能实现美容保健的目的。

2．手法补泻

补虚泻实是推拿按摩美容的基本法则，手法的轻重、方向、频率和操作时间等不同，产生的补泻作用亦不同。

（1）补法。一般来说，顺经脉循行方向或顺时针操作，用力轻浅，动作柔和，频率舒缓，持续时间较长的操作为补法，补法可产生兴奋、激发与强壮等作用。

（2）泻法。一般来说，逆经脉循行方向或逆时针操作，用力深重，动作刚韧，频率稍快，持续时间较短的操作为泻法，泻法可产生抑制、镇静与祛邪等作用。

腹部推拿时，顺时针操作有明显泻下通便作用，为泻法；逆时针操作有明显加强胃肠消化功能、固肠止泻等作用，为补法。

3．操作有序

多部位共同进行推拿手法操作时，应遵循一定的顺序，一般来说，按照头面→肩背→上肢→胸腹→腰骶→下肢的顺序进行。局部操作时，自上而下，由浅入深，循序渐进。

4．术后反应

推拿手法操作应安全有效，又使受术者舒适，一般不会产生不适反应，但也可能引发一定的机体反应。

（1）良性反应。此指正常刺激下受术者出现的一过性不适反应，不会对人体造成损害。有些良性反应还是手法起效的表现。常见良性反应有术后疲劳感、饥饿感、嗜睡、手脚出汗、由深而浅或由集中到扩散的疼痛等。

良性反应多出现在第 1 ~ 3 次推拿后，2 ~ 3 天后即自然消失，一般无须特殊处理。

（2）不良反应。此指手法刺激过大等操作不当，对受术者机体造成的损伤性反应。常见不良反应有施术部位瘀斑、破皮、擦伤、肿痛，头晕，恶心等。若发生不良反应，须及时对症处理。

手法操作必须按照动作要领规范操作，逐渐施加作用力，不可用蛮力或突然用力，避免不良反应的发生。

5．禁忌证

（1）各种急性传染性疾病和某些感染性疾病，如肺结核、化脓性关节炎等。

（2）有血液病或凝血功能障碍者，如紫癜、咯血、便血、尿血等。

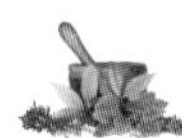

（3）烫伤等皮肤破损的局部和皮肤疾病（如各种癣、湿疹、脓肿等）的患处。

（4）严重的心、脑、肺、肾等的器质性病变及危重病。

（5）外伤出血，骨折、脱位，急性软组织损伤肿胀期，截瘫初期等。

（6）月经期或妊娠期女性的腹部、腰骶部，以及肩井、合谷、三阴交、昆仑等穴，皆不宜推拿。

（四）介质与热敷

推拿手法操作时，通常在施术部位涂抹的某些润滑剂或药物制剂，称为推拿介质。推拿介质既可以增强润滑作用，减少对皮肤的牵拉和摩擦；同时能充分发挥介质中功效性成分的作用，增强疗效。美容保健常用的介质为美容美体按摩乳（膏）、精油等。

推拿手法操作前后，还可配合热毛巾、中草药泥等进行热敷，增加温经散寒、活血行气等作用。

二、基本手法

美容保健主要应用作用于软组织的推拿手法，根据手法的动作形态，可以将其归纳为摆动类、摩擦类、振动类、挤压类、叩击类五类手法。

（一）摆动类手法

前臂主动用力，带动指、掌、腕关节进行协调的连续性摆动，使手法力度轻重交替作用于一定部位的手法，即为摆动类手法。美容保健常用的摆动类手法有㨰法、揉法。

1．㨰法

（1）动作要领。

1）准备姿势。沉肩，垂肘，立臂，竖掌，掌指与指间关节自然屈曲略呈扇状或半握空拳，小鱼际或第 5 掌指关节背侧吸定于施术部位。

2）动作形态。肘关节周期性屈伸摆动联合前臂内外旋运动，带动腕关节屈伸与手掌内外摆动，使小鱼际和手背尺侧面弓成半圆形在受术部位做来回滚动。

3）技术要求。手背着力面始终紧贴受术部位皮肤，不在皮肤表面发生拖擦、滑移，而是对深层组织产生轻重交替的滚动压力，浅上深下；掌指、指间关节始终自然屈曲；滚动力度与节律要均匀，腕关节屈伸交替过渡自然、不跳动。滚动频率 120 ~ 160 次 / 分。

（2）适用部位。㨰法作用力深透皮肉筋脉，接触面大，广泛适用于肩背、腰臀、四肢等肌肉较丰厚的部位。

（3）美容应用。滚法可舒筋活血，滑利关节，缓解肌肉、韧带痉挛，增强其活动能力，可有效缓解肩颈酸痛、腰肌劳损、关节痛等，是常用的保健推拿手法之一。

2. 揉法

（1）动作要领。

1）准备姿势。沉肩、垂肘，腕部放松，指腹、掌、掌根或大鱼际按压于受术部位。

2）动作形态。肩、肘、前臂和腕关节协同做小幅度回旋转动，带动着力部位与受术部位皮肤一起回转，在皮下组织间产生内摩擦。其中，以大鱼际为着力部位的揉法，还可在前臂摆动下做内外摆动揉。

3）技术要求。着力部位始终紧贴受术部位皮肤，不在皮肤表面发生拖擦、滑移，而是带动皮下组织一起运动；手法贵在柔和，揉转幅度由小到大，用力由轻渐重。揉法频率100～160次/分。

（2）适用部位。揉法作用面积可大可小，作用柔和，适用于全身各部。面部推拿多用指腹揉和大鱼际揉。

（3）美容应用。揉法可在组织深层产生温热作用，发挥宽胸理气、消积导滞、活血化瘀、消肿止痛的作用，改善消化不良、便秘、肌肉酸痛、关节肿胀等不适症状，也常用于颜面部的美容保健。

（二）摩擦类手法

摩擦类手法是用指、掌或鱼际等着力于受术部位，循直线、弧线或圆周轨迹活动，使之与施术部位皮肤表面形成摩擦，或带动皮下组织产生内摩擦的手法。美容保健常用的摩擦类手法有推法、摩法、擦法、抹法、扫散法。

1. 推法

（1）动作要领。

1）准备姿势。沉肩，肘关节屈曲，以指腹、手掌或拳面着力，按压于受术部位。

2）动作形态。肩伸向前，肩关节发力，通过肘关节屈伸带动前臂、腕、掌做单向直线、弧线或环形移动。小面积拇指推法，也可将四指置于拇指对侧，拇指及手腕主动发力，使拇指向四指方向做短距离直线平推。

3）技术要求。着力部位紧贴受术部位皮肤，缓慢推进时向受术部位施加一定按压力；单向操作，不往返；操作时施术者呼吸自然，不宜屏气；可配合使用推拿介质。

（2）适用部位。指推适用于头面、颈项、四肢等部位；掌推接触面积大、刺激缓和，适用于胸、腹、背、腰和四肢等部位；拳推刺激较强，适用于脊柱两侧背腰部和四肢部。

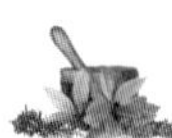

（3）美容应用。推法可宽胸理气，消胀除满，调和气血，清利头目，舒筋活络，化瘀止痛，广泛应用于头痛、失眠、高血压、风湿痹痛、肌肉酸痛等症，也多用于颈肩、背腰、四肢部的保健。

2．摩法

（1）动作要领。

1）准备姿势。沉肩，垂肘，掌面朝下，全掌或指腹置于受术部位。

2）动作形态。肩关节在前外方向做小幅度环转，带动前臂和腕部，使着力部位在皮肤表面做有节律的环形平移摩擦。

3）技术要求。摩法操作时仅与皮肤表面发生摩擦，不带动皮下组织；环形摩转时，在四周均匀着力；指摩时，腕关节略屈并保持一定紧张度；摩法的操作频率和运动方向，取决于补泻的选择，如补多缓摩，泻则急摩等。一般频率为 100 ~ 120 周 / 分。

（2）适用部位。摩法适用于全身各部，以面部和腹部应用较多。指摩适用于面部等面积较小部位；掌摩适用于腹部等面积较大的部位。

（3）美容应用。摩法具有和中理气、消积导滞、调节胃肠蠕动、温里散寒、镇静安神等作用，可应用于胸闷气滞、脘腹胀满、肠鸣腹痛、便秘、痛经、面瘫等。

3．擦法

（1）动作要领。

1）准备姿势。沉肩，垂肘。掌擦时，前臂内侧与治疗部位相对，腕掌与五指伸直，以全掌附着在治疗部位；小鱼际擦时，前臂取中立位，腕掌与手指用力伸直，五指并拢，以小鱼际着力；大鱼际擦时，前臂取旋前位，掌面朝下，拇指与第一掌骨内收，将隆起的大鱼际肌腹附着在治疗部位。

2）动作形态。肩关节主动发力，往返进行前后屈伸，带动肘关节伸展、屈曲，使着力面在受术部位皮肤沿直线来回推擦。

3）技术要求。擦法动作幅度宜大，往返推擦距离尽量拉长；操作过程中，着力面直接接触并紧贴受术部位皮肤，用力均匀、适中，不可用重力按压；按压力较摩法大，可使用推拿介质；推擦速度先慢后快，最后保持 100 ~ 120 次 / 分，以局部发热为度；不可屏气操作，操作不宜过多，时间不宜过长，以免损伤皮肤。

（2）适用部位。擦法适用于全身各部位。其中，掌擦产生缓和的热效应，适宜在胸、腹、腰、背等面积较大的部位操作；大鱼际擦产生中等的温热作用，主要适用于四肢；小鱼际擦产生较为集中的高热效应，尤适于腰骶部八髎穴等面积较小、对温热作用要求较高的部位。

（3）美容应用。擦法具有明显的温热效应与消散作用，能温经通络、行气活血、祛风胜湿、健脾和胃等，可应用于风湿痹痛、痛经、脘腹胀满、胸胁胀痛、胸闷等。

4．抹法

（1）动作要领。

1）准备姿势。沉肩，肘关节屈曲，腕部放松。将拇指指腹置于受术部位，其余手指相对扶持固定。

2）动作形态。拇指随腕部活动做内收外展运动，使着力面在受术部位沿直线做上下或左右摩移。纵向抹时，两拇指交替在一条直线上进行抹动；横向抹时，两拇指同时从中心向两边分抹。

3）技术要求。抹动时，拇指指腹始终紧贴受术部位皮肤；用力始终轻而不浮、重而不滞，按压力介于推和摩之间，不带动皮下组织，仅在皮肤表面产生摩擦。

（2）适用部位。抹法刺激轻柔舒适、作用面积小，主要适用于头面、颈项等部。

（3）美容应用。抹法具有镇静安神、明目醒脑、疏风通络、止痛等作用，可应用于头晕、头痛、失眠、眼目干涩、颈椎病、感冒等的调治，也可应用于颜面部美容保健。

5．扫散法

（1）动作要领。

1）准备姿势。沉肩，垂肘，肘关节屈曲，腕部略紧张。一手轻扶受术者一侧头部使之固定，另一手五指屈曲，将拇指桡侧面和四指指端置于受术者另一侧前额角。

2）动作形态。前臂带动手腕快速摆动，使五指着力面从前额角移至至耳后乳突，沿弧线在头皮进行推擦扫散，可分几条弧线依次进行，扫散整个侧头。两侧头部依次进行。

3）技术要求。操作时摆动扫散快、弧线推移慢，紧扫慢移；着力面始终紧贴头皮；遵循从前向后的弧线扫散；扫散时另一手固定好头部，避免头部晃动产生不适；按压力适中，避免牵拉头发。

（2）适用部位。扫散法主要应用于侧头。

（3）美容应用。扫散法具有镇静安神、平肝潜阳、祛风散寒等作用，可应用于偏头痛、头痛、眩晕、失眠、感冒等的调治，也可应用于头部保健。

（三）振动类手法

以较高的频率进行节律性的交替刺激，持续作用于人体，使受术部位产生振动、抖动感的手法，即振动类方法。美容保健常用的振动类手法有抖法、颤法。

1．抖法

（1）动作要领。

1）准备姿势。施术者站于受术者身侧，双手握住其一侧肢体的远端，使肢体外展、自然伸直，嘱受术者放松肢体。

2）动作形态。前臂快速摆动，带动受术者肢体小幅度、快频率地上下抖动。

3）技术要求。固定、牵拉受术者肢体不可太紧；抖动的幅度要小、频率要快，避免大幅度抖动造成关节不适；施术者注意保持重心，不可使重心向前倾；抖动要连续、舒适。

（2）适用部位。抖法主要适用于四肢，以上肢最为常用。

（3）美容应用。抖法具有放松肌肉、调和气血的作用，多作为推拿按摩的结束手法应用。

2．颤法

（1）动作要领。

1）准备姿势。单掌或双掌叠起按放于受术部位。

2）动作形态。手臂带动手掌，反复做小幅度、快频率的压放动作，使受术部位持续震颤。

3）技术要求。压放动作幅度与按压力适宜，不可过大，以免过度压迫引起不适；手臂发力带动手掌，避免手腕主动用力导致疲劳。

（2）适用部位。颤法主要适用于腹部。

（3）美容应用。颤法刺激温和舒适，通过组织震颤产生内摩擦，具有温中、散寒、止痛、调理脾胃的作用，应用于脘腹冷痛、消化不良、痛经、便秘等的调治。

（四）挤压类手法

用指、掌或肢体其他部位按压或对称性挤压受术部位的手法即挤压类手法。美容保健常用的挤压类手法有按法、点法、捏法、拿法、拨法、捻法。

1．按法

（1）动作要领。

1）准备姿势。沉肩，垂肘，将拇指指端、指腹或手掌置于受术部位，手掌可单掌放置，也可双掌叠放。

2）动作形态。施术者在受术部位垂直施加按压力，由轻而重逐渐加力，达到一定深度，在受术者产生得气感时停留 5 ~ 10 秒，再将手慢慢抬起。如此反复。

3）技术要求。按压力大小需根据受术者体质与耐受情况灵活调整；按压方向与受术面垂直，按压力逐渐加大，不可突然猛力按压；按压肌肉丰厚部位时，可双掌叠放或借助自身重力。

（2）适用部位。按法着力部位多，可适用于全身。头面等施术面积小者，适用指按法；腰背和腹部等面积大、较平坦处，适用掌按法；为耐受较强、肌肉丰厚者按压背腰或臀部时，可双手叠掌按压。

（3）美容应用。按法具有舒筋活络、解痉止痛、活血养颜、理筋整复等作用，广泛应用于软组织损伤、痹证之肢体麻木或酸痛、胃脘胀痛、失眠、头痛、各种关节退行性病变的治疗和保健及颜面部的美容保健，常配合揉法操作。

2．点法

（1）动作要领。

1）准备姿势。沉肩，垂肘。拇指点时，将四指握拳、拇指内侧紧贴食指桡侧面伸直，指端着力于受术腧穴；食指指节点时，握拳，将食指近侧指间关节略伸，并用拇指和中指夹紧，近侧指间关节背侧着力于受术腧穴；肘点时，肘关节屈曲，将肘间着力于受术部位。

2）动作形态。施术者在受术部位垂直施加按压力，由轻而重、从浅至深缓缓向下，至受术腧穴产生强烈的得气感，停留 5～10 秒，可加小幅度揉动，然后将手慢慢抬起。反复点按 3～5 次。

3）技术要求。点压力大小需根据受术者体质与耐受情况灵活调整；点压方向与受术面垂直，点压时力量逐渐加大，不可突然猛力按压；点压时不可在施术部位滑动、摩擦。

（2）适用部位。点法作用力集中，作用层次深，适用于全身腧穴，尤其适合肌肉丰厚处或顽固痛点。

（3）美容应用。点法具有开通闭塞、通经止痛的作用，作用于经穴还可调整脏腑功能，多应用于脘腹痉挛、风湿顽痹、肢体麻木不仁等痛证或痹证，也常应用于颜面部以活血养颜。

3．捏法

（1）动作要领。

1）准备姿势。充分暴露受术部位皮肤，施术者拇指与食、中二指或拇指与其余四指指腹相对置于受术部位两侧。

2）动作形态。拇指与其余指指腹夹持住受术部位皮肤，相对用力挤捏搓捻，然后放松，如此重复一捏一放，也可循经或沿肌肉走行方向移动。捏法在脊柱部位操作时称为“捏脊法”，即用拇指和食指，或拇指和食、中二指捏起尾骨处皮肤，自下而上捏放移动，至大椎穴止，可捏三下后即向上提一下。

3）技术要求。捏法为指腹着力，避免指端抠掐；拇指与其余指同时相对用力，避免拇指侧无力；手指加持力大小适宜，不可过多挤捏或提拉；捏放动作连贯有节律，用力均匀柔和。

（2）适用部位。捏法适用于头、项、肩背、四肢和脊柱等部位。

（3）美容应用。捏法具有舒筋活络、行气活血、解肌发表、缓解疲劳等作用，可应用于颈椎病、肩周炎、肌肉劳损、风湿痹痛等，也常应用于美容保健。捏脊法多用于小儿保健以增强抵抗力；成人应用可调整胃肠功能，调治月经不调、痛经、神经衰弱等慢性病证或调理亚健康状态。

4．拿法

（1）动作要领。

1）准备姿势。沉肩，垂肘，肩关节适度外展、前伸，屈肘，略屈腕，将拇指与食、中二指或其余四指指间关节伸直，掌指关节屈曲，将拇指指腹与余指指面相对置于受术部位两侧。

2）动作形态。指面夹持住受术部位的肌束或筋腱，相对用力挤压并上提，同时捏揉后放下，如此有节律地反复进行，也可循经或沿肌肉走行方向移动。也可将五指屈曲、指腹分别着力于头部五经，从前发际向枕外隆凸方向进行提拿，即“拿五经法”。

3）技术要求。腕部放松，捏提揉动作协调、柔和、深透，作用于深层条索状组织，不可仅揉搓皮肤；提拿柔和均匀有节律，力量轻重交替；拇指和余指尽量大面积夹持受术部位，避免指间关节屈曲而抠掐。

（2）适用部位。拿法刺激柔和、深透，适用于颈项、肩背、侧腹部和四肢的肌束或肌腱等条索状软组织。

（3）美容应用。拿法具有疏经通络、行气活血、解痉止痛、祛风散寒等作用，常应用于颈椎病、肌肉劳损、肩周炎、头痛等的调治，也常应用于保健和减肥。拿五经法广泛应用于头部各证的治疗和保健推拿，以消除疲劳。

5．拨法

（1）动作要领。

1）准备姿势。沉肩，垂肘，拇指指端、指面桡侧，或食、中指指端置于条索状组织一侧。

2）动作形态。着力部位稍用力按压受术部位条索状组织隆起部，至一定深度产生得气感后，前臂摆动带动手腕、手指在垂直方向上对受术部位条索状组织进行来回弹拨，或单向弹拨。单手指力不足时可双手拇指重叠弹拨。

3）技术要求。拨动时，着力面始终紧贴受术部位皮肤，弹拨深层组织，不可在皮肤表面发生摩擦；按压力适宜，不可过重而导致疼痛滞涩，也不可过轻而导致作用力不够深透。拨动频率一般为 150 ~ 200 次 / 分。

（2）适用部位。拨法主要适用于颈、项、肩、背、腰、臀、四肢的肌肉或肌腱等条索状组织。

（3）美容应用。拨法具有剥离粘连、解痉镇痛、舒缓筋膜、消散结聚等作用，可应用于肩颈、腰背、四肢等处肌肉的酸痛、劳损、麻木。也可借助工具在面部拨筋，进行颜面部的美容保健。

6．捻法

（1）动作要领。

1）准备姿势。沉肩，垂肘，一手握住受术者腕部，另一手拇指指腹与食指桡侧面夹持住受术者指根部。

2）动作形态。着力面相对用力夹持指根，做快速来回搓捻的动作，同时缓慢向指尖移动。

3）技术要求。相对指的搓捻协调，动作灵活连贯；两指捻动频率快，移动速度慢。

（2）适用部位。捻法主要适用于手指。

（3）美容应用。捻法具有滑利关节、理筋通络、活血消肿、祛风止痛等作用，可应用于手指麻木、疼痛、肿胀、屈伸不利等症，也可作为手部护理手法应用。

（五）叩击类手法

叩击类手法是用手或工具有节律地拍打或叩打体表，使之产生叩击感的一类手法。美容保健常用的叩击类手法有拍法、击法。

1．拍法

（1）动作要领。

1）准备姿势。五指伸直并拢，掌指关节屈曲，呈虚掌状置于受术部位。

2）动作形态。抬起虚掌，对准受术部位轻巧拍下后，马上弹起，两只手交替进行，平稳而有节奏地拍打受术部位。

3）技术要求。拍打时整个虚掌边缘同时接触体表，刺激量均匀而无局部刺痛；腕部放松；拍打以皮肤微微发热为度，频率稍快。

（2）适用部位。拍法适用于肩背、腰骶和四肢，轻拍法适用于头部和腹部。

（3）美容应用。拍法用力稍大时，具有镇静止痛、活血化瘀、解痉、强壮等作用；用力轻时，具有提神醒脑、调理肠胃、兴奋神经等作用。拍法可应用于风湿痹痛、肌肉劳损、肢体麻木、头晕等，也可用于推拿按摩的结尾或作为保健用。

2．击法

（1）动作要领。

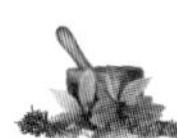

1）准备姿势。常用击法有拳背击、掌根击、小鱼际击、指击等。拳背击法，将手握空拳，拳背对准受术部位；掌根击法，四指并拢、拇指外展呈自然屈曲状，腕关节背伸、充分暴露掌根；小鱼际击法，将手指、掌及腕伸直，四指并拢，前臂与手掌取中立位，以小鱼际的尺侧面对准受术部位；指击法，自然屈曲五指，形似鹰爪，指端对准受术部位。

2）动作形态。拳背击法、掌根击法和指击法均先屈肘，然后伸肘，将拳背或掌根以鞭打样动作击打受术部位，随即弹起，顺势将术手抬起至起始高度，再行击打。小鱼际击法则以单手或双手小鱼际有节奏地叩击治疗部位。

3）技术要求。操作时，手腕保持一定姿势，但不可僵硬；用有控制的弹性力进行击打，击打后不停留而立即弹起；击打用力均匀、有节奏。

（2）适用部位。拳背击法和掌根击法作用较强而深透，适用于肌肉丰厚的腰骶部、臀部、大腿等；小鱼际击法刺激强度弱于拳背击法和掌根击法，适用于肩背、腰骶、小腿等；指击法适用于头面部。

（3）美容应用。击法具有振奋精神、激发阳气、活血祛瘀、舒筋通络、解痉止痛等作用，轻刺激的击法还可愉悦精神、放松肢体、缓解疲劳，适用于颈椎病、肩周炎、肌肉劳损、失眠、头痛、疲劳等。小鱼际击法和指击法也是美容保健常用的推拿手法。

思考题

1. 作用力度有节律地轻重交替，是哪一类手法的动作要领（　　）

A. 摩擦类　　B. 摆动类　　C. 振动类

D. 叩击类　　E. 都不对

2. 简述拿法的适用部位。

3. 简述擦法、拨法的美容应用。

参考文献

［1］俞大方. 推拿学［M］. 上海：上海科学技术出版社，1985.
［2］王国才. 推拿手法学［M］. 2版. 北京：中国中医药出版社，2007.
［3］黄霏莉，佘靖. 中医美容学［M］. 3版. 北京：人民卫生出版社，2011.
［4］陈景华. 美容保健技术［M］. 3版. 北京：人民卫生出版社，2019.
［5］孙晶，梁菁. 中医美容技术［M］. 上海：复旦大学出版社，2020.

任务二　头面颈美容保健推拿

任务导入

李某，女。病人是一名IT工作者，经常面对电脑伏案工作，近日自觉面色萎黄，睡眠质量差，头痛头晕，颈项僵硬，肩部不适。病人想通过推拿按摩进行放松，同时希望改善面部皮肤状态。

请思考：

该如何为病人进行调理？

一、头面部美容保健推拿

头面部美容保健推拿具有镇静安神、醒脑明目、疏风解表、缓解疲劳、固脱生发等功效。适用于头痛、头晕等头部不适，以及失眠，神经衰弱，脱发，疲劳等的治疗，还可用于颜面部皮肤养护。

（一）常用经脉与腧穴

1. 常用经脉

头面部美容保健推拿常用经脉包括督脉、足阳明胃经、足太阳膀胱经、足少阳胆经、手少阳三焦经。

2. 常用腧穴

头面部美容保健推拿常用腧穴包括印堂、阳白、神庭、上星、头维、角孙、百会、风池、风府、翳风、攒竹、睛明、鱼腰、丝竹空、瞳子髎、承泣、四白、迎香、巨髎、颧髎、下关、上关、太阳、地仓、大迎、颊车、耳门、听宫、听会、水沟、承浆等。

（二）推拿操作流程（仰卧位）

（1）点按督脉：从印堂开始，两拇指沿督脉交替点按至百会，3～5遍。

（2）拇指抹额部：先两拇指交替从印堂抹至神庭，20～30次；然后拇指从印堂沿眉弓抹至太阳，20～30次；最后按揉太阳穴。

（3）大鱼际揉全额，往返5～10次。

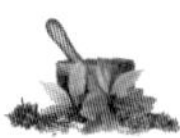

（4）眼周点按：双手中指或拇指依次点睛明、攒竹、鱼腰、丝竹空、承泣、四白，3～5遍；然后沿上、下眼眶环形密集点按，3～5遍。

（5）指摩眼周：双手中指、无名指指腹自睛明沿上眼眶至下眼眶行环形摩法，10～20遍；再自睛明沿下眼眶由内向外摩，10～20遍。

（6）点穴、推抹鼻旁：先用双手中指依次点上迎香、迎香，3～5遍；双手拇指交叉架于鼻根上方，双手中指指腹自睛明沿鼻旁进行上下推抹，上重下轻，10～20次。

（7）面部点穴：双手中指依次点巨髎→颧髎→上关→太阳，地仓→下关→耳门，承浆→大迎→颊车→听会→听宫。每条路线的穴位点3～5遍。

（8）指摩面部：双手中指、无名指指腹自颏唇沟沿面部轮廓分别向两侧做指摩法。分三条线指摩整个面部，重复5～10遍。

（9）推擦耳屏前：双手拇指指腹或中指、无名指指腹推擦耳屏前，至微微发热。

（10）指拍面部约30秒。

（11）头部放松：拿五经、轻拉头皮、两侧扫散，各5～10遍。

（12）双手中指指腹点揉翳风，拾揉风池、风府，以有酸胀感为度。

（13）结束手法：双手掌相互搓热后，掌心快速覆于受术者眼部，然后用手掌自颏部开始，从下向上、从中间向两边轻柔按压全面部，10～20次。

二、肩颈项部美容保健推拿

肩颈项部美容保健推拿具有活血化瘀、舒筋通络、祛风散寒、解痉止痛等作用，适用于头晕，头痛，失眠，肩周炎，肩颈部肌肉劳损、酸痛等的治疗，或用于肩颈项部保健。

（一）常用经脉与腧穴

1．常用经脉

肩颈项部美容保健推拿常用经脉包括督脉、足太阳膀胱经、手阳明大肠经、手少阳三焦经、手太阳小肠经。

2．常用腧穴

肩颈项部美容保健推拿常用腧穴包括风池、颈百劳、大椎、肩井、肩贞、臑俞、天宗、秉风、曲垣、巨骨、肩外俞、肩中俞、肩髃、肩髎等。

（二）推拿操作流程（俯卧位）

（1）拿揉颈项：一手固定受术者头部，一手自上而下拿揉其项部，5～10遍。

（2）弹拨颈项部：双手拇指同时弹拨项部两侧，或单手依次弹拨，5～10遍。

（3）拳推肩颈部：从后发际起，沿两侧颈项－肩井－肩峰连线进行拳推，可顺应肩部曲线分段推，5～10遍。

（4）推抹肩胛部：双手拇指置于肩前辅助，四指并拢置于肩部脊柱两侧，用四指指面从中间向两边推抹肩胛部，10～20遍。最后一次推抹肩胛结束，双手顺势滑回颈项部，中指指腹置于两侧风池穴。

（5）肩颈部点穴：双手中指依次点揉风池、颈百劳、肩中俞、肩外俞、肩井、秉风、天宗、臑俞、肩贞等穴，各15～30秒。

（6）弹拨肩背部：双手拇指自上而下弹拨两侧膀胱经，至肩胛骨下角水平线，再自上而下、从内向外，沿肩胛骨进行肩背部弹拨，各5～10遍。重点弹拨结节处。

（7）拿揉肩部：弹拨结束，保持拇指在上、四指在下的手势滑回肩峰，从外向内拿揉肩部斜方肌，5～10遍。

（8）结束手法：双手掌自一侧肩峰起，从外向内、从下向上交替拉抹肩颈部，至微微发热。两侧依次进行。

思考题

1. 头面部美容保健推拿常用的经脉和腧穴有哪些？
2. 简述肩颈项部美容保健推拿流程。

参考文献

[1] 俞大方. 推拿学[M]. 上海：上海科学技术出版社，1985.
[2] 黄霏莉，佘靖. 中医美容学[M]. 3版. 北京：人民卫生出版社，2011.
[3] 陈景华. 美容保健技术[M]. 3版. 北京：人民卫生出版社，2019.
[4] 孙晶，梁菁. 中医美容技术[M]. 上海：复旦大学出版社，2020.

任务三　躯干四肢美容保健推拿

一、胸腹部美容保健推拿

胸腹部美容保健推拿具有宽胸理气、疏肝解郁、调理脾胃、温中暖宫、消除疲劳等作用，适用于胸胁满闷、胀痛，脾胃虚寒疼痛，便秘，月经不调，痛经等，也可用于腹部减肥和保健。

（一）常用经脉与腧穴

1．常用经脉

胸腹部美容保健推拿常用经脉包括任脉、足少阴肾经、足阳明胃经、足太阴脾经、足少阳胆经、带脉。

2．常用腧穴

胸腹部美容保健推拿常用腧穴包括膻中、鸠尾、中脘、水分、神阙、气海、关元、中极、梁门、滑肉门、天枢、水道、归来、大横、期门、章门、带脉、子宫等。

（二）推拿操作流程（仰卧位）

（1）指摩膻中：食、中、无名指并拢，指腹摩膻中，30～60 秒。

（2）掌按双肩：双手掌按压双肩外侧，5～10 遍。

（3）指推胸胁：双手拇指自上而下、从内向外分推肋间隙，各 5～10 遍。男性避过乳头，女性避过乳房。

（4）分推上腹：双手大鱼际从内向外沿肋弓分推上腹，1～3 分钟。

（5）腹部点穴：拇指依次点揉中脘、梁门、天枢、大横、气海、关元等穴，各 15～30 秒。

（6）按揉腹部：单掌或叠掌按揉神阙及脐周，再从右下腹部开始顺时针按揉全腹，1～3 分钟。

（7）推全腹：掌根和大鱼际着力，自上腹部推至下腹部，按照先推中间后推两边的顺序依次推遍全腹，3～5 分钟。

（8）结束手法：掌摩腹部，先摩脐周，再扩大至全腹，摩至腹部微微发热。

二、背腰部美容保健推拿

背腰部美容保健推拿具有调节脏腑功能、解除疲劳、舒筋活络、解痉止痛、强腰护脊、固肾暖宫等作用，适用于肌肉劳损、便秘、痛经等的治疗，或用于保健强身。

（一）常用经脉与腧穴

1．常用经脉

背腰部美容保健推拿常用经脉为督脉、足太阳膀胱经。

2. 常用腧穴

背腰部美容保健推拿常用腧穴包括腰俞、命门、神道、身柱、夹脊穴、风门、肺俞、心俞、膈俞、肝俞、胆俞、脾俞、胃俞、肾俞、大肠俞、腰眼、八髎等。

（二）推拿操作流程（俯卧位）

（1）指推背腰部：双手拇指依次推督脉、膀胱经，各 3 ~ 5 遍；再由上到下、从脊柱向两边推，各 5 ~ 10 遍。

（2）手掌或掌根揉背腰部：双手掌或掌根从上向下、从内向外泛揉背腰部。

（3）弹拨膀胱经：双手拇指从上向下依次弹拨膀胱经两条侧线，各 3 ~ 5 遍。

（4）背腰部点穴：拇指从上至下依次点督脉背腰部诸穴和膀胱经背俞穴，各 15 ~ 30 秒。

（5）㨰背腰部：双手在背腰部进行大范围㨰法，以膀胱经为主，1 ~ 3 分钟。

（6）擦脊柱、腰骶：小鱼际先擦脊柱至发热，再横擦腰骶至发热。

（7）结束手法：双手交替虚掌拍背腰部，1 ~ 3 分钟。

三、上肢美容保健推拿

上肢美容保健推拿具有解痉止痛、消除疲劳、改善运动功能等作用，适用于上肢麻木、酸痛、肌肉损伤等的治疗，也可用于上肢保健和减肥。

（一）常用经脉与腧穴

1. 常用经脉

上肢美容保健推拿常用经脉包括手太阳小肠经、手阳明大肠经、手少阳三焦经、手太阴肺经、手少阴心经、手厥阴心包经。

2. 常用腧穴

上肢美容保健推拿常用腧穴包括合谷、劳宫、后溪、阳溪、大陵、神门、养老、列缺、内关、外关、支沟、孔最、手三里、曲池、曲泽、尺泽、少海、极泉等。

（二）推拿操作流程（仰卧位）

（1）推上肢：一手固定受术者上肢，一手大鱼际着力从手腕推至肩部，3 ~ 5 遍。

（2）㨰上肢：一手固定受术者上肢，一手自手腕至肩部行㨰法，3 ~ 5 遍。

（3）上肢点穴：点揉合谷、手三里、曲池等穴，各 15 ~ 30 秒。

（4）拿揉上肢：一手固定受术者上肢，一手从手腕至肩部进行拿揉，3 ~ 5 遍。

（5）分推掌心：双手拇指自掌根向手指方向分推受术者掌心，3 ~ 5 遍。

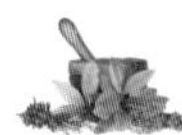

（6）捻手指：依次捻揉受术者五指，每个手指捻 3 遍。

（7）结束手法：双手牵拉受术者上肢行抖法，3 ~ 5 遍。

四、下肢美容保健推拿

下肢美容保健推拿具有解痉止痛、缓解疲劳、促进静脉和淋巴回流等作用，适用于下肢的痹证、痛证、水肿等的治疗，还可用于下肢的保健、减肥。

（一）常用经脉与腧穴

1. 常用经脉

下肢美容保健推拿常用经脉包括足太阳膀胱经、足少阳胆经、足阳明胃经、足太阴脾经、足少阴肾经、足厥阴肝经。

2. 常用腧穴

下肢美容保健推拿常用腧穴包括涌泉、隐白、太白、公孙、行间、太冲、内庭、足临泣、太溪、昆仑、照海、申脉、复溜、三阴交、阴陵泉、地机、丰隆、足三里、阳陵泉、承山、委中、血海、梁丘、风市、承扶、环跳、居髎等。

（二）推拿操作流程（俯卧位）

（1）推揉下肢：掌根自下而上推揉臀部及下肢，3 ~ 5 遍。

（2）擦下肢：在臀部和下肢行往返擦法，3 ~ 5 分钟。

（3）下肢点穴：点揉涌泉、太溪、三阴交、承山、丰隆、足三里、阳陵泉、委中、承扶、环跳等穴，各 15 ~ 30 秒。

（4）拿揉下肢：自下而上拿揉下肢，以小腿腓肠肌为主，3 ~ 5 分钟。

（5）结束手法：虚掌拍打或叩击下肢和臀部，1 ~ 3 分钟。

思考题

1. 上肢美容保健推拿常用腧穴及定位。

2. 下肢美容保健推拿常用腧穴及定位。

参考文献

[1] 俞大方. 推拿学 [M]. 上海：上海科学技术出版社，1985.

[2] 黄霏莉，佘靖. 中医美容学 [M]. 3 版. 北京：人民卫生出版社，2011.

[3] 陈景华. 美容保健技术 [M]. 3版. 北京：人民卫生出版社，2019.
[4] 孙晶，梁菁. 中医美容技术 [M]. 上海：复旦大学出版社，2020.

任务四　乳房美容保健推拿

一、常用经脉与腧穴

（一）常用经脉

乳房美容保健推拿常用的经脉为任脉、足阳明胃经。

（二）常用腧穴

乳房美容保健推拿常用的腧穴为乳房周围的穴位，如膻中、膺窗、天池、乳根、期门、大包等。

二、推拿操作流程（仰卧位）

（一）推抹乳周

双手四指并拢，指腹从膻中向下向外沿乳房轮廓推抹，3～5分钟。

（二）掌推胸胁至乳房

双手掌交替向乳房行推法，将外周脂肪组织向乳房推送，每侧5分钟。

（三）捏提乳房

五指微屈，轻轻向乳头方向捏提乳房，20～30次。

（四）胸部点穴

中指点按膺窗、天池、大包、期门、乳根、膻中，每穴30～60秒。

（五）结束手法

四指并拢，指腹面沿乳房轮廓按“∞”字形推乳周。

思考题

1. 简述乳房美容保健推拿操作流程。

参考文献

[1] 黄霏莉，佘靖. 中医美容学[M]. 3版. 北京：人民卫生出版社，2011.

[2] 陈景华. 美容保健技术[M]. 3版. 北京：人民卫生出版社，2019.

[3] 孙晶，梁菁. 中医美容技术[M]. 上海：复旦大学出版社，2020.

任务五　足部美容保健推拿

任务导入

"人老足先衰，木枯根先竭"，传统医学中，双足对人体健康有至关重要的意义。早在1000多年前的唐朝，医学名家孙思邈就提出了"足下暖"的保健理念，认为足部受寒会影响相应脏腑组织，产生胃痛、月经不调等疾病。足部保健可预防疾病，促进健康。

足部推拿多选用特定反射区进行操作，通过不同手法刺激产生神经反射作用，从而调节机体内环境，改善组织器官的功能，加速血液循环，促进新陈代谢，消除疲劳。该法安全有效、作用迅速，是常用的美容保健方法。

请思考：

1. 足部有哪些常用反射区？
2. 这些反射区分别对应人体哪些部位？

一、足部常用反射区定位

（一）足底常用反射区

足底常用反射区见图2-2-1。

（1）额窦：双足十趾顶端。

（2）大脑：双足踇趾趾腹的全部。其中左侧大脑的反射区在右脚上，右侧大脑的反射区在左脚上。

（3）脑垂体：双足踇趾趾腹中央偏内侧一点的区域，大脑反射区的深部。

（4）小脑与脑干：双足蹲趾近节趾骨基底部的外侧。

（5）颈部：双足蹲趾趾间关节内侧，蹲趾趾腹近心端横纹内侧尽头处区域。

（6）降压点：双足蹲趾根部第 2 条横纹线间的中点处区域。

（7）甲状腺：双足底第 1 跖趾关节近心端及蹲趾第 1 趾骨的外侧形成的“L”型区域。

（8）眼：双足底，第 2、3 趾趾腹近心端至趾根部及第 2、3 趾间趾蹼。

（9）耳：双足底，第 4、5 趾趾腹近心端至趾根部及第 4、5 趾间趾蹼。

（10）斜方肌：双足足底，眼、耳反射区下方约 1 拇指宽幅度的带状区域。

（11）肺、支气管：双足斜方肌反射区近心端约 1 拇指宽幅度的带状区域。

（12）肾：双足底第 2、3 跖骨间，跖趾关节至足跟连线的中上 1/3 交界，足底前中央凹陷处。

（13）肾上腺：双足底第 2、3 跖骨间，距第 2、3 跖骨头约 1 拇指宽。肾反射区远心端。

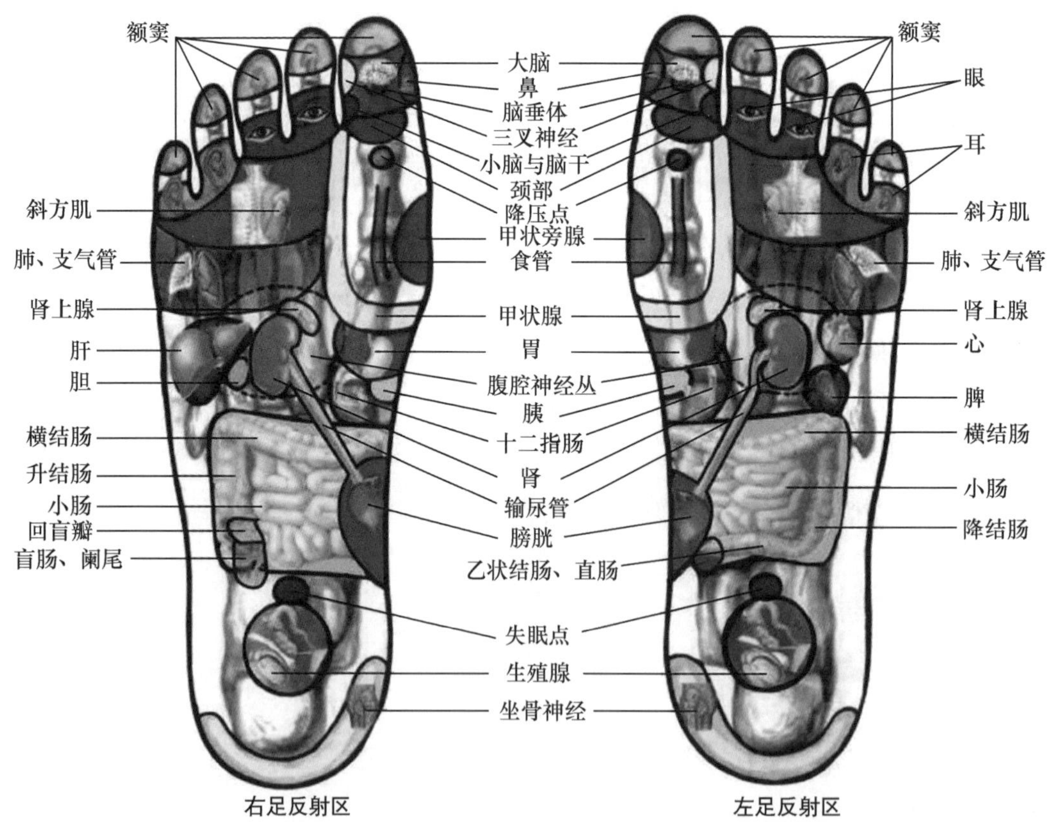

图 2-2-1　足底反射区

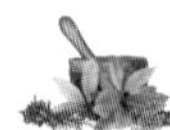

（14）输尿管：双足底肾反射区斜向内后至足舟骨内下方，一弧形带状区域。

（15）胃：双足底第 1 跖趾关节近心端约 1 拇指宽的幅度，甲状腺反射区近心端形成的区域。

（16）腹腔神经丛：双足底第 2 ~ 4 跖骨的中下部，呈椭圆形区域，胃和肾反射区附近。

（17）心：左足底第 4、5 跖骨间，距第 4、5 跖骨头 1 拇指宽近心端形成的区域。肺反射区下方。

（18）脾：左足底第 4、5 跖骨间，心反射区正下方 1 拇指宽的区域。

（19）肝：右足底第 4、5 跖骨间，距第 4、5 跖骨头 1 拇指宽近心端形成的区域。肺反射区下方。

（20）十二指肠：双足底胃反射区的近心端，第 1 组跗跖关节处形成的区域。

（21）胰：双足底胃反射区与十二指肠反射区之间。

（22）膀胱：双足内侧弓上，足舟骨下方，踇展肌侧旁。

（23）生殖腺：双足底跟骨正中央。

（24）失眠点：双足底跟骨前缘第 2、3 足趾之间的垂线上，生殖腺反射区远心端形成的区域。

（25）坐骨神经：双足底跟骨的内侧缘向后侧缘延伸形成的半月形区域。

（二）足内侧常用反射区

足内侧常用反射区见图 2-2-2。

（1）胸椎：双足弓内侧缘，第 1 跖骨对应的带状区域。

（2）腰椎：双足弓内侧缘，内侧楔骨与舟骨对应的带状区域，接于胸椎后。

（3）子宫（前列腺）：双足内侧，内踝后下方，跟骨前方，呈三角形区域。

（三）足外侧常用反射区

足外侧常用反射区见图 2-2-3。

（1）生殖腺：双足外侧，外踝的后下方，跟骨前方，近似三角形区域。

（2）膝关节：双足外侧弓上，第 5 跖骨与跟骨之间的凹陷处形成的半月形区域。

（3）肘关节：双足外侧后方，第 5 跖骨粗隆前后的凹陷处形成的区域，膝关节反射区前。

（4）肩：双足外侧弓上，第 5 跖趾关节后方的凹陷处形成的区域。

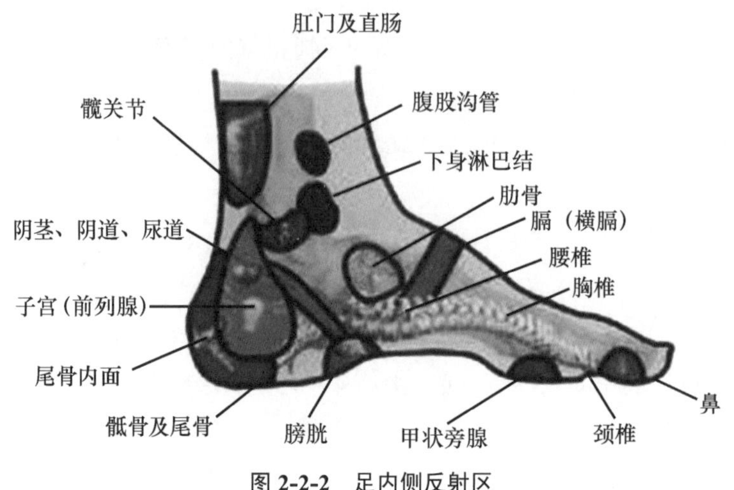

图 2-2-2　足内侧反射区

图 2-2-3　足外侧反射区

（四）足背常用反射区

足背常用反射区见图 2-2-4。

（1）胸部淋巴结：双足背第 1、2 跖骨间，起自第 1、2 跖骨底部的远心端，止于第 1、2 跖趾关节的近心端形成的带状区域。

（2）乳房（胸部）：双足背第 2～4 跖骨间，起自第 2～4 足趾趾蹼向后延伸到第 2～4 跖骨底部形成的区域。

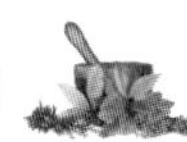

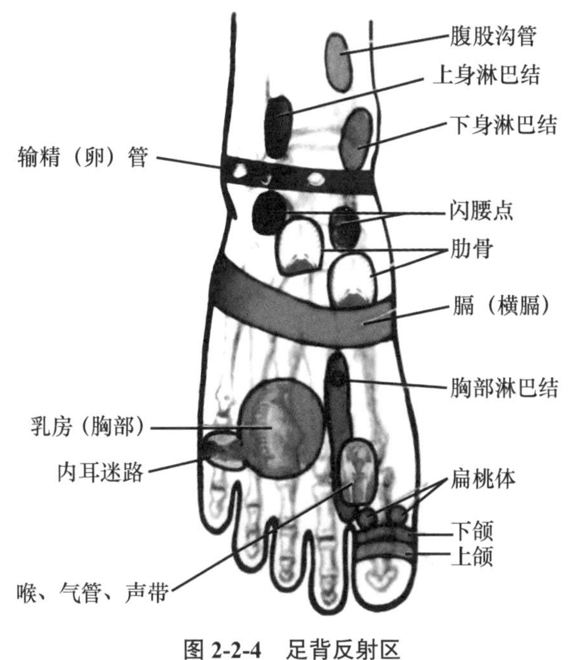

图 2-2-4　足背反射区

二、足部推拿操作流程

（1）检查心功能：拇指指腹点按左足底心反射区，根据耐受情况调整手法轻重。

（2）食指近端指间关节依次压刮肾、输尿管反射区，定点按压膀胱反射区，刮压肺反射区。各反射区操作 4～5 次。

（3）根据需要，依次选择足底、足内侧、足外侧、足背的反射区进行食指指间关节压刮或点按。

（4）食指近端指间关节依次压刮肾、输尿管反射区，定点按压膀胱反射区，刮压肺反射区。各反射区操作 4～5 次。

（5）结束手法：双手拇指置于足底，其余四指置于足背，虎口卡住足两侧，四指与拇指相对用力，前臂带动腕部和手掌，做足跟至足趾的推按。

数字化教学资源

思考题

1. 双足底第2、3跖骨间，跖趾关节至足跟连线的中上1/3交界，足底前中央凹陷处是（　　）

A. 肺　　B. 肾　　C. 甲状腺

D. 心　　E. 膀胱

2. 简述足部美容保健推拿操作流程。

参考文献

［1］黄霏莉，佘靖. 中医美容学［M］. 3版. 北京：人民卫生出版社，2011.
［2］陈景华. 美容保健技术［M］. 3版. 北京：人民卫生出版社，2019.
［3］孙晶，梁菁. 中医美容技术［M］. 上海：复旦大学出版社，2020.

（辛　桐）

单元三　其他常见中医美容疗法

学习目标

1. 掌握拔罐美容疗法、刮痧美容疗法、拨筋美容疗法、耳穴美容疗法、药浴美容疗法、药膜美容疗法的基本操作和注意事项。
2. 熟悉常用美容疗法的常用工具；耳穴美容疗法的常用耳穴分区；气功美容疗法的原理和核心技能。
3. 学会常见中医美容疗法所运用的中医外治法观点，结合需要合理选用中医美容疗法。

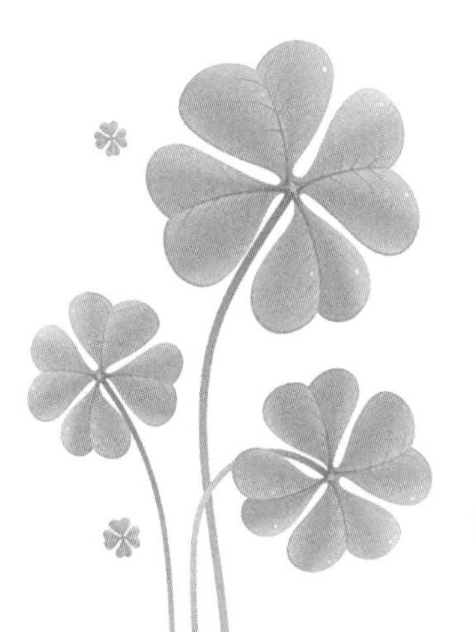

任务一　拔罐美容疗法

任务导入

吴某，女，45岁。病人工作压力大，长期伏案熬夜，现背部、颈部疼痛难忍，入睡困难，头痛、头晕明显。同时，经常感冒，腹胀，反胃，面色晦暗无光泽。

请思考：

1. 病人的身体问题是否能用拔罐美容疗法进行针对性处理？为什么？
2. 请为病人制订合理的美容方案。

拔罐疗法是中国传统疗法之一，属于中医外治法，也是中医自然疗法的重要组成部分，在民间流传不衰。作为一种使用简便且疗效显著的治疗方法，拔罐疗法被广泛运用于疾病的治疗、康复，以及美容、养生、保健。

拔罐疗法是以罐子为工具，利用燃烧、抽吸、挤压等方法排出罐内空气，产生负压，使罐吸附于体表腧穴或经络上，产生温热刺激及使局部皮肤充血或瘀血，以祛湿逐寒、疏通经络气血、调整脏腑功能，达到防治疾病、美容保健的目的。拔罐美容疗法是以中医基础理论为指导，借助中医拔罐疗法，以达到美容保健及治疗目的的方法，是常见中医美容疗法之一。

知识链接

拔罐疗法的适应证

拔罐疗法具有温经通络、祛湿逐寒、行气活血及消肿止痛作用。对于美容来讲，适用于血瘀、阳虚、经络不通等导致的和美容密切相关的疾病，多用于月经病。

一、常用罐具

拔罐疗法所使用的罐具种类繁多，目前最常用的是竹罐、玻璃罐和抽气罐（图2-3-1）。

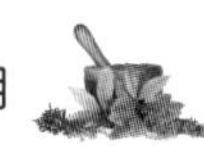

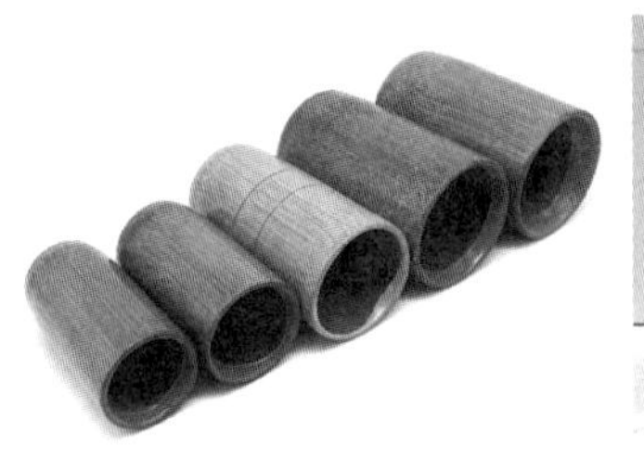

竹罐

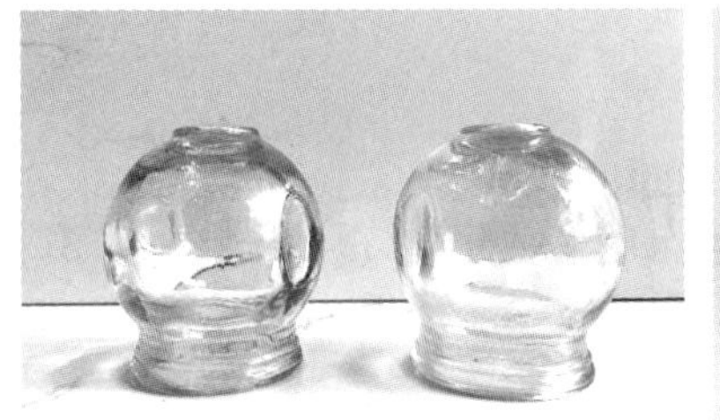

玻璃罐

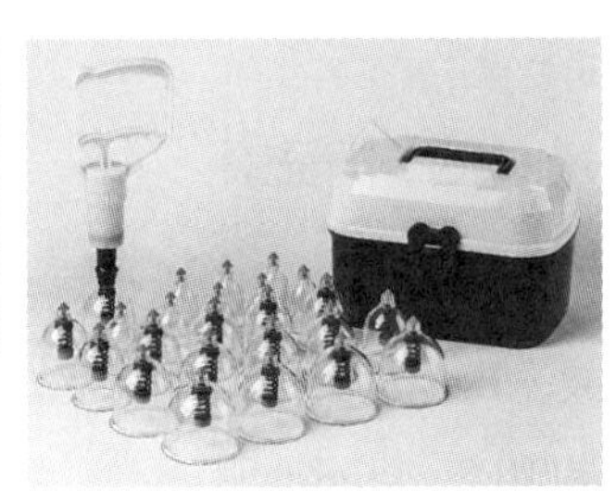

抽气罐

图 2-3-1　常用罐具

（一）竹罐

竹罐多由坚韧、成熟的竹子做成。将竹子按节锯成段，一端留节作底，另一端打磨光滑作为罐口，不同粗细的竹筒可制成规格大小不同的竹罐。削去竹筒周围老皮，将竹筒磨制成两端稍小、中间稍大且平整光滑的腰鼓状。竹罐的优点是取材容易，制作简便，轻巧廉价，耐高温，不易破碎，可用于身体各部位。同时，竹罐能吸收药液，可用药或水熏煮后使用，即水煮罐法，简称水罐。竹制的火罐与水罐在选材上有所不同。火罐因用火力排气，故须选取坚实成熟的老竹子制作，使其火烤而不变形、不漏气；水罐需用水或药液蒸煮排出罐内空气，要选择尚未成熟但又不太青嫩并且质地坚实的竹子制作。竹罐的缺点是罐体不透明，难以观察罐内皮肤变化，尤其不适用于刺血拔罐；罐体干燥后易开裂漏气，吸附力不强。

（二）玻璃罐

玻璃罐是目前医疗、保健中最常见的罐具。玻璃罐是由耐热玻璃制作而成，大小规格多样。罐外形如球，口平底圆，口小肚大，口边稍厚略向外翻且光滑。优点是造型美观、吸附力大；罐体透明而利于观察，可直接通过观察皮肤变化而掌握拔罐时间，既可用于普通拔罐也可用于刺血拔罐等；规格多样，适用于全身各部，可实施多种拔罐方法；易于清洗消毒。

（三）抽气罐

抽气罐包含罐体和抽气器两部分。罐体可由玻璃或透明的工程塑料制成，其上装有抽气的橡皮塞，用抽气器将罐内空气抽出，即可使罐内形成负压。抽气罐的优点是不用点火，不会烫伤；不易破损，且宜于多部位拔罐；可随意调节罐内负压，控制吸力，便于观察和掌握拔罐时间。因操作简单、安全，不易破损，抽气罐成为目前家庭养生保健中最常选用的日常用罐。缺点是无温热感，不能走罐。

（四）陶瓷罐

陶瓷罐是用陶土烧制成而成的罐具，也称为陶罐。其形如缸，口底稍小，腔大如鼓。陶瓷罐的优点是吸拔力强，易于高温消毒，适用于全身各部。缺点是罐体较重，容易破碎，且不透明，不利于观察，现已少用。

此外，在某些地区还可见到较传统的角罐。角罐一般由牛角、羊角等兽角加工而成。因兽角本身具备药物作用，所以角罐可增强拔罐疗法活血化瘀的功效。

知识链接

代用罐

代用罐是日常生活中随手可用且能产生一定吸拔力的器具，如茶杯、酒杯、小碗、干净的药瓶等，同样可用来拔罐。选择代用罐时，必须选择口部平整光滑、能耐热、便于形成负压、吸附力强的器具。代用罐取材容易，操作简便，常被日常选用。

二、操作方法

（一）火罐法

火罐法即借助燃烧时火焰的热力排出空气的拔罐方法。根据用火的方式，可分为以下几种。

1. 闪火法

闪火法即用镊子或止血钳夹住蘸有适量酒精的棉球或手持闪火器（将纱布缠绕于7～8号的粗铁丝的一端，将纱布蘸少许酒精），另一手持罐体，将棉球或纱布点燃后送入罐底，立即抽出，迅速将罐拔于应拔部位。此法临床最为常用，适用于各部位，宜于进行留罐、闪罐、走罐等各种拔罐操作。此法罐内无须留存燃烧物，不易烫伤皮肤。

操作要点：罐口需始终向下，棉球应送入罐底，棉球经过罐口时动作要快，避免罐口反复加热后烫伤皮肤。蘸酒精宜少，且不能沾于罐口，以免烫伤皮肤。操作者需掌握好罐体温度。

2．投火法

投火法即将蘸酒精的棉球或折叠的软质白色纸片（卷）点燃后投入罐内，趁火旺时迅速将罐扣于应拔部位。此法运用时罐内燃烧物易坠落烫伤皮肤，故多用于身体侧面横向拔罐，还可用于拔单罐、留罐、排罐等。

3．贴棉法

贴棉法即将直径为 1 ~ 2 cm 的薄脱脂棉片略蘸酒精后贴于罐体内侧壁，点燃后迅速将罐扣于吸拔部位。此法亦多用于身体侧面横向拔罐。操作时所蘸酒精应适量，酒精过多或过少均易发生棉片坠落，且酒精过多容易流到罐口而引起皮肤烫伤。

4．架火法

架火法即置胶木瓶盖或薄小面饼、中药饮片（据病情而选）于应拔部位，并在其上放置酒精棉球，点燃后迅速将罐吸拔于该部。此法不易烫伤皮肤，适用于肌肉丰厚而平坦部位的留罐、排罐。

（二）水罐法

水罐法是指拔罐时用水热排出罐内空气的方法。根据用水的方式，常可分为以下几种。

1．水煮法

将竹罐放入水中或药液中煮沸 2 ~ 3 分钟，然后用镊子将罐倒置夹起，迅速用干毛巾捂住灌口片刻，以吸取罐内的水液，降低罐口温度，注意此时需保持罐内热气。拔罐操作时需趁热将罐扣于应拔部位，然后轻按罐具半分钟左右，令罐体吸牢。此法消毒彻底，温热作用强，可罐药相结合使用，适用于任何部位的拔罐。但操作应适时，出水后拔罐过快易烫伤皮肤，过慢又易致吸拔力不足。

2．蒸气法

将水或药液（勿超过壶嘴）在水壶内煮沸，至水蒸气从壶嘴或套于壶嘴的皮管内大量喷出时，将壶嘴或皮管插入罐内，2 ~ 3 分钟后取出，迅速将罐扣于吸拔部位。扣上后用手轻按罐体半分钟，使之吸牢。此法适用于身体各部拔罐。

（三）常见拔罐疗法

1．单罐法

单罐法即一罐独拔。单罐法用于病变范围较小的病证或压痛点。可按病变或压痛的范围大小，选用适当口径的火罐。如肩痛在肩髎穴拔小号罐；肩背痛在曲垣穴、天宗穴周围拔大号罐等。

2．多罐法

多罐法即多罐并用，适用于病变范围广泛或选穴较多的病证。常根据病情与解剖特点，于多部位或多个穴位处拔数罐至数十罐。如沿某一经脉或某一肌束的体表位置顺序成行排列吸拔多个罐具，即为排罐法。密排以泄实为主，疏排以补虚为主。如腰背疼痛面积较大时，可在病变部位或经脉循行线上成行排列吸拔多个罐。保健或消除疲劳时，可在背部膀胱经上短时间内纵列吸拔多个罐具。

3．留罐法

留罐法又名坐罐法，也是临床常用的一种拔罐法，其操作要点是拔罐后使浅层皮肤和肌肉吸入罐内，并将罐留置一段时间。轻者皮肤潮红，重者皮下瘀血紫黑。

留罐时，根据需要可在与皮肤垂直的方向上有节奏地轻提轻按（一提一按）罐体，或频频震颤罐具或摇晃罐体，或缓缓于水平方向顺时针与逆时针交替转动罐体，以增强刺激，提高治疗效果，但手法宜轻柔，以免肌肤疼痛或罐具脱落。留罐时间视拔罐反应与体质而定，肌肤反应明显者、皮肤薄弱处、老年与儿童、夏季时，留罐时间不宜过长，以免损伤皮肤或过多消耗正气。

留罐法主要用于以寒邪为主的疾患、脏腑病等，如经络受邪（外邪）或外感等所致的表证，以及皮肤、肢体麻木，消化不良，神经衰弱等。治疗时，实证用泻法，吸气时拔罐，呼气时起罐。泻法操作时可选单罐口径大、吸拔力大的泻法，或用多罐密排、吸拔力大的泻法。虚证用补法，呼气时拔罐，吸气时起罐。补法操作时可选用单罐口径小、吸拔力小的补法，或用多罐疏排、吸拔力小的补法。留罐法一般可与走罐法配合使用，即先走罐，后留罐。

4．闪罐法

闪罐法是临床常用的一种拔罐手法，多用于皮肤不平整、容易掉罐的部位。

具体操作方法：将罐吸附于施术部位，然后将罐立即起下，按上法再次吸附于施术部位，如此反复拔起多次至皮肤潮红为止。反复地拔起，可使皮肤反复地紧、松，反复地充血、不充血、再充血，形成物理刺激，对神经和血管有一定的兴奋作用，可增加细胞的通透性，改善局部血液循环及营养供应，适用于治疗肌萎缩，局部皮肤麻木、酸痛或一些较虚弱的病证。

5．走罐法

走罐法亦名推罐法、拉罐法。一般用于病变部位较大、肌肉丰厚而平整的部位，如腰背、大腿等部位，或者需要在一条或一段经脉上拔罐的操作。

具体操作方法：先于施罐部位和灌口涂上润滑剂，如凡士林、润肤霜、精油、食用油等，亦可选用水或药液（或药乳、药油、药膏等），用闪火法吸拔后，以手握住罐底，

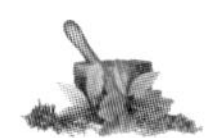

稍倾斜，稍用力，将罐沿着肌肉、经络等需要拔罐的路线来回推罐，至皮下出现瘀血为止（图 2-3-2）。

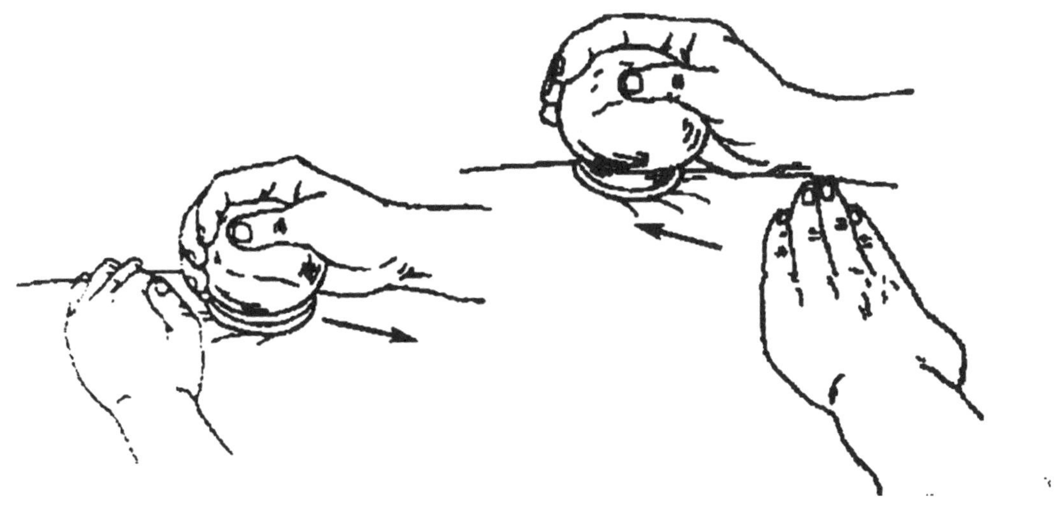

图 2-3-2　走罐法

操作要点：走罐法宜采用玻璃罐或陶瓷罐，罐口应平滑。应据病情与受施者体质而调节负压以及走罐的快慢与轻重；吸拔后应立即走罐，否则吸牢后将难以走罐。操作时罐具稍倾斜，朝前进方向略提起，后方着力，反复运作，以走罐区皮肤紫红色为度。走罐动作宜轻柔、平稳、缓慢，用力均匀。罐内负压大小以推拉顺利为宜，若负压过大或用力过重、速度过快，易使病人疼痛难忍，且易拉伤皮肤；负压过小，吸拔力不足，罐又易脱落，治疗效果差。

走罐的作用以活血通络为主，负压小时，多用于消除疲劳、放松肌肉；负压大时，易出现痧斑，多用于急性热病或深部组织气血瘀滞所致的疼痛。走罐时对不同部位应采取不同的行罐方法：腰背部沿垂直方向上下推拉；胸胁部沿肋骨走向左右平行推拉；肩、腹部采用罐具自转或在应拔部位旋转移动的方法；四肢部沿长轴方向来回推拉等。

6．针罐法

针罐法指针刺与拔罐相配合的治疗方法。常用针罐法有以下几种。

（1）留针罐法。于相关腧穴上针刺得气后留针，再以针为中心拔罐并留罐 5 ~ 10 分钟，后起罐、出针。此法多用于治疗风湿痹证。此法不宜用于背部，因罐内负压易加深针刺深度，从而引起气胸。

（2）出针罐法。于相关腧穴上针刺得气后留针或持续快速行针后出针，立即于该部位拔罐并留罐，吸出少许血液或组织液后起罐，后用酒精棉球擦拭干净。

（3）刺络罐法。即拔罐与刺血疗法配合应用的治法。施术穴位或患处常规消毒后，用皮肤针或三棱针、注射针、毫针等点刺皮肤渗血，或挑刺皮下血络或纤维数根，然后拔罐并留罐，以拔出少量恶血为度。起罐后，用酒精棉球擦净血迹。挑刺部位贴创可贴，1～2天后伤口即愈。此法适用热证、实证（尤其是实寒证）、瘀证及某些皮肤病，如神经性皮炎、皮肤瘙痒症等。

7．药罐法

药罐法是指拔罐配合药物的罐药并用法。常用的药罐法有药煮罐法、贮药罐法等。此外，尚有将备用药液（水）、药乳、药油、药膏、药糊涂于应拔部位或罐内壁而拔罐的。

（1）药煮罐法。将祛风活血、除湿止痛类中药煮沸，再把竹罐置药液内煮15分钟。按照水煮罐法使用。

（2）贮药罐法。将具有活血止痛、祛风湿作用的药水、药酒、药膏涂抹在穴位上，然后拔罐。

（3）注入法。将药液注入罐内或涂抹于罐内壁后拔罐。

药罐法常用于治疗风湿痹痛、哮喘、慢性胃炎、消化不良、牛皮癣等。

（四）起罐方法

1．一般罐的起法

一手握住罐体腰底部稍倾斜，另一手拇指或食指按住罐口边缘的皮肤，使罐口与皮肤之间形成空隙，空气进入罐内，则罐可自落（图2-3-3）。切不可硬拉或旋转罐具，否则会引起疼痛，甚至损伤皮肤。

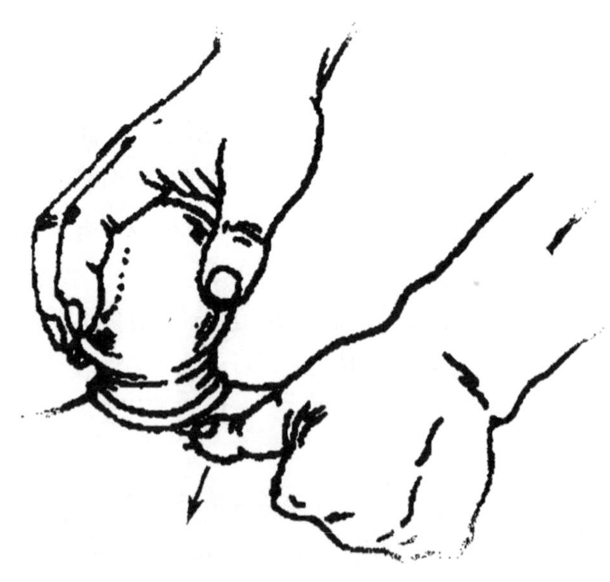

图2-3-3　起罐

2．抽气罐的起法

用抽气器向罐内注入空气，罐具即脱。

3．水（药）罐的起法

起水（药）罐时应防止水（药）液漏出，若吸拔部位呈水平面，应先将拔罐部位调整为侧面后再起罐。

三、注意事项

（一）制订拔罐实施方案

实施前需详细询问，综合分析，确定诊断，制订相应的实施方案。如拔罐过程中病人感到头晕、心悸等，则应迅速取下火罐，病人喝些热水、安静休息后，症状一般都能缓解。

（二）罐具的选择

根据需求及受术部位，选择适宜口径的罐具。口径和容积大则吸力大，口径和容积小则吸力小。新病、痛证，身强力壮者，以及肩臂、腰背、胸腹、大腿等面积较大的部位，多选大罐；瘦弱多病，儿童，以及颈、上肢、小腿等面积狭小的部位，则多选用小罐。

（三）操作器具的检查和准备

使用抽气式拔罐器，须检查负压抽气器和罐具阀门。火罐法，应准备燃具（95% 乙醇、棉球、夹棉球的止血钳等）、点火工具（火柴、打火机、酒精灯等）。走罐法要准备刮痧油等。如需采用针罐、刺络罐等，则应提前准备好无菌针灸针、三棱针等。

（四）环境选择

拔罐的环境以空气清新、光线柔和、冷暖适宜的室内环境为佳，避免对流风直吹；过冷时，应盖上衣被、毛巾等保暖。

（五）姿势和体位

体位以被拔罐者舒适，姿势能保持持久，便于操作为宜。常选择如下体位。

1．坐位

此体位适合头、颈、肩、上肢、胸、背、腰部的穴位或部位拔罐。

2．仰卧位

此体位适合面部、胸、腹、上肢、下肢前侧的穴位或部位拔罐。

3．侧卧位

此体位适合胸、背、腰、髋、下肢侧面的穴位或部位拔罐。

4．俯卧位

此体位适合背、腰、下肢后侧的穴位或部位拔罐。

拔罐时应协助病人尽可能暴露要进行拔罐的经穴部位，并对拔罐部位进行清洁，如消除污垢、擦干汗液、刮净毛发等，以防漏气。

（六）反复练习，密切观察，防止烫伤

反复练习可使操作稳、准、快、轻。罐的吸附力要适当。密切观察拔罐部位的变化。一般拔罐处局部有红晕或出现瘀血造成的紫红色为正常现象，数日后可自行消退。操作过程中应防止烫伤，如皮肤烫伤起疱或拔罐区域起小疱，应根据水疱的大小、轻重进行对症处理。

（七）操作禁忌

空腹、饱食、饮酒后均不宜操作；高热、抽搐、痉挛者，皮肤过敏或溃疡破损处，皆不宜操作；孕妇腹部、腰骶部禁止操作。

任务二　刮痧美容疗法

刮痧疗法是在中医理论指导下，以脏腑经络学说为基础，利用边缘光滑的刮具或手指，在人体体表特定部位（皮部、经络、腧穴等）施以反复的刮、捏、提、揪等手法，通过刺激使局部皮肤出现发热、充血或瘀血等刺激反应（痧痕），达到疏通经络、调畅气血、调理脏腑、扶正祛邪目的的一种简便易行的物理性外治疗法。

刮痧可以刺激皮部、经络、腧穴等特定部位，使皮下充血，毛细血管扩张，排汗通畅，利于将阻滞在经络中的病邪排出体外，促进新陈代谢，使气血畅达，身体各部位得到充分滋养，最终使阴阳平衡，脏腑功能协调。

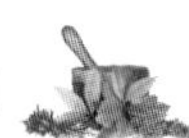

知识链接

出痧

痧，由病字框加沙组成，与沙同音。痧是对皮肤经刮拭后出现的如沙点般的暗红或紫黑色的瘀点的形象比喻。刮痧、出痧实际是指用外力使血管扩张甚至毛细血管破裂，血液外溢于皮肤，局部形成瘀血斑。痧象可以反映疾病的轻重和预后。一般散在出痧，颜色浅，提示病情轻，易康复；出痧多，痧点大如斑，面积大，颜色紫黑而带有皮下血包，提示病重，康复时间长。

一、刮痧美容器具

（一）刮痧板

1．常用刮具

刮痧板是刮痧常用的且最为理想的刮具。经过加工制作的刮痧板，具有质地柔和、不伤皮肤、精致小巧光滑的特点。常见刮痧板的材质有动物角质（羚羊角、水牛角等）、木（檀香木、沉香木等）、玉石等，以水牛角制成的刮痧板最为常用。这些材质本身具备一定的药物性能，如水牛角性寒，有发散行气、凉血散瘀、清热解毒、散结生肌功效。檀香木味辛，性温，且具芳香之气，有行气止痛的功效；玉石含纯净之气，具有镇惊、安神、润肤的功效。

此外，瓷碗、瓷勺等是家庭刮痧中随处可见、取用方便的刮具。选用此类刮具时应特别注意，器皿应稍厚、光滑而无破损，以免用力后损伤皮肤。

2．刮具形状

刮痧板的形状有鱼形、梳形、三角形、长方形等。其中，长方形刮板宽大、厚重，四面光滑，有四个角，在横刮、竖刮，大面积或局部刮痧中均非常方便操作，是最常见、最实用的刮痧板。常用刮痧板如图 2-3-4。

知识链接

刮痧板的保养

刮痧完毕后，用清水或肥皂水清洗并擦干刮痧板。若水牛角刮痧板长时间暴露在干燥的空气中，或长时间置于潮湿地方，或浸泡在水中，均可产生裂痕，影响使用寿命。刮痧板使用后应立即洗净、擦干，放入布袋、塑料袋或皮袋中保存。

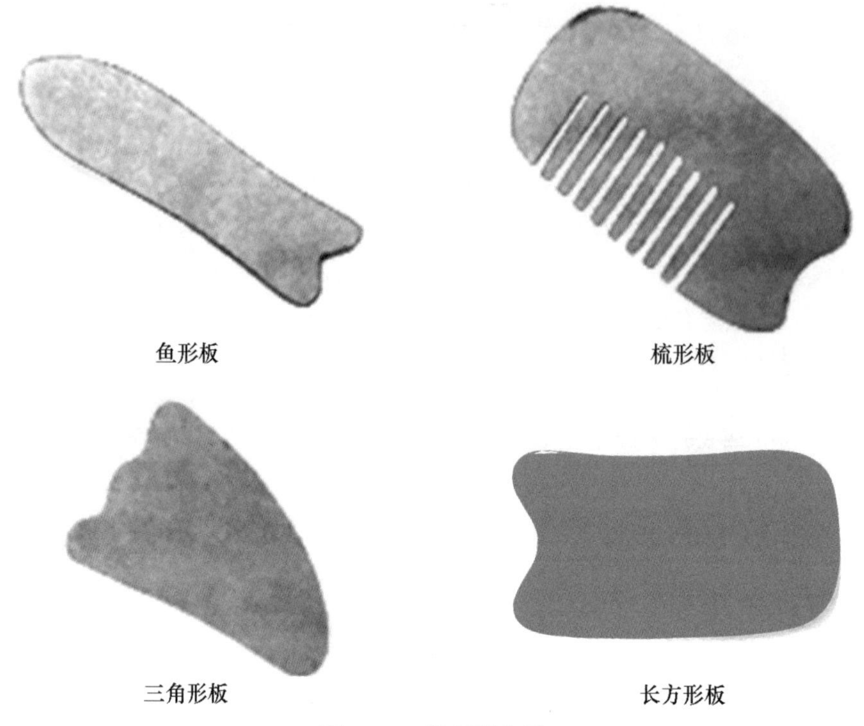

图 2-3-4　常用刮痧板

（二）介质

为减少刮痧时的阻力，避免皮肤擦伤和增强疗效，刮痧过程中，要选用适当的介质作为润滑剂，以保护皮肤、便于操作、增强疗效。常用介质如下。

1．液体

常用的液体介质包括清水、白酒、乳液、芳香精油、植物油（芝麻油、菜籽油、香油等）、刮痧油等。刮痧油是由中药提炼浓缩调配而成，具有活血化瘀等作用，专用于刮痧治疗的介质。常见刮痧油为用红花、川芎、桃仁、乳香、没药等制成的刮痧油。

2．固体（或半固体）

常用的固体（或半固体）介质有凡士林、面霜等。

二、基本刮痧方法

（一）面刮法

面刮法是刮痧最常用、最基本的刮拭方法。操作时手持刮痧板，根据部位的需要，

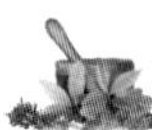

将刮痧板的短边或长边接触皮肤，刮痧板向刮拭的方向倾斜。

刮痧板倾斜的角度，一般为 30° ～60° ，以 45° 角应用最为广泛。每一次刮拭都需要有一定的刮拭长度，方向应自上而下或从内到外均匀地向同一方向刮拭，切忌来回刮拭。这种刮拭方法适用于身体比较平坦的部位，如躯干、四肢、头部等。

（二）角刮法

角刮法包括单角刮法与双角刮法。

1. 单角刮法

单角刮法即用刮痧板的一个角部在腧穴处自上而下刮拭，刮痧板向刮拭方向倾斜 45° ，适用于全身腧穴。

2. 双角刮法

双角刮法即用刮痧板凹槽处的两角部刮拭，刮痧板向下倾斜 45° ，以凹槽部位对准人体凸起部位，自上而下地刮拭。这种刮拭方法常用于脊椎棘突以及鼻梁等身体凸起部位。

（三）点按法

点按法即将刮痧板角部垂直于腧穴，向下按压，由轻到重，逐渐加力，片刻后迅速抬起，使肌肉复原，多次重复，手法连贯。这种刮拭方法适用于无骨骼的软组织处和骨骼缝隙、凹陷部位，如水沟穴、膝眼穴等。

（四）厉刮法

厉刮法即将刮痧板角部垂直于腧穴，刮痧板始终不离皮肤，并施以一定的压力做短距离（约 3 cm 长）的前后或左右摩擦刮拭。此法适用于全身腧穴。

（五）按揉法

1. 平面按揉法

平面按揉法指将刮痧板角部的平面以小于 20° 的角度按压在腧穴上，做柔和、缓慢旋转运动的一种刮拭方法。操作时刮痧板角部平面始终不离开所接触的皮肤，按揉压力应渗透至皮下组织或肌肉。此法常用于对脏腑有强壮作用的穴位，如合谷、足三里、内关等。

2. 垂直按揉法

垂直按揉法指将刮痧板的边缘垂直按压在腧穴上，刮痧板始终不离开所接触的皮肤，做柔和的慢速按揉。垂直按揉法适用于全身腧穴。

（六）拍打法

拍打法指将五指和手掌弯曲成弧状拍打体表腧穴。拍打法仅用于四肢，特别是肘窝和腘窝。弯曲的指掌与肘窝或腘窝皮肤完全接触，称为实拍；手掌中间不接触皮肤，称为空拍。空拍与实拍作用相同，但空拍可以减轻疼痛。拍打法出痧快，一般只在治疗时应用。拍打时一定要在拍打部位先涂刮痧油。此法对四肢疼痛、麻木及心肺疾病有效。

三、刮痧操作步骤

（一）操作前准备

（1）放松。操作前被刮痧者需休息 10 分钟左右，以放松身心。

（2）选取刮具和消毒。施术部位用热毛巾擦洗干净；选取合适刮具并消毒；仔细检查刮具边缘有否裂痕等，以免刮伤皮肤。为防止交叉感染，最好做到专人专板。

（3）刮痧部位的选取。根据需求选取经络、腧穴和皮部。因刮痧的面积宽，故不需要具备针灸选穴的精准性，经、穴不离面，基本在其中即可。

（4）体位。根据刮痧操作部位采取舒适的体位，充分暴露所刮部位。

（二）操作方法与要求

（1）用手握住刮板，刮板的底边横靠于掌心，拇指与其余四指弯曲，分别在刮板的两侧拿住刮板。刮板的钝缘与皮肤之间的角度以 45° 为宜，不可成推、削之势。

（2）灵活地运用腕力和臂力进行操作，用力要均匀、适中，由轻到重，以病人能忍受为度，切勿忽轻忽重和使用蛮力，刮拭面需尽量拉长。

（3）刮痧时要顺着一个方向刮，不要来回刮，皮下出现微紫红或紫黑痧点、斑块即可。刮痧遵循先上后下、先背腰后胸腹、先躯干后四肢的顺序。一般背部、四肢从上向下刮，面部、胸部从内向外刮。

（4）刮痧时，需一边蘸取介质，一边刮拭，边蘸边刮，直至出现痧痕。一般刮处皮肤呈现紫黑色为病重，应多刮；如刮处皮肤鲜红或不易刮出痧痕为病轻，应少刮。初次刮痧，不可强求出痧，出痧不明显也可以。

（5）刮痧完毕后，将病人皮肤擦拭干净，为之盖好衣被，请之稍作休息，并饮用少许温开水。

（三）刮痧的时间间隔

刮痧疗法根据刮痧目的划分为保健刮痧与治疗刮痧。保健刮痧对时间间隔没有具体要求，治疗刮痧应根据想要达到的治疗效果来确定方案。刮痧时间间隔的基本要求是，如前次刮痧时出痧，则下次刮痧应在前次痧退之后再进行。

保健刮痧与治疗刮痧的区别见表 2-3-1。

表 2-3-1　保健刮痧与治疗刮痧的区别

名称	时间	介质	力度及时长	出痧情况	作用	时间间隔
保健刮痧	15～20 分钟	可不用	力度小、时间短	不需出痧	激发经气运行，疏通经脉，舒筋活血	一般无时间间隔，可每日进行
治疗刮痧	25 分钟左右	必须使用介质	力度大、时间长	一般均出痧	活血化瘀，行气止痛，调理脏腑，宣泄病气	严格时间间隔，只有痧退后才可二次操作

可见，保健刮痧力度轻，对正气消耗少，故时间间隔比较随意，每日均可进行；治疗刮痧手法较重、刺激性强，为保护皮肤，避免过度宣泄而损害正气，故两次刮痧之间需要一定的间隔期，一般以痧退为准。两次治疗刮痧中的间隔期，可以结合保健刮痧。此外，刮痧一般没有严格的疗程，根据需要选择运用即可。

四、刮痧后的反应和处理

（一）刮痧后正常反应

刮痧后，皮肤毛孔张开，肌肤有发热的感觉。有的治疗部位会出现鲜红、紫红或暗红色的散在或密集的斑片状痧，重者皮肤深层可触及大小不一的包块状痧。无论出痧与否，刮痧后病人均会自觉周身轻松，原有症状减轻。

刮痧治疗半小时后皮肤表面的痧即逐渐融合成片，深部包块状痧慢慢消散，并逐渐由深部向体表扩散；在 12 小时后，包块状痧表面皮肤逐渐呈青紫色或暗青色；刮痧后 24～48 小时内，出痧的肌肤在触摸时有轻微疼痛感，出痧严重者局部皮肤仍有微微发热感。

痧消退的时间与被刮者体质、病情、出痧部位、痧色深浅以及刮痧次数有关，一般5～7天即慢慢消退，快者2～3天，慢者可延迟至2周左右。胸背及上肢、浅颜色、皮肤表面的痧消退较快；下肢及腹部、深颜色、皮下深部的痧消退较慢。初次刮痧者，痧消退慢；多次刮痧后，痧消退快。

（二）刮痧后异常反应及处理

1. 疲劳

少数体质虚弱者或刮痧时间过长者，刮痧后24小时内会出现疲劳反应。一般不需处理，休息后即可恢复正常。

2. 晕刮

晕刮即在刮痧过程中出现晕厥现象。轻者仅表现出头目眩晕、精神疲乏、面色发白、心慌、四肢发凉、出冷汗等；重者可出现血压下降，短时间昏厥。晕刮常见原因有：精神紧张；对疼痛敏感；空腹、熬夜或过度疲劳时进行刮痧；体质虚弱、出汗、吐下、失血过多；刮痧手法不当或时间过长，损害正气。病人发生晕厥后，应立即停止原有刮痧操作，抚慰其紧张情绪，助其平卧、保暖、稍饮温开水或糖水，亦可用刮痧板点按水沟穴，缓解后继续刮内关、足三里等穴。

五、刮痧注意事项

（一）注意避风和保暖

刮痧治疗时与治疗后均需要注意避风和保暖。刮痧时皮肤汗孔开泄，风寒之邪可通过汗孔侵入人体，影响刮痧效果，甚至导致疾病。因此，室温寒冷时，尽量减少身体暴露区域；气温较高时，避免在电风扇、空调等出风口处刮痧。刮痧后应立即覆盖衣被，不可立即洗澡，一般需等待6小时，待汗孔基本闭合，人体自身调节正常后，再洗澡。

（二）刮痧后注意饮热水

刮痧治疗后，饮用热水可补充刮痧时消耗的体内津液，更可加速新陈代谢，促进代谢物排出。

（三）不必强求出痧

出痧与否、出痧多少，与疾病、体质、肤色、温度、刮痧部位等均有关。在刮痧治

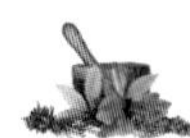

疗中，不能单以出痧为目的，应密切观察皮肤颜色，询问被刮者感觉，防止刮拭过度，消耗正气，或造成局部软组织损伤。

（四）禁忌证

有出血倾向的疾病，严重心脑血管疾病，肝肾不全者，外伤、骨折等愈合不超过3个月者，恶性肿瘤，月经期、妊娠期的女性，均禁用刮痧治疗。

任务三　拨筋美容疗法

拨筋疗法，又名“松筋法”，是根据传统医学的脏腑、经络学说加上现代解剖学肌肉与骨性结构原理，借助拨筋工具，通过圆拨、点拨、横拨、深挑、划拨以及刮等手法，以松解筋结、通畅经络、调行气血、补虚泻实，使阴阳归于平衡，进而使脏腑功能趋于调和，以提升自我防御与自愈的能力，进而达到防病治病、强身目的的一种疗法。

一、拨筋美容疗法的原理

拨筋疗法属于经筋疗法，其基础理论源于中医经络学说。经筋主司人体活动，联缀周身四肢百骸，固定脏腑位置，巩固人体骨骼关节等。现代研究显示，经筋包括人体的肌肉、肌腱、筋膜、腱鞘、韧带等软组织。

祖国医学很早已有关于拨筋的记载。例如《医宗金鉴·正骨心法要旨》中“踝骨”一文，有“或驰马坠伤，或行走错误，则后跟骨向前，脚尖向后，筋翻肉肿，疼痛不止，先用手法拨筋正骨，令其复位”的记载。这里的拨筋是针对急性扭伤所致肢体筋移位者，又称筋出槽、筋歪、筋翻等。因过分牵拉导致筋骨的移位或伴有部分断裂，需运用拨筋方法使移位的筋骨恢复至原有位置。这里讨论了急性扭伤的原因、症状及治疗方法，属于中医伤科的范围。

此外，拨筋疗法可治疗劳损。所谓劳损是指长期在单一姿势下劳动，反复或过多使用某些筋肉组织，或先天畸形与筋位不合等所导致筋肉组织的积累性损伤。《素问·宣明五气篇》曰：“久视伤血，久卧伤气，久坐伤肉，久立伤骨，久行伤筋，是谓五劳所伤也。”劳损大多病史较长，易反复发作，局部变化多不典型，但均可找到压痛点，常发生于关节附近筋肉附着于骨的部位。日常中正常的牵拉、摩擦等并不会引起损伤的机械刺激。只有长期、持续或反复作用于一个恒定部位的肌肉、肌腱、腱鞘、筋膜、关节囊、滑囊等软组织，才会引发劳损。因职业关系，经常在单一姿势下进行过久或过度剧烈的操作或运动，虽无外力打击，亦可使局部筋肉组织受累而致伤，这类损伤是由积累性外力所造成的。如长时间弯腰劳动所引起的腰部筋肉劳损，网球运动员的“网球肘”，钢琴家的“弹响指”等，即属此类。机体的反应先是受力组织的肥大和增生，经历较长时间（数月或数年）后，受力组织开始发生断裂、变性、甚至微小的局灶性坏死，继而出现充血、水肿，同时有纤维组织增生。劳损的实质是一种无菌性炎症，整个变化符合炎症过程变质、渗出和增殖的3大特征，具备患处疼痛、压痛和功能障碍的表现。劳损的疼痛与炎症的变质、渗出以及后期结缔组织增生与血管神经的卡压有关。针对劳损压痛点的拨筋治疗，可有效缓解充血、水肿和增生，防止组织的断裂和变性，具备放松经筋以使气血流畅，缓解疼痛，预防和治疗功能障碍的作用。

美容保健，古人谓之“驻颜”，即颜面保健。面容美是指面色红润，洁白细腻，无明显皱纹和色斑、皮肤病等。颜面保健实质上是抗衰老，永葆“青春容颜”，使人拥有洋溢健美的活力与魅力。面部是脏腑气血上注之处，血液循环丰富。《素问·痿论篇》说：“十二经脉，三百六十五络，其血气皆上于面而走空窍”。面部与脏腑经络的关系非常密切，心主血脉，其华在面，同时，面部区域又分属五脏，左颊属肝，右颊属肺，头额属心，下颏属肾，鼻属脾，故颜面是反映机体健康状况的一个窗口。凡美容养生者，皆重视颜面保健。健康的面容是以精神和生理健康为前提的。着眼于脏腑、气血，充分调动人体自身的积极因素，注重整体综合调养，从根本上保证面容不衰是传统的整体美容保健思想。经筋本身属于人体的一部分，经筋中充斥并运行着人体的气血津液，如气血运行不畅，则可导致“不通”，不通则可致瘀阻，而见局部麻木、色斑、皮肤粗糙、毛孔粗大，甚至疼痛。颜面拨筋可疏通颜面气血，有助于预防和大大缓解上述表现。

颜面拨筋美容疗法以中医经络学说为理论基础，借助拨筋板、拨筋棒等拨筋工具，配合介质，通过疏通面部体表脉络，刺激脏腑面部反射点，借助皮肤与神经的传导作用，激发脏腑功能，加强气血运行，促进新陈代谢，激活皮肤活性，改善皮肤松弛，恢复皮肤弹性，平复皱纹，使肤色红润光泽。

经筋之养源于血，经筋之力源于气，经筋的润泽、疏调、濡养，均与气血津液的盈亏、运行以及脏腑的功能有关，拨筋可通过对经筋的调节起到促进和调节脏腑、气血、经络的作用。拨筋疗法直接针对局部经筋，借助拨筋棒的运用，结合拨筋手法，迅速消除局部紧绷感和粘连处疼痛，能有效促进局部气血运行，松弛肌肉、筋膜，调理筋骨、皮肤，按摩五脏，作为一种外治手法，近年来被广泛运用于医疗、保健、美容等领域。

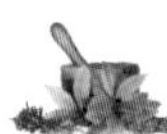

拨筋美容疗法包括面部拨筋、眼部拨筋、背部拨筋等美容手法。

二、拨筋美容疗法的基本功效

（1）拨筋可刺激局部皮肤、经络，以畅通气血、祛除邪气、舒筋柔肌、活血止痛、解毒退热等；同时，通过皮肤与经络的传导作用，拨筋可激发人体脏腑的协调能力，促进各脏腑功能的平顺、调和。

（2）拨筋可直接刺激末梢神经，改善局部组织和血液、淋巴循环，增强新陈代谢，促进营养吸收，并通过神经系统调节免疫功能增强机体的免疫力，起到防病、治病、保健、美容的作用。

（3）拨筋可有效改善或消除皮肤暗沉、松弛、粗糙、色斑、毛孔粗大、暗疮等常见美容问题，令皮肤紧致、红润、白皙而有光泽。

三、拨筋美容疗法的基本操作

（一）拨筋基本工具

1．拨筋棒

拨筋棒的形状多样，但均需具备一个如笔头样的圆头；拨筋棒圆头需圆润，质地需坚硬，最常用的材质是牛角。牛角本身具备舒筋活血、清热的作用，外用牛角拨筋棒可促进身体新陈代谢，祛除邪气。拨筋棒的大小与受术部位有关，为达到拨筋目的，选择拨筋棒时应避免太尖锐或太粗大。因过于尖锐容易导致皮肤损害，疼痛感剧烈；太粗大则无法准确按压穴位，达不到拨筋效果。

2．介质

拨筋的介质，液体或固体均可，常用的有凡士林、面霜、身体乳、精油等。

（二）拨筋操作方法

1．基本握持方法

笔状拨筋棒需要使用持笔的方法握持；梳状、板状等拨筋棒（板），可结合刮痧板的握持方法。拨筋棒与皮肤平面大约成45°角。

2．基本手法

（1）圆拨。用拨筋棒在穴位区域或其他受术部位做圆圈状的按摩，或依经络走向做螺旋状按摩。

（2）点拨。用拨筋棒在穴位区域或其他受术部位做深层的按压。

（3）横拨。用拨筋棒在穴位或穴位之间，或在某一段经络上，做“z”字形状按摩。

（4）划拨。用拨筋棒在穴位或穴位之间，或在某一段经络上，做深层的来回划动。

（5）深挑。当深部组织出现结块样表现，形成气结、痰结、筋结等，需用拨筋棒做深压与挑动结合的拨筋手法，先定点下压，再往侧边挑出，反复多次。

3．治疗原则与方法

（1）治病求本。“治病必求其本”是中医辨证施治的基本原则，也是拨筋疗法使用的基本原则。求本，是指治病要了解疾病的本质，了解疾病的主要矛盾。风寒湿邪最易伤筋，《素问·阴阳应象大论篇》说：“地之湿气，感则害皮肉筋脉。”凡睡卧当风引起的落枕，居住湿地日久引起的腰膝酸软疼痛，暴受风寒湿邪引起的陈旧伤急性发作等，均为风寒湿邪引起筋伤的例证，治疗时需注意温经散寒。拨筋作为一种治疗方法，有其局限性，治病中必须遵循“治病必求其本”的基本原则。

（2）选取穴位、手法和部位。劳损部位取穴，一般是以痛为腧，局部取穴。因为，肌肉及韧带、关节的病变，其症状表现部位大多即是病变部位的区域，可直接在病变部位进行拨筋，以舒筋活血，软坚散结，松解粘连，温经通络，祛瘀止痛，促进组织的功能恢复。面部拨筋取穴需考虑面部经筋分布，根据保养与治疗需要进行局部取穴。

（3）刺激量。拨筋刺激量（力量、时间）应根据受术者年龄、性别、体质、劳损部位与疾病性质而定。一般情况下，病人体质弱，病变部位浅，急性损伤时，手法刺激量较小。

（4）其他疗法的配合。如有需要，可与其他疗法相配合，如中药内服、中药熏洗和其他物理疗法等。

4．基本操作步骤

（1）清洁皮肤。根据拨筋部位选择合适的清洁方法。面部拨筋美容时需卸妆、清洁并进行基础保养。

（2）选涂介质。拨筋可选择凡士林、植物油、精油等多种介质，拨筋美容时多选用面霜、精油等。

（3）开穴。拨筋的第一个步骤即开穴，开穴可使局部产生温热感，皮肤、肌肉放松。面部拨筋放松一般从耳周穴位开始，按照耳前、耳上、耳后、耳下的顺序，每个区域、穴位做来回划拨，最后用圆拨的手法，以小螺旋状绕耳按摩 3～5 圈。操作时，先左耳开穴，后右耳开穴。

（4）顺气。拨筋的最后一个步骤即顺气，顺气就是在气血运行之后，用揉搓的方式帮助促进身体新陈代谢。面部拨筋后需要用手掌、指腹从拨筋区域向耳后，再到颈部、肩膀轻推，使邪气从肩膀末端排出体外，加速排毒。

知识链接

消除双下巴的拨筋美容手法

拥有一张细腻紧实的脸庞，是爱美人士不变的追求。双下巴是由皮肤松弛、肥胖、缺乏运动等导致的常见的美容问题。面部拨筋手法，可促进血液循环，有效改善双下巴。操作时先开穴，后选择迎香穴、巨髎穴、颧髎穴、听宫穴进行拨筋，从鼻翼向耳前、耳下部位横拨，最后顺气。可每日早晚各一次，手法要轻柔。

5. 操作的要领

（1）固定皮肤、肌肉。操作时，一手持拨筋棒进行拨筋，另一手的食指、中指按压穴位周围，以固定操作区域的皮肤、肌肉。

（2）拨筋的方向。拨筋的方向与肌肉、经络的走向垂直，拨筋线条要彼此衔接。如果顺着肌肉拨筋，无法将气结、筋结疏通。

（3）拨筋的节奏。拨筋的节奏为“二重一轻”。每一区域的拨筋以 3 下为一个单位，前两下重，最后一下轻。要刚中有柔，柔中带刚，刚柔并济，灵活运用。

（4）由浅入深。拨筋时应先舒缓皮肤，再进行浅层肌肉、筋膜拨筋，最后是深层拨筋。每个人的体质、对疼痛的耐受度、经筋情况等皆不同，故切勿急于求成、手法过重，避免导致损害，拨筋疗法只有循序渐进、持之以恒，才会疗效显著。

（三）拨筋美容疗法的注意事项

（1）操作前，检查拨筋棒及拨筋区域，操作时密切观察受术者的变化，结合需求调整手法。

（2）过饱、过饥、过度疲乏、过度亢奋、饮酒后等均不适合拨筋。

（3）拨筋后需要大量饮用温开水，帮助身体排出毒素，避免冷饮。

（4）拨筋时间最好安排在早晚，心气不足的人尽量不要在午间进行拨筋。

（5）有严重皮肤疾病者，以及皮肤严重破损、骨折处等，均禁用拨筋法。

任务四　耳穴美容疗法

耳穴美容疗法是指用毫针或其他方法刺激耳穴，以达到保健、美容目的的一种美容治疗方法。它具有操作简便、适应证广、疗效迅速、副作用少等优点。耳穴是耳郭表面与人体脏腑经络、组织器官、四肢躯干相联通的区域。当人体发生疾病时，往往会在耳郭的相应部位出现压痛、变色等反应；反之，日常可以通过刺激这些反应区来达到美容、保健的目的。

一、耳郭的结构及耳穴分布

根据结构特点，耳郭可分为众多区域，有 90 多个耳穴分布其中。耳郭犹如一个倒置在子宫内的胎儿，头朝下，臀部朝上。耳穴在耳郭的大体分布规律是：耳垂与面颊相应耳穴对应；耳舟与上肢相应耳穴对应；耳轮体部与躯干相应耳穴对应；对耳轮上、下脚与下肢相应耳穴对应；耳甲艇与腹腔相应耳穴对应；耳甲腔与胸腔相应耳穴对应；耳轮脚与消化道相应耳穴对应等。

选择耳穴时，需先选定耳区，再在此区域内通过观察、按压后找到具有阳性反应特征（压痛、局部形态变化、色泽变化）的反应点，最终确定耳穴。

耳郭结构见图 2-3-5，标准耳穴见图 2-3-6。

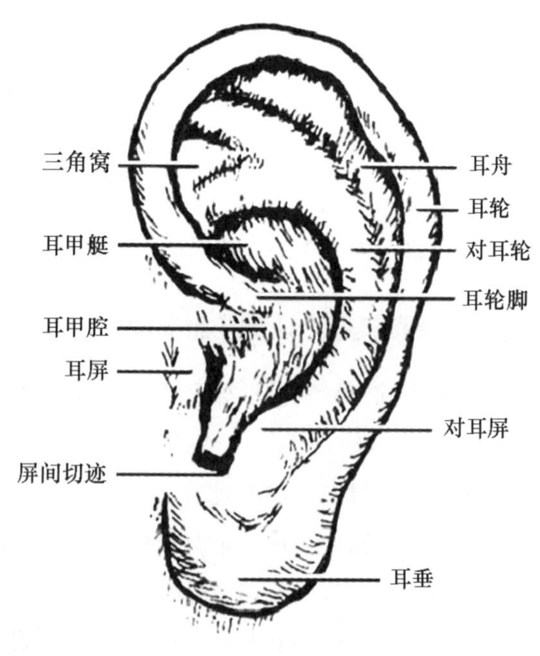

图 2-3-5　耳郭结构

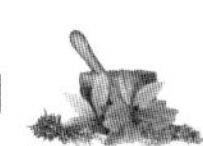

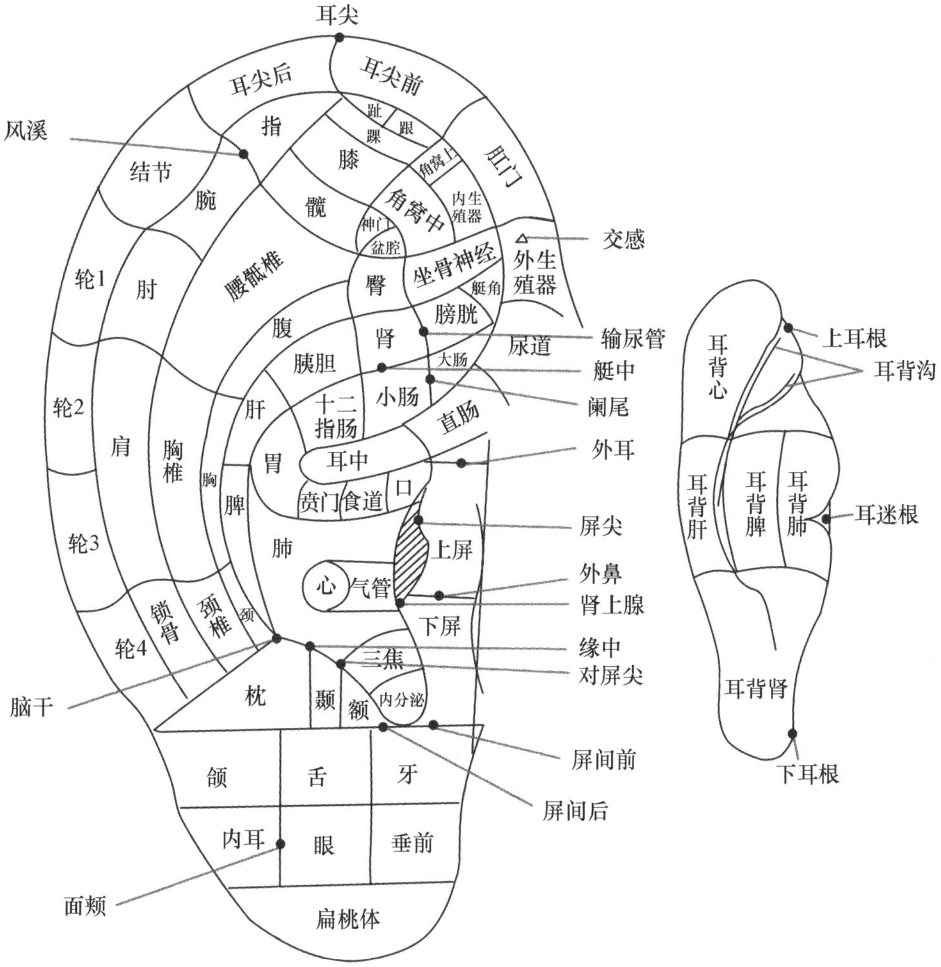

图 2-3-6　标准耳穴

二、耳针操作技术

（一）操作步骤

1．选穴

根据防治、调理、美容等实际需求，结合耳穴取穴原则，在穴区内确定阳性反应点，确定取穴位置，并做好标记。

2．消毒

针具、操作者手指、耳穴皮肤都应进行严格消毒。一般耳穴皮肤应当先用 2% 碘酊消毒，再用 75% 酒精消毒并脱碘，也可选用碘伏消毒。

（二）刺激方法

耳穴美容治疗时，需正确选用刺激方法，并根据病人体质、病情、穴位、时节等具体情况灵活选用。耳针法的刺激方法很多，目前常用的有以下几种。

1．毫针法

毫针法即用毫针刺激耳穴的治疗方法。进针时，术者以右手持针，左手固定耳郭（以左手拇指和食指固定耳郭，中指托着针刺部位的耳背），在选定的阳性反应点或耳穴处进针。针具一般为28～30号粗细的0.5～1寸（15～25 mm）长的毫针。进针的方法包括捻入法和插入法两种。针刺的深度应视耳郭局部的厚薄、穴位的位置而定，一般刺入深度为2～3 mm，不可刺透耳郭背面皮肤。刺激强度应根据病人的体质、病情、耐受度灵活掌握。针刺手法以小幅度捻转为主。如果局部感应强烈，无须行针。留针时间一般是20～30分钟，慢性病和疼痛性疾病可以适当延长，小儿和老年人不宜久留。起针时，左手托住耳背，右手起针，并立即用消毒干棉球压迫针孔，防止出血。

2．压丸法

压丸法又称压籽法，即在耳穴表面贴敷压丸的一种简易刺激疗法。本法操作简单，疗效确切，而且安全无创，疼痛轻，刺激时间长，易被病人接受，尤适用于老人、儿童及惧怕疼痛的人群。

压丸法所选材料，可就地取材。凡是表面光滑、质硬无副作用、大小适合贴压穴位的物质均可用于耳穴贴压，临床多选用王不留行籽。

操作方法：先在耳郭局部消毒，将材料黏附在0.5 cm × 0.5 cm的胶布中央，再贴敷于耳穴上，并给予适当按压，使耳郭有发热、胀痛感，即得气。可两耳交替贴压或两耳同时贴压，一般3～5天更换一次。耳穴贴压期间，要求病人每日自行按压数次。

3．刺血法

刺血法即运用三棱针在耳穴处点刺放血的一种治疗方法。

操作方法：刺血前先按摩耳郭使其充血，常规消毒后，用三棱针在耳郭皮肤上或耳穴处点刺放血3～5滴，然后立即用消毒干棉球按压止血。一般隔日1次，急性病可以每天2次。此法有泻热解毒、镇静开窍、消肿止痛、祛瘀生新等作用，适用于实热、阳闭、热毒、瘀血等证。孕妇、出血性疾病以及凝血功能障碍者忌用，体质虚弱者慎用。

4．按摩法

按摩法即在耳郭不同部位用手进行按摩、点压、提捏以防治疾病的治疗方法，常用的方法包括自身耳郭按摩法和耳郭穴位按摩法。

5．磁疗法

磁疗法指将磁场作用于耳穴治疗疾病的方法，一般分直接贴敷法和间接贴敷法两种。操作时，将磁珠、磁片等直接或包裹后间接贴敷在耳穴上，具体操作方法类似压丸法。此外，磁疗法还有磁针法、脉动磁场疗法、交变磁场疗法等。磁疗法具有镇痛消炎、驻颜延年、防病保健的作用。

（三）适用范围

耳针在临床治疗的疾病范围很广，对功能性疾病和部分器质性疾病均有一定效果。美容方面，具备美容、祛皱、生发等保健美容作用，对粉刺、湿疹、肥胖等疾病有较好的治疗作用。此外，耳针还可用于戒烟、戒毒等。

三、常用耳穴

美容常用耳穴见表 2-3-2。

表 2-3-2　美容常见耳穴

分布	穴位	定位	功能	主治
耳轮	耳尖	将耳郭对折，耳郭上部顶点	理气和中、凉血止痒	呃逆、黄褐斑、皮炎、皮肤瘙痒、皱纹等
耳舟	风溪	耳轮结节内前方，指、腕两穴之间	祛风止痒	过敏性疾病
对耳轮	交感	对耳轮下角末端与耳轮交界处	滋阴、止痛	神经症、失眠、多汗、颜面潮红等
三角窝	内生殖器	三角窝前 1/3 的下部	调经和血、益精助阳	女性月经不调，男性阳痿、遗精
	神门	三角窝后 1/3 的上部	镇静安神、清热	失眠、粉刺、肥胖
耳屏	肾上腺	耳屏下部游离缘的尖端	消炎、抗过敏	皮肤瘙痒、荨麻疹、痤疮
对耳屏	皮质下	对耳屏内侧面前下方	消炎止痛、安神	粉刺、痤疮等皮肤病
	对屏尖	对耳屏游离缘的尖端	清热解毒	皮肤瘙痒、暗黄
耳轮脚周围	口	耳轮脚下方前 1/3 处	祛风清热	面瘫、口眼㖞斜
	胃	耳轮脚消失处	健胃、安神	消化不良、肥胖、粉刺、酒渣鼻等
	小肠	耳轮脚上方中 1/3 处	健脾和中、消肿止痛	消化不良、肥胖、咽痛
	大肠	耳轮脚上方前 1/3 处	调节大肠、利水	便秘、腹泻、肥胖、粉刺

续表

分布	穴位	定位	功能	主治
耳甲艇	肝	耳甲艇后下部，胃与十二指肠二穴后方	活血舒筋、清热明目	月经不调、乳房疼痛、黄褐斑等
	肾	对耳轮下脚下方后部，小肠穴直上	补肾壮骨	腰膝酸软、耳鸣、面色晦暗、脱发等
耳甲腔	脾	耳甲腔后上方，肝穴下方	健脾消食、补血	腹泻、便秘、消化不良
	心	耳甲腔正中凹陷处	养心安神、止痒	失眠、心悸、神经衰弱、口舌生疮、皮肤粗糙
	肺	心穴的上、下和后方	清热补虚、利毛发、开水道、行气血	皮肤疾病、便秘
	三焦	耳甲腔前下方，肺与内分泌两穴之间	通利水道、清热止痛	肥胖、便秘
	内分泌	耳甲腔的前下部，屏间切迹内	抗过敏、通经活血	内分泌紊乱、粉刺、荨麻疹、肥胖
耳垂	面颊	耳垂正面，眼穴与内耳穴之间	行气活血、通络止痛	颜面疾患，如面瘫、三叉神经痛、色斑等

以上耳穴中，常用于美容的是肺、心、肝、肾、神门、内分泌、皮质下、胃、肾上腺、交感等；常用于减肥的是脾、胃、口、神门、交感、大肠、三焦等。

四、注意事项

（1）严格消毒，防止感染。溃疡、湿疹、冻疮或炎症部位禁针。妊娠期、习惯性流产的妇女禁用。年老体弱者慎用。

（2）耳穴应轮流选用，同一耳穴治疗次数不宜超过10次；每次治疗时取穴不宜过多，以3~8穴为宜。

（3）耳穴治疗时如出现晕针，处理方法与毫针法相同。

任务五　药浴美容疗法

药浴是中医外治法中比较有特色的一种治疗方法，是中医药学的重要组成部分。它是在中医理论指导下，选取适当的中草药，煮沸，用煮沸后产生的蒸汽熏蒸，或用加工

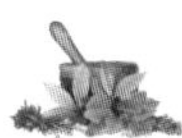

制成的中药浴液进行全身、半身沐浴或局部浸浴（如坐浴、足浴、面浴等），以达到预防和治疗疾病目的的一种中药外治法。药浴美容疗法即在中医理论指导下，通过运用中草药局部或全身熏洗、泡浴等以达到美容养颜、洁肤瘦身、养身保健及美容治疗作用的一种常用美容治疗方法。

药浴的使用在我国由来已久。据载，自周朝开始就流行香汤浴，即用佩兰煎汤洁身。宋明时期，香汤浴传入民间，出现了专供人们洗芳香浴的“香水行”，且形成一定的习俗。如春节这天用五香（兰香、荆芥头、零陵香、白檀香、木香）汤沐浴，浴后令人遍体馨香，精神振奋；春季二月初二取枸杞煎汤沐浴，“令人肌肤光泽，不老不病”；夏天用五枝（桂枝、槐枝、桃枝、柳枝、麻枝）汤洗浴，以疏风气、驱瘴毒、滋血脉。药浴不仅作为健身益寿的方法被使用，而且广泛用于疾病的治疗和康复，以及美容保健。《礼记·内则》记载，“头有疮则沐，身有病则浴”。《五十二病方》中就有熏浴法的记载。唐代《外台秘要》《备急千金要方》中，记载了大量美容配方，用以洗面、沐浴、熏蒸等，可使皮肤白嫩光泽，亦可洁颜祛皱、护发乌发，还可针对皮肤疾患起到治疗作用。宋代《本草衍义》中记载，“香茅根如茅，但明洁而长，可做浴汤，同藁本尤佳”。明代《本草纲目》中有“乳香、檀香，道书谓之浴香；宜可用作煎汤沐浴之香料”之记载。清代，药浴、芳香浴被广泛重视，一些宫廷秘方流传至今，成为现代美容驻颜、香体轻身、养生保健的使用参考。

一、作用机理

药浴疗法不仅具有水疗的作用，还具有中药对机体产生的医疗效能，药物水溶液中的有效成分从体表和呼吸道黏膜进入体内而发挥舒筋活络、行气活血、调整脏腑功能等功效，调节人体的阴阳平衡，达到治疗和预防疾病的目的。

在药浴中，散布在水蒸气中的药物有效成分可以通过口、鼻黏膜到达人体内，溶于水中的有效成分则通过皮肤角质层、毛囊等进入体内，然后通过血液循环布散到机体各组织与器官而产生药物美容、保健及治疗效果。皮肤是人体最大的器官，除有抵御外邪的保护作用外，还具备分泌、吸收、渗透、排泄、感觉等多种功能。药浴就是利用皮肤的生理特性，使药物透过皮肤而作用于局部和全身。

现代研究显示，药浴通过药液直接作用于局部，药物通过皮肤或黏膜的吸收、扩散、辐射等途径进入体内，无须进入消化系统，较少通过肝脏代谢，可有效避免药物对消化道的刺激和肝脏首过效应，有效减少毒副作用。药浴直接作用于局部，增加了该区域内的有效血药浓度，对皮肤、毛发、五官等区域具有直接治疗和防护、保健、美容作用。

药浴在保健、美容中作用显著，其借助温热之力和药物本身的功效，使全身腠理疏通、毛窍开放，可直接清除体表细菌和异味；扩张血管，升高皮肤温度，促进血液循环，促进新陈代谢；消除疲劳，改善睡眠；温经散寒，缓解疼痛；调节血压，刺激穴位，提高人体免疫力。

二、优点

1. 适应证广，奏效快，疗效高

药浴疗法温和，可在内、妇、儿、外、五官、皮肤等各科的治疗或保健等多方面使用，且使用灵活，疗效显著，治疗范围广泛。

2. 方法简便，易于操作，便于普及

药浴的操作简单，无明显创伤性，无痛苦，便于群众接受并自疗。

3. 药源广泛，取材方便，价格低廉，贮存方便，随取随用

药浴所需的药物多为常见的普通中药，常药食同源，价格相对低廉，采集、制备简单，贮存方便，可随取随用。

三、具体方法

（一）药浴汤液的制备

药浴汤液的制备与中药的煎煮方式相同，但药浴液体制备时用水量比口服药大。中医外科中针对皮肤、肛肠疾病的很多处方既可内服，又可外用。煎药时可先制备口服药，再制备外用汤液，即将浓煎后的药液加热水混合稀释；亦可大量加水熬制，直接制备外用汤液。

（二）药浴容器

全身药浴，将制备的药液倒入清洁消毒后的浴缸或浴盆中使用；局部药浴，可根据具体情况选择合适的器皿，药液倒入前先对器皿进行清洁消毒。蒸汽浴需使用蒸汽设备，以供全身或局部熏蒸。

（三）药浴的水温

药浴水温一般以36～43℃为宜，水温高低主要根据个体情况而定，但切不可太冷或太热，防止感冒、烫伤等。药浴时需放入水温计，以便监测水温，随时调整。

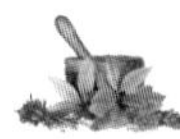

（四）药浴时间

一般每日 1～2 次，每次 15～30 分钟，时间不宜过长。如时间过长或水温过高时，需密切观察泡浴者生命体征，防止意外发生。

（五）药浴的分类

根据药浴的具体方式，药浴分为浸浴、湿敷、蒸汽浴。

1．浸浴

浸浴指全身（头部以下）或身体的某一部分浸入药浴液中，每次 10～30 分钟，可每日或隔日 1 次的药浴方法。全身浸浴适用于全身皮肤的保健或泛发性皮肤病的治疗；局部浸浴适用于局部皮肤或毛发的保健。

2．湿敷

湿敷指用药液擦洗或湿敷局部的药浴方法，可频频用手掌捧起药液洗浴或用毛巾蘸药液擦洗、湿敷于局部。此法用于头部及范围小的区域，简单、方便且节省药液。每次 15～20 分钟，每日 1～3 次，水温根据病情而定。

3．蒸汽浴

蒸汽浴指用煎煮药液时的水蒸气熏蒸局部。蒸汽浴法可促进局部血管的扩张，利于药物的吸收。但此法不适用于热证及皮肤敏感者。用蒸汽浴治疗局部皮损，可每日 1～2 次；用蒸汽浴进行面部保健美容，可每周 1 次。

四、常用药浴美容方

常见药浴美容方较多，可根据需要，选取适宜药物，按照中医原则运用。

1．香药澡豆方（《太平圣惠方》）

大豆 1000 g，赤小豆 800 g，苜蓿 150 g，零陵香 150 g，冬瓜仁 20 g，丁香 60 g，麝香 15 g（细研），茅香 90 g，猪胰 5 具（细切）。

前 8 味药，捣细罗为散，与猪胰相合，捣均匀。用时与少量水相合，洗手部及全身。有香身护肤、润燥作用。

方中麝香价昂，可以不用。

2．护肤美容方

绿豆、百合、冰片各 10 g，滑石、白附子、白芷、白檀香、松香各 30 g，研末入汤温浴，可使体肤白润细腻。

五、注意事项

（1）药浴的药液需要保持适宜的温度，避免烫伤，稍冷即应调换药液。

（2）药浴前用清水洗澡，清除皮肤的汗液、污垢等，清洗完毕再进行药浴。

（3）饭前、饭后60分钟内，或过饥、过饱，或极度疲劳、酒醉后，皆不宜药浴。凡儿童、老人及病重需进行药浴治疗的病人，药浴时要有专人护理，洗浴时间不可过长，避免烫伤、着凉、溺水等意外发生。心脏病、高血压等心血管疾病病人若欲进行药浴，需详细咨询医生意见。

（4）药浴治疗时，若病人出现头晕、呕吐、过敏等症状，需立即暂停。

（5）药浴疗法结合按摩时，切忌用力搓擦皮肤。

（6）药浴结束时，应静坐片刻再起身，动作要缓慢，切勿快速站立，防止体位性的眩晕；药浴结束后，立即擦净药液，注意保暖，防止感冒。药浴后可少量喝温水，切不可立即进食。

（7）一般严重外伤、急性炎症、心肺功能不全、有出血倾向者，禁用此法。

任务六　药膜美容疗法

药膜疗法指在身体一定部位敷贴中药药膜或涂药后形成薄膜，以治疗疾病的方法，属于中医外治法。由于膜剂黏附力强，稳定性好，药物在患处滞留时间长，常被用来治疗皮肤及黏膜的病变，其中薄膜剂可经口服、含化等途径治疗全身疾病。药膜疗法非常常见，中西医运用均较多，如口腔溃疡贴膜就属于药膜疗法的范畴。

药膜疗法主要通过药物外用于局部皮肤、黏膜表面，以达到治疗目的。《理瀹骈文》说："外治之理，即内治之理；外治之药，即内治之药。所异者法耳。"指出了外治法与内治法只是在给药途径上有所不同，外治法使药物直接作用于皮肤和黏膜，通过局部吸收，从而达到治疗目的，这是中医外科独具特色且必不可少的重要治法。正如《医学源流论》所说："外科之法，最重外治。"皮肤疾病最适合运用药物外治法，使用药膜较多。运用中医外治法时，要与运用内治法一样进行辨证施治，根据具体疾病，辨证分析后确定治疗方法。通过辨证，分析拟定中医外用处方，制备药膜。

中医借助药膜以美容的历史悠久，方药众多。中医美容具备中医理论特色，"有诸内者必形诸外"，古代主要是依靠食物来改善营养，泽及肌肤。东晋葛洪在《神仙传》

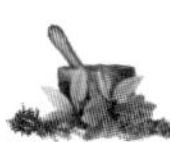

中提到“草木诸药，能治百病，补虚驻颜”。唐代孙思邈在《千金翼方·妇人·妇人面药》中提到“面脂手膏，衣香藻豆，仕人贵胜，皆是所求”。面脂、手膏就是传统美容中常用的外用美容保健形式，即药膜美容形式。自古流传了很多美容面膜、面膏，如杨太真（即杨贵妃）面膜，其用法是，将珍珠、白玉、人参研磨成细粉，再用上好的藕粉调成面膜，敷面半小时后洗去。常用此面膜能祛斑增白，收缩毛孔，祛皱除纹，光泽皮肤。此外还有广为流传的杨太真红玉膏、金国宫女八白散等。可见药物美容从古至今均是中医美容的主要手段，而药膜美容因制备简单、运用方便、局部疗效佳等特点，一直被广泛运用。

一、美容药膜的常见剂型

美容药膜是外用美容品，包括美容粉、美容液、美容软膏、美容糊剂、美容面膜等，常通过扑、搽、涂敷面部或洗面，被皮肤局部吸收，达到疏通经络、滋润皮肤、除去污秽、增白除皱、防御外邪侵袭的目的。现代研究显示，大多数美容中草药都含有生物碱、氨基酸、维生素、植物激素等，有滋养皮肤的作用，能增强皮肤的免疫力，保护表皮细胞，增强皮肤的弹性。药膜美容疗法中常见的剂型为粉剂、溶液和软膏。

1．粉剂

粉剂药膜即将单味药物或复方中的中药研成粉末后，再选用水、奶、蜂蜜等液体调匀后制成的药膜。

2．溶液

此指将单味药物或复方加水、酒等煎熬至一定浓度的药液，或用开水将药粉冲烊冷却后的药液。亦可用新鲜药物压榨取汁。使用时，用液体浸透纱布、面膜纸等以局部湿敷，也可与粉剂调配成膜后使用。

3．软膏

软膏即将药物加入适宜的基质中，制成均匀、细腻、易于涂布于皮肤或黏膜等区域的半固体状外用制剂。其因制备、使用方便，在美容中用途广泛。各类用于美容、驻颜、润肤的面脂、手脂、面膜膏等均为软膏。

此外，现代美容面膜是用高分子材料、抗衰老成分、名贵中草药等富有营养的原料等制成。面膜敷贴于面部后，通过水分蒸发使皮肤紧致，并有效刺激面部血液循环，面膜被去除时又可将毛孔中吸附于薄膜的污垢、面部脱落的表皮细胞等一并清除。

二、常见美容药膜

药膜美容疗法是以中医药理论为基础，通过外用美容方药以滋养肌肤，祛皱防皱，淡化色斑，使皮肤细腻洁白，富有光泽和弹性，并可治疗皮肤疾患的中医外治法之一。按照使用目的，美容药膜可分为保养类药膜和治疗类药膜。

（一）保养类药膜

保养类药膜即针对日常保养目的使用的药膜，主要功效是润肤驻颜、防皱祛斑。

1. 驻颜药膜

驻颜药膜即通过外用药物以养护容颜、延缓衰老的药膜。

（1）艳容膏。白芷 9 g，甘菊花（去梗）9 g，白果 20 个，红枣 15 个，猪胰 1 个。上药捣烂拌匀，珍珠研细末加入其中，再加入蜂蜜及酒酿，蒸过之后，每晚涂面，第 2 天早晨用温开水洗去。作用：滋养皮肤，防皱祛斑，增添面部光彩。

（2）护肤抗皱散。当归、丹参、黄芪、生地黄、麦冬、白芷、白附子各 50 g，人参 15 g，三七 25 g。诸药研细末，过细筛，并干燥处理，以新鲜鸡蛋少许，加水或蜂蜜调匀后涂敷面部，每周 1 次。作用：营养皮肤，增白祛皱。

（3）杏仁膏。杏仁 90 g、鸡子白少许。杏仁自带油脂，将其适量研如膏，与鸡子白混合，晚间洁面后涂抹于面部，次日晨起用温开水或米泔水清洗。作用：润肤去皱。

（4）鹿角膏。鹿角霜 60 g、牛乳 500 ml、白蔹 30 g、川芎 30 g、细辛 30 g、天冬 45 g、酥油 90 g、白芷 30 g、附子 30 g、白术 30 g、杏仁（研膏）30 g。除牛乳、酥油、杏仁外，诸药研为细末，再入杏仁膏研匀，用牛乳及酥油于锅内慢火熬成膏，每夜涂面，第 2 天早晨用温开水洗净。作用：滋养皮肤。

（5）润脾膏。麦冬、天冬、玉竹各 150 g，细辛、甘草、川芎、白术各 75 g，黄芪、升麻各 110 g，猪膏 1800 g，生地黄汁 600 ml。将前 9 味中药切碎，以醋浸泡一天，用纱布包好。鲜生地黄榨取汁 600 ml，与水、猪膏、药包放入锅中同煎，待水气尽，猪膏沸腾，去渣冷却后即得，用时将其涂抹于唇。作用：润唇防裂，主治脾热所致唇部干燥。

2. 美目药膜

美目药膜通过明目、养睑达到美化眼目的效果。

眼胞消肿方。芙蓉叶 30 g、清茶 15 g。芙蓉叶研细粉，煎清茶出茶汤后，调匀芙蓉叶粉，涂于眼膜纸上，贴敷眼睑，每日 1 次。作用：消除眼周水肿。

3. 身体美容药膜

身体美容药膜可养护身体、手足皮肤，使之滋润滑嫩、洁白红润。

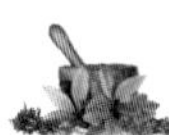

（1）千金手膏方。桃仁 20 g，杏仁（去皮尖）10 g，橘核 20 g，赤芍 20 g，辛夷仁、川芎、当归各 30 g，大枣 60 g，牛脑、羊脑、狗脑各 60 g。诸药加工制成膏，洗手后，涂在手上擦匀，忌火炙手。本品有光润皮肤、护手防皱之效。

（2）太平手膏方。瓜蒌瓤 60 g、杏仁 30 g，蜂蜜适量。制作成膏，每夜睡前涂手。作用：防止手部皲裂，使皮肤白净柔嫩，富有弹性。

（3）初虞世方。生姜汁、酒糟、白盐、腊月猪膏。研烂炒热，擦于脚部，有散寒温经、润肤治裂之功效。

（二）治疗类药膜

治疗类药膜指对某些损美性疾病起到治疗作用的药膜。

1. 治面部色素沉着药膜

（1）玉容散。白僵蚕、白附子、白芷、山柰、硼砂各 9 g，石膏、滑石各 15 g，白丁香 3 g，冰片 0.9 g。所有药物研极细末，适量取用，用水或牛奶调后敷面，30 分钟后清洗干净，早晚使用。

（2）雀斑方。白僵蚕、细辛、黑丑（去壳）各等分。3 味药研末，每晚洁肤后以药末涂面，20 分钟后用温水洗净。

（3）润肌膏。当归 15 g、紫草 3 g、麻油 120 ml 同熬，药枯后滤尽药渣，再熬，加黄蜡 15 g，融化后，放入容器，冷置。用时涂搽患处。

2. 治粉刺药膜

（1）黄芪当归粉。黄芪 10 g、当归 10 g，将黄芪、当归研细末，用新鲜芦荟汁调匀药粉，敷于面部 15 分钟后用清水洗净，每日 2 次。

（2）蜂蜜双仁膏。冬瓜仁、桃仁等分烘干，研细粉，加入适量蜂蜜成黏稠膏状，每晚睡觉前涂于痘印处，第二天晨起后清洗干净。此药膜可逐渐淡化痘印。

三、使用注意

（1）药膜美容疗法属于中医外治法的范畴，在运用中药制剂的药膜时，需在中医药理论指导下使用。

（2）药膜制备过程中，注意药物的净化，去除杂质，制备前后均需防止药物变质。如变质应立即更换，严禁使用。

（3）药膜治疗前需清洁局部皮肤，一般使用时间为 15 ~ 30 分钟，也可根据药膜特点确定涂抹时间。使用结束后需彻底清洗皮肤。

（4）皮肤、黏膜严重破损区域，一般禁用消毒不良的药膜，以防止感染。使用过程中如出现过敏反应，需立即停止。孕期女性、患有严重皮肤疾病的病人慎用各类药膜。

任务七　气功美容疗法

气功美容疗法是中医美容中非药物疗法的一个重要组成部分，通过有目的地选择对形体健美、身心有益的功法，以疏通经络、调畅气血、调理脏腑、润泽皮毛、强壮筋骨，达到强身健体、悦泽驻颜、宁心守神的美容目的。

气功是中国优秀传统文化的重要组成部分，它是以调整呼吸（调息）、调整身体活动（调身）和调整意识（调心）为手段，以强身健体、防病治病、健身延年、开发潜能为目的的一种身心锻炼方法。在中医领域中，气功疗法已有数千年的发展历史，是传统中医药学的重要组成部分，至今仍被广泛运用于养生、保健、治疗等多方面。气功疗法的练习核心是“调身、调息、调心”，它是以自身形体活动配合呼吸吐纳、心理调节的传统治疗方法。常练习气功可使全身气血通畅、机体新陈代谢增强，并能不断培育体内真元之气，平衡阴阳、调和脏腑，达到强身健体、防病治病、美容养颜的目的。

一、气功美容疗法的原理

气功美容疗法的原理来源于中医的整体观念。中医认为，人体的形体肢节、肌肤毛发、五官爪甲等无不与机体内脏腑、经络、气血紧密联系。人的情绪变化、呼吸吐纳对人体也具有巨大影响，严重时甚至可以引发疾病。因此，只有通过正确的身体活动、呼吸吐纳练习以及情绪意志的调整，才能使脏腑功能健旺、经络气血流畅、元气充沛，最终达到修身、延年、泽肤、润发、美颜的目的。

二、气功美容疗法的基本操作

气功美容疗法功法繁多，但均有共同的核心技能要素，即调身、调息、调心。

（一）调身

气功练习姿势较多，且各具形态，但核心是姿势动作必须有利于身体内部的气血运

 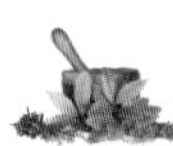

行，利于五脏安和。姿势动作的正确与否直接关系到调心、调息的效果，是气功练习的成败关键。形正则气顺，气顺则意静，意静则体松筋软，百脉和调，有益于形体、容貌的健美。气功姿势动作练习时要循序渐进，万不可因为追求姿势、动作的难度而导致身体受损。另外，五官通过经脉与脏腑相通，与神气相连，故气功练习中非常注重五官的练习与调整。宋代著名道士张紫阳在《〈金丹四百字〉序》中提道："含眼光，凝耳韵，调鼻息，缄舌气，是谓和合四象。"眼睛垂帘内视，耳朵忘声返听，鼻息调柔细微，舌抵上腭平息宁心，再加上轻合齿（牙齿轻咬），即为气功五官练习调整要诀。

（二）调息

调息是指在气功练习中有意识地练习控制自己的呼吸节奏、深度，以使呼吸均匀、深长而缓慢，达到安神、静心、养气、调和脏腑阴阳的目的。调息是气功疗法的重要环节，在美容气功疗法中非常重要。人的自主呼吸活动，可以通过练习而获得更好的控制。呼吸的均匀、和顺将有利于自然界清气的进入，进而推动气血运行，促进新陈代谢，使四肢百骸、形体官窍得到濡养，使五脏安和、情绪稳定，使面部红润而具光泽，达到美容目的。

（三）调心

调心是指意念练习，是气功练习中较困难的部分。中医认为，心主神，故调心又称存神、凝神、养神。中医认为，形与神是生命活动整体不可分割的两个方面。"形"即形体；"神"，广义上指人生命活动的外在表现，狭义上指人的精神意识思维活动。调心即为调心中的思想、意念，通过自觉地调控心理活动，平伏妄心杂念，将注意力集中，顺利达到入静守神的状态。调心可使脏腑各安其职、气血平和、精神内敛、形与神俱，使正气充沛、身心健康而长寿。故调心是气功美容疗法效果好坏的关键，如《黄帝内经》所言："恬淡虚无，真气从之，精神内守，病安从来。"

除了以上三个核心技能，在练习气功过程中还需注意以下三点。①时间调理，即合理安排练功时间。早晚是练功的最佳时间，一般每次 30 ~ 60 分钟为宜，每天练功 1 ~ 2 次，约 30 天为一个疗程，不宜过累，注重坚持。风、雨、雷、电等恶劣天气不宜练功；疲劳、过饥、过饱时亦不适合练功。②环境调理。气功练习前需选择适宜的环境，需温度适宜，空气清新，光线柔和，安静而不易被打扰。③饮食调理。练功期间需合理调配饮食，注重膳食搭配。勿过食或不食，勿饥饱无常，勿过食肥甘厚味或饮食过于寡淡。

三、常见气功美容功法简介

历代医家和气功养生者有很多美容功法，这些功法或散见于医籍，或流传于民间。现介绍几种具有代表性的气功美容功法。

（一）驻颜功

（1）全身放松，两脚合拢，手臂自然下垂，神态自然，心情舒畅，呼吸缓慢均匀，两眼平视前方，双手掌心向下，两臂徐徐上升，举至头顶后掌心向上，两手指尖相对。在两手上举的同时，展胸收腹，做深呼吸，吸气要自然、均匀、深长；吸气后，两臂慢慢向下，放回原处，同时将体内浊气缓缓呼出。反复 6 次。

（2）两手下垂，置于双膝内侧合掌；俯身屈膝下蹲，膝盖夹紧双掌；然后两脚跟开始一抬一落，双掌来回摩擦。连续做 12 次。

（3）直立，两腿并拢，两手掌抬起，分别挡住两眼，稍停；以手掌根轻轻揉双眼 12 次，然后手掌挡着眼睛，眼珠左右旋转各 8 次，再睁、闭 8 次；接着，用两手食指、中指、无名指按摩颜面几次，方法是从双眉间的印堂穴开始向上按摩，再左右分开。

（4）两脚分开，自然站立，两手掌心在胸前摩擦；然后捂着面部两颊处，上下按摩 18 次；然后用食指、拇指捏鼻 10 次，再按鼻两侧迎香穴 6 次。以上共做 3 遍。接着双手捂住嘴，拇指托着腮、食指尖按迎香穴 6 次；最后，大张口吐舌 16 次，叩齿 21 次。

（5）双手搓热，用两手指腹，从前发际向后梳发 21 次，梳发时，指腹稍用力搓头皮；最后，用左手掌在颈后左右按摩 8 次，再换右手按摩 8 次。

（二）金津美容法

此法源于古代，古人认为唾液是人体津液的重要组成部分，有润肤养颜之效，李时珍将其称为“神水”“金浆”。金津美容法是练气功时利用所产生的金津玉液（唾液）来进行养颜美容的功法。

1．吞津美容法

每日早晨起床后 10 分钟或临睡前 30 分钟，盘腿打坐，意守丹田至有微温热气感后，有节奏地轻叩齿，鼓漱和赤龙搅海（舌头在口腔中上下左右搅动）数十次后，口中津液满盈，不可吐，徐徐分次吞服之，并以意念引归丹田。

2．搓涂美颜功

每日晨起时行静坐功，行功时闭目凝神，排除杂念，稍后，以两手相互摩擦至热，拂搽面部 7 次，然后鼓漱，取津涂于面部，手搓拂数次即可。

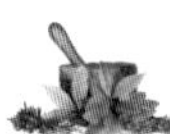

此美颜功相传为明代冷谦所传，有宁心安神、光润皮肤、悦泽和颜作用。主要用于因操劳过度、思虑太多所致的颜面憔悴。此法每日练习 1 次即可，晨起之后行功最佳，涂面之口津，以未刷牙但鼓漱后所得为好。《修龄要指》赞此法说："行之半月，则皮肤光泽，容颜悦泽。"若能经常练习，必能获得"寡欲心虚气血盈，自然五脏得和平，衰颜仗此增光泽，不羡人间五等荣"的效果。

（三）美发导引功

练功时，坐于草坪或地上，双下肢分开，以双手扶住小腿，腰部弯曲，头部带动身体俯身向下，头部着地 12 次。然后取盘坐式，面朝东，双手用力握拳，拇指在掌中被四指掩压，闭气不息，松开双拳，捂住双耳，接着双手在头后交叉，向上拉扯耳及耳后侧头皮，轻拉头发。

古人认为俯身触地可以充分活动脊椎，而调理脊椎有益于头发的根部，使经气无阻，精气润泽，头发自然黑亮柔润，而不发白、脱落。面朝东，东与春气相应，寓意永葆青春；捂耳、拉发则通过局部刺激使气血畅通。

四、注意事项

练功前需先平心静气、宽衣解带、排除二便。练功时需掌握要领，循序渐进，排除杂念。若杂念难排，需暂时停功。当练功受到干扰时，切勿收功过急，收功后不可立即卧床或剧烈运动。妊娠期、哺乳期女性禁练美容气功。练习中如遇不适，应立即停止。

思考题

1. 简述拔罐美容疗法的常用操作方法以及适应证。
2. 如何正确认识刮痧美容疗法中的出痧？
3. 简述刮痧美容疗法的具体操作及使用注意。
4. 简述拔筋美容疗法常用操作手法。
5. 简述耳穴美容疗法中压丸法的原理和操作方法。
6. 简述药膜美容疗法中美容药膜的常见剂型。
7. 简述气功美容疗法的基本操作。

（杨周赟）

单元四　体质辨识与养生

学习目标

1. 理解并能够讲述体质的概念、分型和主要的形成原因。
2. 具备运用辨识要点正确分析求美者体质类型的能力。
3. 能够为不同体质的求美者阐述其健康美容隐患。
4. 熟记辨质施调的原则，能够引导求美者正确认识自身健康情况，选择保健调养或专业治疗。
5. 具备为不同体质类型求美者制订个性化养生方案的能力。

《黄帝内经》有云，“圣人不治已病治未病”，治未病的理念贯穿中医学发展历程，历代医家均强调无病先防，“与其救疗于有疾之后，不若摄养于无疾之先”。养生是我国自古盛行的独具特色的文化和社会现象。

养生，又称摄生，是通过调整起居、调节饮食、调摄精神、运动锻炼、经络保健等多种方法，增强人体的抗病能力，保持身心健康，提高生命质量，从而达到延年益寿的目的。体质养生是中医养生的主要手段，通过对不同个体进行体质辨识，并有针对性地进行调理，指导养生保健和疾病防治，能够有效维护和促进健康，减少各类疾病包括损美性疾病的发生。

任务一　体质概述

任务导入

生活中我们时常见到这样一些现象：春末夏初，天气渐热，大多数人已经开始穿夏装，但有些人仍然穿着秋衣、秋裤甚至薄毛衫；有人频频感冒、经常生病，有人却很少生病，偶尔感冒也能很快痊愈；有些人总感觉身体不适，但经医院检查，各项指标都正常。

请思考：

中医是如何认识这些问题的呢？

一、体质的概念

体质，是指人在遗传的基础上，在环境的影响下，获得的形态结构、生理功能和心理状态方面综合的、相对稳定的特质，是人在生长、发育过程中适应自然与社会环境而形成的个性特征。

中医学对体质的基本认识为体质可分、体病相关、体质可调。人的体质可以客观分类，相同体质类型的人，其生命现象有共同的特征。体质类型与人的发病倾向、致病因素的易感性、疾病的转归等关系密切。同时，人的体质特点在不同的生命阶段也是动态可变的，根据体质辨识结果，运用适宜的方法进行干预，可以调整体质的偏颇，有效预防疾病的发生，达到养生延年的目的。

二、体质的分型

根据人的体质特征，按照不同的标准和方法，可以将体质分成若干类型。中华中医药学会发布的我国第一部《中医体质分类与判定》标准中，将体质分为以下九种类型。

（一）平和质（A 型）

平和质指先天禀赋良好、后天调养得当，以形体适中、面色红润、精力充沛、脏腑功能强健为主要特征的体质类型。

（二）气虚质（B 型）

气虚质指元气不足，以疲乏、气短、自汗等气虚表现为主要特征的体质类型。

（三）阳虚质（C 型）

阳虚质指阳气不足、失于温煦，以畏寒怕冷、手足不温等虚寒性表现为主要特征的体质类型。

（四）阴虚质（D 型）

阴虚质指体内津液、精血等阴液亏少，以口燥咽干、手足心热等虚热性表现为主要特征的体质类型。

（五）痰湿质（E 型）

痰湿质指水湿内停、痰湿凝聚，以形体肥胖、腹部肥满、口黏苔腻等痰湿表现为主要特征的体质类型。

（六）湿热质（F 型）

湿热质指水湿阻滞与热邪相合，湿热内蕴，以面垢油光、口黏、舌苔黄腻等湿热表现为主要特征的体质类型。

（七）血瘀质（G 型）

血瘀质指体内有血行不畅的倾向或瘀血内阻，以肤色晦暗、舌质紫暗等血瘀表现为主要特征的体质类型。

（八）气郁质（H型）

气郁质指长期情志不畅、气机郁滞，以忧郁脆弱、敏感多疑等气郁表现为主要特征的体质类型。

（九）特禀质（I型）

特禀质指因先天禀赋不足、遗传或母体在妊娠期受不良影响等造成的一种特殊体质，主要包括过敏体质和特异病理体质。其中，特异病理体质大多不可逆，本单元主要介绍可调理的过敏体质。

以上九种体质中，平和质为健康体质类型，其余均为偏颇体质类型。其中，气虚质、阳虚质和阴虚质属虚性体质，调养重点为补其不足；痰湿质、湿热质、血瘀质、气郁质属实性体质，调养重点为泻其邪实。特禀质则要根据情况进行治疗和护理。

需要注意的是，个体可同时具有两种或两种以上体质特征，人群中体质类型兼夹的情况普遍存在。

三、体质的形成原因

（一）先天禀赋

先天禀赋取决于父母，是决定体质形成和发展的主要内在因素。

禀赋充足，则阴阳气血平衡，体质平和无偏颇；禀赋气血阴阳失衡或不足，则导致多种偏颇体质类型的出现。如肾中元阴不足，则津液枯竭无源；肾中元阳不足，则失于温煦而寒从中生；肾精不足，则无以化气血濡养脏腑，功能低下；母体存在的某些有害因素，也会通过胎传影响胎儿，甚至表现为先天性疾病。

因此，先天禀赋的差异是导致体质差异的重要内在条件。

（二）后天环境

体质形成的过程是伴随个体发育和发展的不同阶段，不断演变的生命过程，这一过程中，个体的生活习惯、饮食结构、地理环境、社会文化、人际交往等环境，均会对体质的形成和变化产生一定的影响，有时甚至可起到决定性作用。

如气虚质、阳虚质、痰湿质的形成，往往和后天喂养不当、烦劳过度、忧郁思虑等导致脾胃损伤，水谷精气化生无源，或水湿运化失职等关系密切；血瘀质、气郁质、湿热质，往往和情志不畅、五志过极，或饮食不节、嗜食肥甘等，导致湿热蕴结于内、气血运行不畅有关。

由此可见，体质的形成与先天和后天两方面的因素均有密切关系，其形成的机制极其复杂，是多种复杂因素综合作用的结果。

四、偏颇体质影响健康和美容的表现

不同体质有不同的特征表现，很多特征表现影响人的容貌美和形体美。体质相似的个体，其形体、皮肤、毛发、情志等往往有许多共性，也容易出现同类的损美性问题；很多损美性疾病的发生，又与人的体质特征密切相关。健康与美容的实现，以维持人的平和体质或纠正人的体质偏颇为基础。

（一）气虚质

1. 容易疲劳，形容憔悴

气虚推动无力则脏腑生理功能低下，气血津液化生不足，表现为语音低弱，精神不振，耐力差而易疲劳；肌肤、肢体失养，则而形容憔悴。气虚质、阴虚质、气郁质之人是慢性疲劳综合征的易感人群。

2. 抗病能力差，康复慢

气虚则卫外不固，机体防御外邪的能力下降，表现为反复感冒；气虚，驱邪外出能力下降，则患病后痊愈慢、病程较长，甚至演变为慢性疾病。阳虚质、阴虚质之人也可有此表现。

3. 内脏、肌肉下垂

气虚则托举无力，容易出现子宫下垂、胃下垂等疾患；也常有眼睑下垂、皮肤松弛等损美性改变。这些表现也可见于阳虚质之人。

4. 女性易患月经先期、带下量多等

气虚统摄无权、约束无力，故多见月经先期、带下量多等。

（二）阳虚质

1. 手足不温，精神不振

阳虚则无法温煦，形体温煦不足，则手脚冰凉，怕冷，畏风；神失于温养，则精神不振，睡眠偏多。

2. 慢性腹泻、水肿

阳虚则不能蒸腾气化津液，反形成水湿、痰饮，若水饮流走肠间则出现腹泻，若蕴结肌肤则表现为水肿。气虚质之人也易有此表现。

3．慢性颈肩腰腿痛

阳虚不能温煦机体，则易感受风寒湿邪而患风寒湿痹；阳虚而阴寒内生，收引凝滞而经络运行不畅，也会引起气血不通而局部疼痛、麻木等反复发作。血瘀质和湿热质之人也易有此问题。

4．女性易患月经后期、痛经等

阳虚则寒从内生，血为寒凝或运行滞涩；阳虚无法温养脏腑，则影响血的化生，而导致月经后期或痛经。气郁质和血瘀质之人也易有痛经表现。

（三）阴虚质

1．形体消瘦，皮肤干燥

阴虚则津液不足、形体不充而消瘦，肌肤失于滋润而干燥，若阴虚内热、化燥伤血，还易出现色斑。

2．便秘

津液不足，则肠道失于濡润而传导失职，易便秘。气虚质、阳虚质、湿热质、气郁质之人也易表现为各种大便失常。

3．睡眠障碍

阴虚则生内热，心神失养或热扰心神，均可导致心烦不安、失眠健忘。气郁质和血瘀质之人也易出现失眠等表现。

4．女性易更年期提前或更年期明显不适

阴虚可加剧或加快肾精虚、天癸竭、冲任二脉虚衰的过程，故阴虚质的女性易更年期提前或更年期出现明显不适。

（四）痰湿质

1．形体臃肿或肥胖

痰浊内停，则形体臃肿；若痰湿聚积体内，化为膏脂则表现为肥胖。肥胖症还易见于气虚质、湿热质之人。

2．头晕目眩、高血压

痰湿壅遏，清阳不升、浊阴不降，湿浊上蒙清窍、引动肝风，则表现为头晕目眩或高血压。气郁质、血瘀质之人也易出现眩晕之症。

3．高脂血症

血脂升高属中医“痰浊聚止”即痰浊长期阻滞、结于血脉所致。

4. 女性易带下量多

痰湿留于下焦，则易见女性带下量多。

（五）湿热质

1. 复发性口腔溃疡

湿热内蕴郁蒸，化毒生火，上攻口舌而形成口腔溃疡。阴虚质内热明显者，也易出现口腔溃疡。

2. 皮肤油腻及炎症性皮损

湿热循经熏蒸于皮肤，则皮脂分泌过剩、皮肤油腻，容易出现痤疮等炎症性皮肤损害。

3. 下焦炎症

湿热若下注，常导致泌尿生殖系统炎症，如尿道炎、盆腔炎等。

（六）血瘀质

1. 肤色晦暗、黄褐斑

血行不畅，脉络瘀阻，则肤色晦暗，或瘀而生斑。气郁之人也易出现色斑。

2. 多种痛证

血瘀停滞，脉络痹阻不通，则表现为多种痛证，如痛经、头痛、胸痹等。

3. 易生肿块

血瘀阻滞为有形之邪，可凝结成块，表现为乳腺增生、子宫肌瘤等。

（七）气郁质

1. 睡眠障碍

气郁日久则化火生热，热扰心神则导致睡眠障碍。

2. 郁病

长期情志不畅、气机郁滞而出现心情抑郁、烦扰不宁、喜怒不定等，谓之郁病。

（八）特禀质

1. 鼻鼽

鼻鼽，类似于过敏性鼻炎。特禀质中，过敏体质素禀不耐，易感受过敏原而引发鼻炎。气虚质、阳虚质之人也易出现鼻鼽。

2．瘙痒性、过敏性皮肤病

素禀不耐，风邪外袭，引动体内伏风，则出现瘙痒性、过敏性皮肤病。阴虚质和湿热质之人也容易出现此种病证。

思考题

1. 简述体质的常见分型。
2. 简述气虚质影响健康和美容的表现。
3. 试分析何种体质易发痤疮，何种体质易出现便秘，何种体质易患高血压。

参考文献

［1］王琦．九种体质使用手册［M］．北京：中国中医药出版社，2019.
［2］倪诚．中医体质养生学［M］．北京：人民卫生出版社，2019.
［3］陈景华．美容保健技术［M］．3版．北京：人民卫生出版社，2019.
［4］孙晶，梁菁．中医美容技术［M］．上海：复旦大学出版社，2020.

任务二　体质辨识要点

任务导入

准确进行体质辨识，才能正确引导求美者进行疾病预防和美容保健。体质辨识必须遵循的基本原则是，从整体观念出发，全面审查个体的形态结构、生理功能、性格心理、环境适应性及健康美容状况等特征，结合中医基本理论进行综合分析。

请思考：

1. 常见体质类型有哪些？
2. 各体质类型有何特点？

一、平和质

【形体特征】形体匀称、健壮，体态挺拔舒展。

【心理特征】性格随和，开朗。

【常见表现】肤色润泽，发质好，发量多，睡眠质量好，胃纳佳，精力充沛，神采

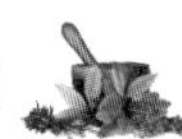

奕奕，不易疲劳，二便正常。舌色淡红，苔薄白，脉和缓有力。

【环境适应能力】耐受寒热，情绪平稳，对自然环境和社会环境适应能力较强。

二、气虚质

【形体特征】形体虚胖或瘦弱，肌肉松软不实。

【心理特征】性格偏内向，喜静，不喜冒险。

【常见表现】语音偏低弱，气短懒言，容易疲乏，精神不振，易出汗、头晕、腹泻，活动量少。舌淡红，舌边有齿痕，脉弱。

【环境适应能力】不耐受风、寒、暑、湿之邪。

三、阳虚质

【形体特征】肌肉松软不实。

【心理特征】性格内向、沉静。

【常见表现】平素畏寒，手足不温，胃脘、腰膝多有冷感，喜热饮食，精神不振。舌淡胖嫩，脉沉迟。

【环境适应能力】易感风、寒、湿邪，耐夏不耐冬。

四、阴虚质

【形体特征】形体偏瘦。

【心理特征】性格外向，活泼好动，易急躁。

【常见表现】皮肤干燥，甚则脱屑，两颧潮红或偏红，口鼻干燥，两目干涩，偏好冷饮，大便干燥，小便黄赤。舌红，少津，脉细数。

【环境适应能力】不耐受暑、热、燥邪，耐冬不耐夏。

五、痰湿质

【形体特征】形体肥胖，腹部肥满松软。

【心理特征】性格温和、沉稳，能隐忍。

【常见表现】面部皮脂分泌较多，肤色黄而暗，眼睑微浮肿，容易困倦，身体沉重不爽利，汗多且黏，胸闷，痰多，口黏腻或甜，喜食肥甘，大便正常或不实，小便不多或微浑浊。舌体胖大，苔白腻，脉滑。

【环境适应能力】不耐湿邪，对梅雨季节和潮湿环境适应能力差。

六、湿热质

【形体特征】形体中等或偏瘦。

【心理特征】性格多变，易烦恼、急躁。

【常见表现】面垢油光，易生粉刺、痤疮等，容易口干口苦，身重困倦，心烦懈怠，目赤，大便燥结或黏腻不爽，小便短赤。女性易带下量多，色黄；男性易阴囊潮湿。舌质偏红，苔黄腻，脉多滑数。

【环境适应能力】不耐暑、热、湿邪，对长夏至秋初湿热交蒸的气候以及湿热或气温偏高的环境较难适应。

七、血瘀质

【形体特征】胖瘦均有，没有明显形体特征。

【心理特征】性格偏浮躁，易生不快，容易走神，健忘。

【常见表现】面色晦暗，皮肤易色素沉着或生斑，口唇、目眶色暗，肢体麻木，健忘多梦。舌质暗、有瘀点或瘀斑，舌下络脉紫暗或增粗，脉象细涩或结代。

【环境适应能力】不耐寒邪。

八、气郁质

【形体特征】形体偏瘦，肌肉瘦弱。

【心理特征】性格不稳定，敏感多虑，易惊，忧郁脆弱。

【常见表现】面容忧郁，神情多烦闷不乐，胸胁胀满或走窜疼痛，容易叹气，睡眠质量较差，食欲减退，惊悸怔忡，健忘，痰多，咽部或有异物感，大便偏干，小便正常。舌淡红，苔薄白，脉弦细。

【环境适应能力】对精神刺激适应能力较差，较难适应阴雨天气。

九、特禀质

【形体特征】无特殊形体特征，或有畸形、先天生理缺陷。

【心理特征】随禀质特异情况而不同。

【常见表现】过敏体质者机体免疫与自我调适能力低下，易打喷嚏、鼻咽痒，皮肤易出现划痕，易起风团、瘾疹，容易腹泻等。多有明显的家族遗传倾向。

【环境适应能力】适应能力较差，尤其对季节、温度变化和特殊节气等适应能力差，素有的过敏疾病易被自然环境引发。

思考题

1. 简述湿热质的常见表现。
2. 简述九种体质的形体特征。

参考文献

［1］王琦. 九种体质使用手册［M］. 北京：中国中医药出版社，2019.
［2］倪诚. 中医体质养生学［M］. 北京：人民卫生出版社，2019.
［3］陈景华. 美容保健技术［M］. 3版. 北京：人民卫生出版社，2019.
［4］孙晶，梁菁. 中医美容技术［M］. 上海：复旦大学出版社，2020.

任务三　体质与养生

一、辨质施调的原则

（一）身心并调

体质特征由身体体征和情志心理两大方面构成，体质调养时，必须兼顾身心，既调整脏腑气血之偏，又纠正精神情志之变，从形态结构、生理功能和心理状态等方面对偏颇的体质进行干预，使之改善。

（二）体质类型与体质状态同辨

辨质施调时，除需正确辨识体质类型，确定或补其不足或泻其有余的调理思路外，还需根据病人的强弱胖瘦、年龄长幼、居住环境等，进行具体调理方法的选择和操作。如同样都是痰湿体质，年长者较青壮年，其调理应更缓和；同时考虑年长者多伴随脏腑功能衰退，其调养措施除祛痰湿外，应较青壮年更侧重健脾益气，以促进痰湿体质的纠正。

（三）多法兼施

体质的形成是多因素综合作用的结果，纠正偏颇的体质状态也需要多法兼施、各方面兼顾，充分利用针灸、推拿、刮痧、拔罐、药膳食疗等手段，从精神调摄、生活起居调护、饮食调养、运动锻炼全方位进行调节。

二、制订体质养生方案要点

（一）平和质

1．调养原则

平和质的调养重在对健康状态的维护，平日可适当使用扶正制品，不宜过于进补，少用或不用药物。患病时及时治病，防止疾病造成体质偏颇。

2．调养方法

（1）起居调护。规律起居，春夏夜卧早起，秋季早卧早起，冬季早卧晚起，适应春生、夏长、秋收、冬藏的四时变化，保证睡眠充足、规律。劳逸结合。饭后不宜马上睡、卧。

（2）精神调摄。保持平和心态，保养精神以安定清静为本，心胸开阔，情绪乐观。

（3）膳食调养。饮食有节、卫生，宜粗细搭配，多吃五谷杂粮、应季蔬菜瓜果，少吃肥甘与辛辣，不过饥过饱。

（4）形体锻炼。养成良好的健身习惯，根据个人爱好和季节、地域条件，选择适宜的运动项目。注意避免锻炼太过，耗气伤津。

（5）经络调养。多按揉涌泉、三阴交、足三里等保健要穴，以健脾和胃、滋补肝肾。

（二）气虚质

1．调养原则

气虚质的调养重在益气培元，健脾和胃。

2．调养方法

（1）起居调护。起居规律，午间适当休息，保持充足睡眠；不可过劳而耗气；避免出汗、受风；不可久居空调房或暖气房，增加户外和自然气候环境下的活动。

（2）精神调摄。培养豁达乐观的心态，多欣赏节奏明快的乐曲，拓展兴趣爱好，增强自信心，学会自我调适，勇于表达自我。

（3）膳食调养。宜选用性平偏温、健脾益气的食物，如牛肉、鸡蛋、豆和豆制品、菌类等，少吃萝卜等耗气的食物。不宜多吃生冷苦寒或辛辣肥甘之物，避免损伤脾胃功能。因气虚质者多脾胃偏弱，故不可用过于滋腻之品进补，可用山药、黄芪等做药膳，加强健脾益气。

（4）形体锻炼。运动宜柔和舒缓，采用低强度、高频率的运动方式，适当增加运动次数，减少单次运动的消耗，控制好时间和运动量，尤其避免大量出汗和短期内大量能量消耗。也可选择八段锦、太极拳等传统健身项目。

（5）经络调养。多选择气海、关元、脾俞、肾俞、足三里、神阙等腧穴进行艾灸或推拿，以培元固本、健脾益肾。

（三）阳虚质

1．调养原则

阳虚质的调养重在温阳散寒，调补脾胃。

2．调养方法

（1）起居调护。注意保暖避寒，尤其是背腰部和下肢的保暖。生活环境需光照充足，布置以暖色调为宜，不宜在阴暗、潮湿、寒冷的环境下长期工作和生活。睡眠充足，避免白天嗜睡。坚持睡前热水泡脚，可在泡脚水中加入温阳药物。

（2）精神调摄。保持积极向上的心态，正确对待生活中的不快与挫折，及时调节消极情绪，减少大喜大悲、惊恐等不良情绪。宜欣赏激昂、豪迈的音乐，还可选择一些优美、畅快的旋律或轻音乐进行赏析。

（3）膳食调养。宜选用甘温补脾阳、温肾阳的食物，如羊肉、虾、糯米、栗子、龙眼、韭菜、生姜等，适当选用花椒等香辛料，以发挥其温里散寒的作用。少吃生冷、苦寒、黏腻的食物，如绿豆、西瓜、苦瓜、冷饮等。

（4）形体锻炼。宜在阳光充足的上午、温暖的环境下适当进行舒缓柔和的室外运动或活动，其他情况可选择室内锻炼，避免在寒冷或潮湿的环境中锻炼，做好保暖，注意避寒。

（5）经络调养。多对督脉进行调养，选择摩擦类推拿手法或艾灸进行操作，以温阳助气。

（四）阴虚质

1．调养原则

阴虚质的调养重在滋补肾阴，润燥清热。

2．调养方法

（1）起居调护。保证充足的高质量睡眠，避免熬夜；尽量避免高度紧张、高负荷、高温酷暑的工作环境；不宜频繁洗桑拿、泡温泉；尤其注意节制房事；可多练习腹式呼吸。

（2）精神调摄。加强自我修养，尽量减少与人无谓争执，遇事沉着冷静，控制脾气，平和心态；宜选择节奏舒缓的轻音乐进行欣赏，也可培养书法、绘画等爱好，静心平气。

（3）膳食调养。宜选用甘凉滋润的食物，如鸭肉、猪瘦肉、枸杞子、百合、梨、蜂蜜、银耳、黑芝麻等；少吃温燥、辛辣、肥腻之品，如羊肉、韭菜、辣椒、龙眼、荔枝、樱桃等，饮食中少放葱、姜、蒜等调料。

（4）形体锻炼。不宜进行高强度、持续时间长的运动，不宜在炎热的环境下运动，避免出汗太过，加重阴虚的表现。可选择传统健身项目，如八段锦、太极拳等。多做扩胸运动，加强胸部锻炼，注意任脉的通畅，加强其对阴经气血的调节作用。

（5）经络调养。选择太溪、三阴交等滋阴补肾的腧穴进行操作，也可重点对任脉进行养护。有明显内热者，慎用艾灸。

（五）痰湿质

1．调养原则

痰湿质的调养重在化痰祛湿，脾、肺、肾同调。

2．调养方法

（1）起居调护。不宜长期生活在潮湿的环境，阴雨季节注意避免湿邪侵犯，减少户外活动；居住环境宜温暖干燥，衣着应透气；可常洗热水澡，或适当蒸桑拿，以通身出汗为宜；注意保证充足的睡眠，避免白天嗜睡；定期检查血糖、血脂、血压等指标，注意控制体重。

（2）精神调摄。多参加社会活动，培养广泛的兴趣爱好，增进生命的活力。宜欣赏节奏强烈、轻快振奋的音乐，提振精神。

（3）膳食调养。宜多选用海带、薏苡仁、赤小豆、山药、冬瓜、白萝卜等，能利水

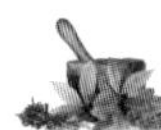

消肿、化痰降脂还有一定健脾助运作用的食物，少吃肥甘油腻之品；饮食不宜过饱，忌暴饮暴食和进食过快。

（4）形体锻炼。运动宜适当持久，且长期坚持运动健身。单次运动量循序渐进，以1小时为宜。运动强度较高时，注意节奏和对下肢关节的保护。适当多游泳，以有效运动全身、减肥、提高心肺功能。

（5）经络调养。宜选择丰隆、阴陵泉、足三里等具有祛湿化痰、健脾助运作用的腧穴进行刮痧、拔罐、艾灸等。

（六）湿热质

1. 调养原则

湿热质的调养重在清热利湿，健脾胃，疏肝胆。

2. 调养方法

（1）起居调护。起居环境不宜湿热，保持干燥和良好的通风；选择款式宽松、透气性好的衣着服饰；注意保持皮肤清洁；保持睡眠充足和二便通畅。

（2）精神调摄。维持情绪的稳定，避免烦恼，选择曲调悠扬的音乐欣赏以使心境平和。

（3）膳食调养。适当多吃甘寒或苦寒的食物，如绿茶、绿豆、苦瓜、西瓜等，少吃肥甘油腻或温热之品，如羊肉、动物内脏、韭菜、生姜、火锅、油炸食品等。

（4）形体锻炼。宜进行中长跑、游泳、球类等强度较大的运动；经常爬山登高；避免炎热环境下长时间活动；可选择传统健身项目。

（5）经络调养。选择支沟、阴陵泉、行间、太冲等腧穴进行刮痧、拔罐、针刺等，以泄热通便、通利水湿、疏肝行气，慎用艾灸。

（七）血瘀质

1. 调养原则

血瘀质的调养重在活血祛瘀，疏通经络。

2. 调养方法

（1）起居调护。起居环境宜温暖舒适，有利于血行；避免寒冷、阴暗的环境；注意保暖，生活规律，动静结合。

（2）精神调摄。注意克服浮躁情绪，培养遇事沉稳的习惯；保持情志舒畅；宜欣赏流畅抒情的音乐，避免郁结的情绪加重气滞血瘀。

（3）膳食调养。宜选用行气活血的食物，如山楂、玫瑰花、黑豆、柠檬、金橘、黑木耳等；少吃收涩、寒凉、冷冻之品，控制高脂肪、高胆固醇的食物的摄入量；不宜饮用烈性酒，可适当少酌红酒，促进血行。

（4）形体锻炼。坚持运动，助全身经络气血畅通。持之以恒地进行各种锻炼，如舞蹈、健身操、传统健身项目等，以达到舒畅经络、稳定情绪、缓解疼痛、改善体质的目的。

（5）经络调养。宜选择期门、血海、膈俞等腧穴进行推拿、刮痧、拔罐等，以疏肝理气、活血养血。

（八）气郁质

1．调养原则

气郁质的调养重在疏肝理气，解郁散结。

2．调养方法

（1）起居调护。起居环境宜温馨、明亮，避免阴冷、晦暗的环境；住处适当摆放花草，养花赏花有助于放松心情、调畅气血；睡前泡脚或足底按摩，可提高睡眠质量，放松精神，缓解疲劳。

（2）精神调摄。宜主动寻求快乐，多参加文娱活动，常看喜剧、有鼓励或激励意义的影视作品，少看悲剧；寄情于广泛的兴趣爱好，减少过度思虑；少计较得失，宽容待人；宜欣赏节奏欢快、旋律优美、振奋精神的音乐；多读意义积极、内容丰富有趣的书籍，培养开朗豁达的心态，正面认识和思考问题。

（3）膳食调养。宜选择具有理气解郁作用的食物，如柑橘类、黄花菜、薄荷、萝卜、小麦等，少吃收敛酸涩的食物，如乌梅、酸枣、石榴等。

（4）形体锻炼。每天坚持适量的运动，有助于畅行气血、调畅情志；运动时宜选择舒适、明媚的环境，放松心情，以达到最佳的锻炼效果。

（5）经络调养。宜选择太冲、行间、合谷、期门等具有疏肝行气、通络解郁作用的腧穴，操作方法可选择推拿、刮痧等。气郁而有明显内热者，慎用艾灸。

（九）特禀质

1．调养原则

特禀质的调养主要是针对特禀质中的过敏体质进行调养，注意避开过敏原，增强体质。

2．调养方法

（1）起居调护。注意避开过敏原；在陌生环境中尽量减少户外活动，避免接触致敏物；季节更替时注意及时增减衣物；起居规律，睡眠充足，起居和办公环境通风良好；

床上用品和衣物经常清洗、日晒。

（2）精神调摄。避免紧张、焦虑、烦躁的情绪，宜欣赏优美的轻音乐以舒缓情绪。

（3）膳食调养。注意营养均衡、粗细粮搭配、荤素平衡，强健体质；少吃辛辣、腥发之品，如虾、蟹、牛羊肉、辣椒等。

（4）形体锻炼。宜进行适度的慢跑、散步等户外运动，也可进行瑜伽等室内有氧运动，但运动量不宜过大；春季或季节交替时减少户外锻炼；运动时避免风寒；粉尘敏感者，不宜晨练。

（5）经络调养。宜选择神阙、足三里、关元等腧穴进行艾灸，以固本培元，健脾益气，调节机体免疫功能。

思考题

1. 简述九种体质的调养原则。
2. 简述痰湿质的调养方法。

参考文献

［1］王琦. 九种体质使用手册［M］. 北京：中国中医药出版社，2019.
［2］倪诚. 中医体质养生学［M］. 北京：人民卫生出版社，2019.
［3］陈景华. 美容保健技术［M］. 3 版. 北京：人民卫生出版社，2019.
［4］孙晶，梁菁. 中医美容技术［M］. 上海：复旦大学出版社，2020.

（辛　桐）

单元五　中医美容方案的制订与实施

学习目标

1. 能够熟练运用望诊、闻诊、问诊获取求美者信息。
2. 能够根据中医整体观念从已知信息中根据所学知识进行中医辨证。
3. 能够根据证型给予相应的调理建议，制订个性化调理方案，包括中医美容技术的应用。

任务一　面色调理方案的制订与实施

任务导入

王某，女，30岁。病人因工作繁忙，经常加班熬夜，食欲不振，面色萎黄。近期自觉身体困重，倦怠乏力，面色晦暗无华。

请思考：

该如何对病人进行调理？

《素问·脉要精微论篇》曰："夫精明五色者，气之华也。"《四诊抉微》则说："夫气由脏发，色随气华。"《灵枢·邪气脏腑病形》说："十二经脉，三百六十五络，其血气皆上于面而走空（孔）窍。"心之华在面，其他脏腑之精气，也会通过经脉而上荣于面，面色是脏腑气血之外荣。人在正常生理状态时的面部色泽，反映了人体精神气血津液的充盈与脏腑功能的正常。精气内含，容光外发，所以正常人的面色应是光明润泽。正如《望诊遵经》所说："光明者，神气之著；润泽者，精气之充。"

中医认为，正常面色是红黄隐隐，明润含蓄，是有胃气、有神气的表现。所谓之有胃气即隐约微黄，含蓄不露；所谓之有神气即光明润泽。面色是变化的，如体质禀赋不同，面色可能偏红、偏黑或偏白；基于生理活动的变化，面色可能偏青、偏白、偏红等。这些都是正常现象。所以不论何色，只要有胃气、有神气，便是正常面色，即常色。

面色随四时、昼夜、阴晴等天时的变化而变化者；或因生活条件改变而变化者，均属于正常现象。人体在疾病状态时的面部色泽，除常色之外的一切反常的面部色泽都属病色。如面色晦暗枯槁，或鲜明暴露，或虽明润含蓄但不应时应位，或某色独见，皆为病色。五色各与相应脏腑病变有关，而且反映了一定病邪的性质。根据五行学说和藏象学说理论，五脏应五色：肝对应青色，心对应赤色，脾对应黄色，肺对应白色，肾对应黑色。

一、面红调理方案的制订与实施

（一）概述

赤色主热证，赤甚属于实热，微赤属于虚热。气血得热则行，热盛而血脉充盈，血

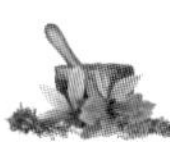

色上荣，故面色赤红。满面通红，多为阳盛之外感发热，或脏腑实热；若两颧潮红娇嫩，则属阴虚火旺的虚热证。久病、重病病人，面色苍白，却两颧泛红如妆，嫩红带白，游移不定，多为虚阳浮越之“戴阳证”，此属真寒假热之危重证候。

面红的另一个原因是皮肤敏感。敏感性皮肤指因某种外界因素作用，皮肤对外界环境适应能力降低而出现红斑、丘疹、毛细血管扩张等客观症状，伴随痛痒、刺痛、灼热、紧绷感等。所以敏感性皮肤在日常护理过程中要尽量减少外界刺激，夏季注意防晒，多选择抗敏护肤品。饮食方面要清淡，避免辛辣刺激食物的摄入。

（二）常见证型及治疗方法

1．肝肾阴虚证

肾水亏虚不能涵木，肝肾阴液亏虚，水亏火旺即导致面部潮红等肝肾阴虚的证候。

【临床表现】面部经常出现阵发性潮红，伴有腰膝酸软，头晕耳鸣，五心烦热，潮热盗汗，两目干涩，胁肋灼痛，舌红少津，脉弦细数。

【证候分析】肝肾阴虚证，一般以肝、肾疾病症状和阴虚症状共见为诊断依据。肾精不足，则腰膝酸软，头晕耳鸣；肝阴不足，不能上滋头目，则头晕耳鸣，两目干涩；虚火上炎，则面部潮热；虚热内蒸，则五心烦热；阴液亏虚不能上润，而见口干少津。

【治法】滋补肝肾，凉血清热。

【方药】六味地黄丸加减。

【组成】熟地黄 24 g，山茱萸、干山药各 12 g，泽泻、茯苓、牡丹皮各 9 g。

【用法】炼蜜和丸，每丸约重 15 g，成年人每服一丸，日 3 次，空腹时服，开水送下，或水煎服。

【方解】本方系将《金匮要略》的肾气丸减去桂枝、附子而成。方中熟地黄滋肾阴、益精髓，为君药。另有山茱萸酸温滋肾益肝，山药滋肾补脾，泽泻配熟地黄泻肾降浊，牡丹皮配山茱萸泻肝火，茯苓配山药渗脾湿。

2．肝阳上亢证

肝肾阴虚，肝阳失潜，水不涵木，肝阳偏亢，或恼怒焦虑，气火内郁，暗耗阴津，阴不制阳则出现情绪激动、面部潮红等以肝阳上亢为主要特征的证候。

【临床表现】情绪易激动，面部潮红，伴有眩晕耳鸣，头目胀痛，急躁易怒，心悸健忘，失眠多梦，腰膝酸软，舌红，苔黄，脉弦有力或弦细数。

【证候分析】肾阴不足，肝阳亢逆无制约，气血上冲，则头晕耳鸣，头目胀痛，面红目赤；肝阳亢旺，肝气不畅，则急躁易怒；肾阴不足，则腰膝酸软；虚火上炎，则面部潮红；肝络为虚火所灼，虚热内蒸，则五心烦热，午后潮热；虚火内扰营阴，则为盗汗；肝阴亏虚，筋脉失养，则手足蠕动。

【治法】平肝潜阳，滋阴清热。

【方药】杞菊地黄汤（丸）加减。

【组成】熟地黄、菊花各 15 g，山药、山茱萸、茯苓、泽泻、枸杞、栀子各 10 g，牡丹皮 6 g，竹叶 3 g，生地黄 30 g。

【用法】炼蜜和丸，每丸约重 15 g，成年人每服一丸，日 3 次，空腹时服，开水送下，或水煎服。

【方解】本方是由六味地黄汤（丸）加减而成。方中六味地黄汤（丸）诸药可滋补肝肾，凉血清热；另有枸杞补肾益精，养肝明目；菊花善清利头目，宣散肝经之热；栀子泻火除烦；竹叶生津利尿；生地黄凉血止血。

（三）其他疗法

面红者可以使用离子喷雾仪冷喷面部。具体方法：在彻底清洁面部皮肤后，用 6 层纱布浸透生理盐水后湿敷于面部潮红处，用离子喷雾仪进行冷喷，每次 15 分钟，每周 2 次。

面红者也可以使用中药面膜进行褪红或美白。

食疗法与针刺法对改善面红也有一定疗效。

二、面黄调理方案的制订与实施

（一）概述

黄色主虚证、湿证。黄色是脾虚湿蕴之征象。脾失健运，则水湿内停，气血不充，所以面色发黄。面色淡黄，枯槁无光，称“萎黄”，常见于脾胃气虚、气血不足者。面黄虚浮，称为“黄胖”，多由脾气虚衰、湿邪内阻所致。若面目一身俱黄，称为“黄疸”。黄而鲜明如橘子色者，属“阳黄”，为湿热熏蒸之故；黄而晦暗如烟熏者，属“阴黄”，为寒湿郁阻之故。黄而枯瘦者，是因为胃病虚热。黄而色淡者，是因为胃病虚寒。

（二）常见证型及治疗方法

1. 脾气虚证

脾气虚证多由慢性疾患耗伤脾气所致。

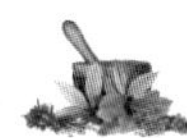

【临床表现】面色萎黄或晄白，或消瘦，纳少，大便溏薄，肢体倦怠，少气懒言，或浮肿，舌淡，苔白，脉缓弱。

【证候分析】脾气不足，运化失健，消化迟缓，输布精微乏力，致水湿内生，则纳呆食少；肢体失养，则倦怠乏力，少气懒言；脾虚失运，水湿浸淫肌表，则面色晄白，或浮肿；其中，形体逐渐消瘦，面色萎黄，舌淡，苔白，脉缓弱，皆是脾气虚弱之征。

【治法】益气健脾，渗湿止泻。

【方药】参苓白术散。

【组成】莲子肉、薏苡仁、缩砂仁、桔梗各 500 g，白扁豆 750 g，白茯苓、人参、甘草、白术、山药各 1000 g。

【用法】为细末，每服 6 g，枣汤调下。

【方解】本方选自《太平惠民和剂局方》，方中人参、白术健脾益气，茯苓配山药渗脾湿，山药配白扁豆滋肾补脾，加砂仁之辛温芳香醒脾，薏苡仁健脾止泻，莲子肉养心安神，桔梗、甘草祛痰止咳。

2．寒湿困脾证

寒湿困脾证即因寒湿内盛、中阳受困的证候。饮食不节，过食生冷，淋雨涉水，居处潮湿，以及体内湿盛等因素均有可能导致。

【临床表现】面色晦暗发黄，脘腹痞闷胀痛，食少便溏，头身困重，或肌肤、面目发黄，黄色晦暗如烟熏，或肢体浮肿，小便短少，舌淡胖，苔白腻，脉濡缓。

【证候分析】脾性喜燥恶湿，寒湿内侵，中阳受困，脾气被遏，运化失司，故脘腹部痞闷不舒，食欲减退。阳气被寒湿所遏，不得温化水湿，水湿泛溢肌表，则见肢体浮肿。

【治法】清热，利湿，退黄。

【方药】茵陈蒿汤。

【组成】茵陈 30 g，栀子 15 g，大黄 9 g。

【用法】上 3 味药，以水 2400 g，先煎茵陈，减 1200 g，纳后两味，煮取 600 g，去滓，分 3 次服。

本方选自《伤寒论》。湿邪与瘀热郁蒸肌肤，则一身面目俱黄。湿郁不行，则小便不利而腹微满，口渴、苔黄腻、脉滑数皆为湿热内郁之象。方中茵陈蒿为君，大黄为佐，二者泻热逐瘀，通利大便，又有栀子泻火除烦。

（三）其他疗法

面黄者也可以使用中药面膜进行美白或提亮。

食疗法与针刺法对改善面黄也有一定疗效。

三、面黑调理方案的制定与实施

（一）概述

黑色主肾虚、寒证、痛证、水饮和瘀血。黑为阴寒水盛之色。肾阳虚衰，水饮不化，阴寒内盛，血失温养，经脉拘急，气血不畅，则导致面色黧黑。其中颜面黑为肾病；面黑而焦是因为肾精久耗，虚火灼阴；面黑而浅淡者是因为肾病水寒；黑而暗淡多因阳气不振。眼眶周围发黑，为肾虚或水饮，或为寒湿下注之带下病。面黑而手足不遂，腰痛难以俯仰，为肾风骨痹。面色黧黑而肌肤甲错，属瘀血。

（二）常见证型及治疗方法

1．心肾阳虚证

心肾阳虚证是因心肾两脏阳气虚衰、阴寒内盛而表现出来的证候。

【临床表现】面色晦暗发黑，心悸怔忡，畏寒肢厥，或小便不利，颜面、四肢浮肿，下肢为甚，或唇甲色暗淡，舌淡暗或青紫，苔白滑，脉沉微细。

【证候分析】肾阳为一身阳气之根本，心阳为运行气血津液的动力，阴寒内盛，全身功能极度低下，血行瘀滞，水气内停等而导致各种病变。阳气衰微，心失温养，故心悸怔忡；阳虚不能温煦肌肤，则畏寒肢厥，面色晦暗。

【治法】温补肾阳。

【方药】肾气丸。

【组成】干地黄 240 g，薯蓣（山药）、山茱萸各 120 g，泽泻、茯苓、牡丹皮各 90 g，桂枝、附子各 30 g。

【用法】现代用法：混合碾细，炼蜜和丸，每丸重 15 g，早、晚各服 1 丸，开水送下。

【方解】本方系《金匮要略》的肾气丸。方中干地黄滋补肾阴；山茱萸、山药滋补肝脾，辅助滋补肾阴；泽泻、茯苓利水渗湿；牡丹皮清泻肝火，与桂枝、附子相配，意在补而不腻，“少火生气”。

2．血瘀证

血瘀证是由瘀血内阻引起的病变。

【临床表现】面色黧黑，肌肤甲错，皮下紫斑，腹部青筋外露，下肢筋青胀痛等，舌质紫暗，或见瘀斑、瘀点，脉象细涩。

【证候分析】瘀血内阻，气血运行不利，肌肤失养，则面色黧黑，皮肤粗糙如鳞甲，甚则口唇爪甲紫暗；络脉不通，气机受阻，不通则痛；痛如针刺，痛有定处，脉涩，皆是血瘀的表现。

【治法】活血祛瘀，行气止痛。

【方药】血府逐瘀汤。

【组成】桃仁 12 g，红花、当归、生地黄、牛膝各 9 g，赤芍、桔梗、枳壳各 6 g，柴胡、甘草各 3 g，川芎 5 g。

【用法】水煎服。

【方解】本方选自《医林改错》，由桃红四物汤与四逆散加桔梗、牛膝组成。方中桃红四物汤活血化瘀；四逆散行气和血疏肝；桔梗开肺气，合枳壳升降上焦之气而宽胸；牛膝通利血脉。

（三）其他疗法

面黑者也可以使用中药面膜进行美白或提亮。

食疗法与针刺法对改善面黑也有一定疗效。

四、抗衰驻颜方案的制订与实施

（一）概述

随着年龄的增长，皮肤逐渐变薄变硬，角质层增厚，色素增加，干燥无光，缺少弹性，失去张力，出现松弛浮肿、下垂、皱纹增多等现象。衰老皮肤应避免暴晒，同时，应注意平衡饮食，保证充足的睡眠，培养良好的生活习惯，从而促进皮肤血液循环，加强新陈代谢。

（二）常见证型及治疗方法

1. 气血两虚证

此指由久病不愈，气虚不能生血，或血虚无以化气所致的气虚与血虚同时存在的证候。

【临床表现】面色淡白或萎黄，头晕目眩，少气懒言，乏力自汗，心悸失眠，舌淡而嫩，脉细弱等。

【证候分析】气血两虚不得上荣于面、舌，则见面色淡白或萎黄，舌淡嫩。少气懒言，乏力自汗，为脾肺气虚之象。心悸失眠，为血不养心所致。血虚不能充盈脉络，则见唇甲淡白，脉细弱。

【治法】补益气血。

【方药】八珍汤。

【组成】当归、白术各 9 g，川芎、甘草各 5 g，白芍、茯苓各 9 g，熟地黄 15 g，人参 9 g。

【用法】清水 400 g，加生姜 3 片，大枣 2 枚，煎至 150 g，食前服。

【方解】本方引自《瑞竹堂经验方》，方用人参、白术、茯苓、甘草补脾益气，当归、白芍、熟地黄滋养心肝，加川芎入血分理气，加生姜、大枣助人参、白术入气分且调和脾胃。

2．肝血虚证

此指由脾肾亏虚，生化之源不足，或慢性病耗伤肝血，或失血过多引起的证候。

【临床表现】眩晕耳鸣，面白无华，爪甲不荣，夜寐多梦，视力减退或成雀盲，或见肢体麻木，关节拘急不利，手足震颤，舌淡，苔白，脉弦细。

【证候分析】肝血不足，不能上荣头面，故眩晕耳鸣，面白无华；血不足以安魂定志，故夜寐多梦；目失所养，所以视力减退；肝主筋，血虚筋脉失养，则关节拘急、屈伸不利；气血虚弱，血海空虚，无血以下，所以月经量少色淡，甚至闭经。

【治法】养血安神，清热除烦。

【方药】酸枣仁汤。

【组成】酸枣仁 15 g，甘草、川芎各 3 g，知母、茯苓各 10 g。

【用法】上 5 味药，以水 1600 g，煮酸枣仁得 1200 g，纳诸药，煮取 600 g，分温三服。

【方解】本方选自《金匮要略》。肝血不足，血不养心，故见心悸盗汗，咽干口燥；阴虚内热，故见虚烦不眠，心悸盗汗。方中重用酸枣仁以养肝血、安心神，佐以川芎调养肝血，茯苓宁心安神，知母补不足之阴，甘草补中益气。

（三）其他疗法

中药面膜也可以起到抗衰驻颜的作用。

食疗法与针刺法对抗衰驻颜也有一定疗效。

（李　蕊）

任务二　损美性皮肤病治疗方案的制订与实施

任务导入

李某，女，40岁。病人怀孕期间两颊出现妊娠斑，孩子出生后，因过度操劳，且无法保证睡眠，面色暗黄无光，脾气暴躁，两年后，两颊斑块依然存在。

请思考：

该如何对病人进行调理？

损美性疾病是指有损人体形象之美的疾病。该类疾病中病变发生于人体外显、暴露的部位（如面部、四肢裸露部位）者影响较大，因衣物无法遮挡，往往对形象之美影响较大。根据发病部位的不同，损美性疾病可分为头面部损美性疾病、四肢部损美性疾病等。

损美性疾病中，病变由皮肤改变引起者占大多数，且影响较大，我们称之为损美性皮肤病；由疾病引起面部皮肤病理改变，影响病人容貌者，我们称之为损容性皮肤病。本章节重点讨论的是一些常见的、多发的损美性皮肤病。

一、色斑治疗方案的制订与实施

（一）概述

色斑是一种皮肤损害，皮损局部仅颜色发生改变，不高出周围正常皮肤表面，用手抚之不碍手，包括黄褐斑、雀斑、黑斑和老年斑等，是一种色素障碍性皮肤病。多发于面颊和前额部位，日晒后加重，多见于女性。

（二）病因病机

1．中医病因病机

本病多由肝气郁结、肾阴亏虚所致。肝郁则气滞血瘀，肾阴不足则火燥血热，耗津伤血，血虚血瘀则症见面色无华或晦暗，肌肤失濡而干燥等。

2．西医病因

西医认为，色斑的病因尚不十分清楚，主要和多种因素导致的皮肤黑色素分泌增加有关，包括遗传、日晒、内分泌紊乱、长期应用某些药物、过度使用化妆品、慢性疾病等。

（三）临床表现

不同类型的色斑，其临床表现有所不同。

1．黄褐斑

黄褐斑是一种发生于面部的色素代谢异常、沉着性皮肤病，多见于中年妇女，其主要表现为面部出现大小、形状不一的黄褐色或灰黑色斑，常对称分布于额、面、颊、鼻和上唇等部位，不高出皮肤，边界清楚，病程缓慢，长期存在，数年不褪，日晒后往往加重。

2．雀斑

雀斑一般分布于脸部容易受日光照射到的区域，主要由遗传原因造成。

3．黑斑

黑斑表现为大块黑色或者蓝黑色的块状斑点。

4．老年斑

老年斑是一种老年性皮肤病变，是机体内大量不饱和脂肪酸被自由基氧化生成脂褐素，加之衰老细胞溶酶体功能低下，脂褐素不足以被消除而形成的色素斑块。

5．其他色斑

其他色斑，如由于长期使用含汞化妆品导致皮肤发黑的汞斑；由于怀孕而产生的妊娠斑等。

（四）鉴别诊断

色斑需要与色素性化妆品皮炎、颧部褐青色痣及光线性扁平苔藓等面部色素性皮肤病进行鉴别。例如，色素性化妆品皮炎与用化妆品有关，表现为淡褐色、灰褐色到紫褐色的色素沉着；而光线性扁平苔藓表现为特有的紫蓝色环形皮疹，皮疹中央萎缩、凹陷、色素沉着，周边还有增厚的丘疹。

（五）预后

虽然通过治疗能够达到祛斑的效果，但是在内分泌紊乱、日晒、精神刺激等的影响下，色斑很容易再次发生或加重。色斑虽然不会对病人的健康造成严重影响，但是会影响美观，还可能会影响病人的生活、社交，造成自卑、抑郁、焦虑等心理障碍。

（六）治疗

1．中医内治

中医认为有斑必有瘀，所以常采用活血化瘀的方法来治疗色斑。常用方剂有以下两首。

（1）退斑汤。生地黄、熟地黄、当归各 12 g，柴胡、香附、茯苓、川芎、白僵蚕、白术、白芷各 9 g，白鲜皮 15 g，白附子、甘草各 6 g。水煎服，每日 1 剂，或为水丸，每次 6 g，每日 3 次。此方治疗黄褐斑效果好。

（2）化斑通络汤。牡丹皮、川芎、桃仁、红花、白僵蚕、白芷、郁金各 12 g，赤芍、白蒺藜各 15 g，柴胡 6 g。水煎服，每日 1 剂，一般用药 20 余剂即可见效。

2．中医外治

（1）五白消斑膏。白及、白附子、白芷各 6 g，白蔹、白丁香各 4.5 g，密陀僧 3 g。上药共研细末，每次将少许药末放入鸡蛋清调成稀膏，晚睡前先用温水浴面，然后将此膏涂于斑处，晨起洗净。

（2）紫草洗方。紫草 30 g，茜草、白芷各 10 g，赤芍、苏木、红花、厚朴、丝瓜络、木通各 15 g。上药加水 2000～2500 ml，煮沸 15～20 分钟，滤过，即得。趁热外洗、湿敷病变部位。此方对肝斑、面部继发性色素沉着疗效良好。

3．其他疗法

耳针疗法：取肝、肾、肺、内分泌、皮质下、交感、神门、面颊穴（体虚加脾、胃二穴），贴压王不留行籽，以胶布固定，隔日 1 次，10 次为 1 疗程。两耳交替治疗。

光子嫩肤仪、激光仪等也可以清除皮肤表面的色素沉着，达到祛斑的目的。

4．调养（日常护理）

避免紫外线直接照射，涂搽防晒霜，即使是冬天也要涂，在强光直射的情况下还要戴帽子或太阳镜防晒；不抽烟、不喝酒，多食新鲜水果蔬菜，补充维生素 C 和维生素 E；适当参加体育活动，作息规律。

二、粉刺调理方案的制订与实施

（一）概述

粉刺是指发生于颜面、胸、背等处的一种毛囊、皮脂腺的慢性炎症，也就是西医的痤疮。本病好发于青年，尤其是处于青春期阶段的男女，皮损为丘疹型，且丘疹如刺，皮损处用手挤压，可排出白色碎米样粉汁状物。

（二）病因病机

1．中医病因病机

本病与肺经风热、肠胃湿热、脾失健运以及腠理不密兼外界刺激等因素有关。病人往往素体阳热偏盛，加之处于青春期，生机旺盛，营血偏热，血热外壅，气血郁滞，蕴阻肌肤，而发本病；或因过食辛辣肥甘之品，肺胃积热，循经上熏，血随热行，上壅于胸面而发病。

若病情日久不愈，气血郁滞，经脉失畅，或肺胃积热，久蕴不解，化湿生痰，痰瘀互结，则致粟粒样丘疹扩大，形成脓疱性痤疮，或局部出现结节，累累相连，形成结节性痤疮。

2．西医病因

西医认为，此病主要与皮脂分泌过多、毛囊皮脂腺导管堵塞、细菌感染等有关。

（三）临床特征

1．发病年龄

本病多发生于青春发育期的男女。

2．发病部位

本病常发于颜面、胸、背、肩等皮脂腺发达的部位。

3．皮损特点

本病初起为针头大小的毛囊性丘疹，有的为黑头粉刺，周围色红，用手挤压有小米或米粒大黄白色脂栓排出。少数呈灰白色的小丘疹，以后会变红，顶部发生小脓疱，破溃后痊愈，遗留暂时色素沉着或轻度凹陷性瘢痕，有的形成结节、脓肿、囊肿及瘢痕等多种形态的损害，甚至破溃后形成多个窦道和瘢痕，严重者呈橘皮脸。临床上常以一两种损害较明显，同时有油性皮脂溢出。

4．伴随症状

病变局部一般无自觉不适，少数自觉轻微瘙痒或疼痛，病程缠绵，此起彼伏，新疹不断继发，有的可迁延数年或十余年，一般到30岁左右可逐渐痊愈。

（四）鉴别诊断

职业性痤疮

职业性痤疮常发生于接触煤焦油、石蜡、机油的工人，丘疹密集伴毛囊角化，面部、手背、肘部、膝部等都可发生。详细询问病史或根据好发部位即可与粉刺鉴别诊断。

（五）治疗

1. 中医内治

（1）肺经风热证。

症状：皮损处丘疹色红，或有痒痛，舌红，苔薄黄，脉浮数。

治法：清肺散风。

方药：枇杷清肺饮加减。

（2）湿热蕴结证。

症状：皮疹红肿疼痛，或有脓疱，口臭，便秘，尿黄，舌红，苔黄腻，脉滑数。

治法：清热化湿。

方药：枇杷清肺饮合黄连解毒汤加减。

（3）痰湿凝结证。

症状：皮疹结成囊肿，或有纳呆，便溏，舌淡胖，苔薄，脉滑。

治法：化痰健脾渗湿。

方药：海藻玉壶汤合参苓白术散加减。

2. 中医外治

用颠倒散洗剂或痤疮洗剂外擦，每天 3 ~ 5 次；或将颠倒散用茶水或凉开水调涂，每天 1 ~ 2 次，或晚上涂擦，次晨洗净。

3. 调养（日常护理）

粉刺是一种多因素导致的疾病，预防尤为重要，日常护理应注意以下几方面。

（1）精神、心理方面，要乐观自信，坚持积极、合理的治疗。

（2）饮食方面，坚持“四少一多”，即少吃辛辣食物，少吃油腻食物，少吃甜食，少吃“发物”，适当多吃新鲜蔬菜、水果，保持大便通畅。

（3）生活方面，不吸烟，不喝酒及浓茶等，注意防晒，避免风沙。

（4）注意皮肤清洁，经常用温水及温和的氨基酸洗面奶洁面，禁止用手挤压皮疹。

三、接触性皮炎治疗方案的制订与实施

（一）概述

接触性皮炎是指因皮肤或黏膜接触某些物质后所引起的皮肤急性或慢性炎症反应。其特点是发病前均有明显的接触某种物质的病史，皮疹上有红斑、丘疹、水疱、糜烂、渗出、结痂等。

中医文献中没有一个统一的名称来概括此病。本病根据接触物质的不同及症状表现之不同在中医中有不同称呼，如因漆刺激而引起者，称漆疮；因贴膏药引起者，称膏药风；因接触花粉引起者，称花粉疮。

（二）病因病机

中医认为禀赋不耐，皮肤腠理不密，接触某些物质，例如漆，药物，塑料，橡胶制品，染料和某些植物的花粉、叶、茎，护肤品、化妆品等后，毒邪侵入皮肤，蕴郁化热，邪热与气血相搏而发本病。体质因素是本病发病的主要原因，同一种物质，只有禀赋不耐者接触后才会发病。

（三）临床特征

1．病史

本病发病前多有明显的接触史，除强酸、强碱等一些强烈的刺激物可立即诱发皮损而无潜伏期外，其他则大多经过一定的潜伏期，第一次一般在 5 天以上，再次接触后发病时间则缩短，一般为急性发病，常见于暴露部位，如面部、颈部、四肢。皮损的形态、范围、严重程度取决于接触物质的种类、性质、浓度，接触时间的久暂，接触部位的面积大小以及机体对刺激物的反应程度。

2．皮损特点

本病皮损一般为红斑、肿胀、丘疹、水疱或大疱，伴糜烂、渗出，多局限在与刺激物接触的部位，边界清楚，形状与接触物大抵一致，若接触物为强酸、强碱或其他具有强烈刺激性的化学物质，常可引起坏死或溃疡；若发生在组织疏松部位，如眼睑、包皮、阴囊处，则表现为皮肤局限性水肿，皮肤光亮，表面纹理消失，无明确边缘；若病人反应强烈，则皮疹不仅局限于接触部位，还可播散到其他部位，甚至泛发全身。

3．伴随症状

本病伴随症状包括自觉瘙痒、烧灼感，重者疼痛，少数病人伴有怕冷、发热、头痛、恶心等全身症状。

4．预后

病因去除和经恰当处理后，本病可在一到两周内痊愈，但反复接触或处理不当，可转变为亚急性或慢性，皮损变得肥厚粗糙，呈苔藓样变。

（四）鉴别诊断

1．急性湿疮

急性湿疮的皮损为多形性、对称性分布，部位不定，边界不清楚，病程较长，易转

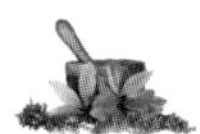

变为慢性，无明显接触史。

2. 颜面丹毒

颜面丹毒的全身症状较严重，常有寒战、高热、头痛、恶心等症状，皮疹以水肿性红斑为主，形如云片，色如涂丹，自感灼热、疼痛，而无瘙痒，无接触史。

（五）治疗

1. 中医内治

（1）热毒湿蕴证。

症状：起病急骤，皮损鲜红肿胀，其上有水疱或大疱，水疱破裂后则糜烂渗液，自觉灼热、瘙痒，伴发热、口渴，大便干结，小便黄短，舌红，苔微黄，脉弦滑数。

治法：清热祛湿，凉血解毒。

方药：化斑解毒汤合龙胆泻肝汤加减。

（2）血虚风燥证。

症状：病情反复发作，皮损肥厚干燥，有鳞屑，或呈苔藓样变，瘙痒剧烈，有抓痕及结痂，舌淡红，苔薄，脉弦细数。

治法：清热祛风，养血润燥。

方药：消风散合当归饮子加减。

2. 中医外治

首先要追查病因，去除刺激物，避免再接触，如为化妆品，避免再次使用；治疗用药宜简单、温和，忌用刺激性药物。

（1）以潮红、丘疹为主者，选用三黄洗剂外搽，或青黛散冷开水调涂，或 1%～2% 樟脑、5% 薄荷脑粉剂外涂，每天 5～6 次。

（2）伴大量渗出、糜烂者，选用绿茶、马齿苋、黄柏、羊蹄草、石韦、蒲公英、桑叶等组方煎水湿敷，或用 3% 硼酸溶液、10% 黄柏溶液湿敷。

（3）糜烂、结痂者，选用青黛膏、清凉油乳剂等外搽。

（4）皮损肥厚粗糙，有鳞屑或呈苔藓样变者，选用软膏或霜剂，如 3% 黑豆馏油、糠馏油或类固醇皮质激素类软膏涂抹。

3. 调养

（1）不宜用热水或肥皂水洗澡，避免摩擦搔抓，禁用刺激性强的外用药物。

（2）多饮开水，并进食易消化的食物，忌食辛辣、油腻、鱼腥等物。

（3）明确病因，避免继续接触过敏物质，如过敏物为化妆品、护肤品等，须立即停止使用。

（4）与职业有关者，应改进工序及操作过程，加强防护。

四、扁平疣调治方案的制订与实施

（一）定义

疣是一种发生在皮肤浅表的良性赘生物，因皮损形态及发病部位不同而名称各异：发于手背、手指、头皮等处者，称千日疮、疣目、枯筋箭或瘊子；发于颜面、手背、前臂等处者，称扁瘊（即扁平疣）；发于胸背部有脐窝的赘疣，称鼠乳；发于足趾部者，称跖疣；发于颈周围及眼睑部位，呈细软丝状突起者，称丝状疣或线瘊。本病西医亦称疣，一般分为寻常疣、扁平疣、传染性软疣、掌跖疣和丝状疣等。本节主要讨论扁平疣。

（二）病因病机

1．中医病因病机

本病多由风热毒邪搏于肌肤而生，或因肝失荣养失其藏血之功，导致血枯生燥，筋气不荣，肌肤不润，复感风热毒邪所致。

2．西医病因

扁平疣主要是由人乳头状瘤病毒（HPV）感染引起，可通过直接接触患处或接触被病人污染的用品等传播。青少年皮肤出现外伤或免疫力低下时，更容易感染病毒而患病。HPV 有 100 多种，其中近 80 种与人类疾病相关,HPV-3 型是导致扁平疣的主要类型，其他还有 HPV-10、HPV-28、HPV-41 型等。当皮肤出现破损，HPV 会通过破损处侵入，感染皮肤表皮细胞，并在其内复制、增殖，引起细胞的异常分化和增生，从而导致皮肤良性赘生物的形成。

（三）临床表现

1．皮损特点

扁平疣的皮损为表面光滑、高出正常皮肤的扁平丘疹，针头、米粒到黄豆大小，呈淡红色、褐色或正常皮肤颜色。数目很多，散在分布或簇集成群，有的互相融合，常因搔抓沿表皮剥蚀处分布，沿抓痕形成一串新的损害，呈条状或串珠状排列。

2．发病部位

扁平疣好发于颜面部、手背和前臂处。

3．伴随症状

扁平疣一般无自觉症状，部分病人会有轻度瘙痒。

4．预后

扁平疣在持续数月或数年后，皮疹色泽发红，或出现发痒，不久可迅速痊愈，不留瘢痕。

（四）鉴别诊断

扁平苔藓

与扁平疣有别，扁平苔癣多发于四肢伸侧、背部、臀部，皮疹为多角形扁平丘疹，表面有蜡样光泽，多数丘疹可融合成斑片，呈暗红色，一般瘙痒较重。

（五）治疗

病人一般无不适症状，若皮损尤其是颜面部皮损影响美观、分布范围广或长时间不消退时需要治疗。扁平疣可采用内外合治的方法治疗，内治多采用清热解毒、活血化瘀等法，外治可据不同情况施以推疣法、艾灸法等。

1．中医内治

（1）热毒蕴结证。

症状：皮疹淡红，数目较多，伴口干不欲饮，身热，大便不畅，尿黄，舌红，苔白或腻，脉滑数。

治法：清热解毒。

方药：马齿苋合剂加板蓝根，去桃仁、红花。

（2）热蕴络瘀证。

症状：病程较长，皮疹黄褐色或暗红色，可有烦热，舌暗红，苔薄白，脉沉缓。

治法：清热活血化瘀。

方药：桃红四物汤加生黄芪、板蓝根、大青叶、紫草、马齿苋、生薏苡仁。

2．中医外治

可选用板蓝根、马齿苋、木贼草、香附、苦参、白鲜皮等中药煎汤，趁热洗涤患处，每天 2～3 次；或用内服方的第 2 次煎液外洗，每天 2～3 次；或用鸦胆子仁油外涂患处，每天 1 次，多用于治疗散在扁平疣。

3．调养

（1）保持皮肤清洁，避免搔抓，以免皮损扩散。

（2）接触皮损后应立即洗手，防止传染。

（3）饮食应保证清淡易消化，忌辛辣刺激性食物、海鲜产品，禁烟酒。

（4）避免熬夜，充分休息。

五、酒渣鼻调治方案的制订及实施

（一）概述

酒渣鼻是发于鼻部，鼻色紫赤，甚则鼻头增大变厚的皮肤病，其特点是初起鼻部潮红，继而伴发丘疹、脓疱及毛细血管扩张，并可形成鼻赘。本病的皮损以红斑为主，多累及鼻准、鼻翼、两颊、前额等部位，少数鼻部正常，只发于两颊和额部。

（二）病因病机

1．中医病因病机

本病多见于壮年或嗜酒之人。本病的发生，多因于肺胃积热上蒸，复遇风寒外束，血瘀凝结；或长期嗜酒，酒气熏蒸，复遇风寒邪气交阻肌肤。

2．西医病因

西医认为，本病的发病原因尚未明确，可能与皮脂溢出或毛囊虫寄生有关。近年来90% 以上的病人在患处可找到毛囊虫。

（三）分类

根据临床症状，酒渣鼻可分为三型，即红斑型、丘疹型、鼻赘型。

1．红斑型

此型皮肤呈弥漫性潮红，开始时为暂时性，时隐时现，寒风刺激或进食辛辣等刺激性食物，或情绪紧张、激动时更为明显，日久则持续不退，表面油腻光滑，可见毛细血管扩张，有的数年后可发展为丘疹型。

2．丘疹型

此型是指在潮红色斑片的基础上，出现散在性痤疮样丘疹或小脓疱，有的成豆大坚硬的丘疹，但无粉刺形成，鼻部有明显的毛细血管扩张，纵横交错，形如红丝缠绕，自觉轻微瘙痒，皮色由鲜红逐渐变成紫褐，迁延数年后极少数可发展成为鼻赘型。

3．鼻赘型

此型较少见，多是病期长久者。鼻部结缔组织增生，皮脂腺增大，致使鼻尖部肥大，形成大小不等的结节状隆起。表面凹凸不平，皮脂腺口明显扩大，毛细血管明显扩张，皮色紫红，即为皮赘。

（四）鉴别诊断

1．粉刺

粉刺多发于青春期男女，皮损为散在的红色丘疹，可伴有黑头，鼻部常不受侵犯。

2．面游风

面游风分布部位较广泛，不只局限于面部，有油腻鳞屑，无毛细血管扩张，有不同程度的瘙痒。

（五）治疗

本病可采用内治、外治以及针刺等方法，但均需较长时间方能获得效果。

1．中医内治

中医内治一般以凉血清热、和营祛瘀为主。

（1）肺胃热盛证。

症状：红斑多发于鼻尖或两翼，压之褪色，常嗜酒，便秘，饮食不节，口干口渴，舌红，苔薄黄，脉弦滑。多见于红斑期。

治法：清泄肺胃积热。

方药：枇杷清肺饮加减。

（2）热毒蕴肤证。

症状：在红斑上出现痤疮样丘疹、脓疱，毛细血管扩张明显，局部灼热，伴口干、便秘，舌红绛，苔黄。多见于丘疹期。

治法：凉血，清热解毒。

方药：凉血四物汤合黄连解毒汤加减。

（3）气滞血瘀证。

症状：鼻部组织增生成结节状，毛孔扩大，舌略红，脉沉缓。多见于鼻赘期。

治法：活血化瘀散结。

方药：通窍活血汤加减。

2．中医外治

（1）鼻部有红斑、丘疹者，可用一扫光或颠倒散洗剂外搽，每天 3 次。

（2）鼻部见脓疱者，可用四黄膏外涂，每天 2～3 次。

（3）鼻赘形成者，可先用三棱针刺破放血，再外搽颠倒散。

3．调养

（1）忌食辛辣刺激性食物，少饮浓茶，饮食宜清淡，禁烟酒。

（2）平素便秘者，宜多食蔬菜水果，保持大便通畅，若大便干者，宜服药调理。

（3）平时洗脸水温度应适宜，避免冷热水刺激及不洁之物接触鼻部，涂擦药物前应用温水洗净擦干。

（4）保持心情舒畅。

（李　丹）

任务三　身体调理方案的制订与实施

一、减肥方案的制订与实施

任务导入

张某，女，40岁，家庭主妇。病人自述肥胖15年，生完头胎后即开始肥胖，二胎后肥胖更加明显，且随着年龄增加形体愈发臃肿，曾多次尝试运动、节食减肥，体重虽能减轻，但反弹迅速。现觉身体沉重，疲倦乏力，精神不足，面色萎黄，腹胀，饮食无明显变化，睡眠安但觉睡不醒，大便稀溏。舌胖大、边有齿痕，苔白微腻，脉濡细。病人身高158 cm，体重65 kg，腰围85 cm，臀围95 cm。

请思考：

1. 病人肥胖的原因是什么？
2. 根据中医辨证理论，病人的肥胖属于什么证型？
3. 对于病人，什么样的治疗方案是有效的？

（一）肥胖的定义

脂肪组织主要由大量脂肪细胞组成。进食过多、基础代谢减慢等皆可使人体的能量过剩，过多的能量就以脂肪的形式储存在体内，使身体内的脂肪细胞数量增多及体积增大。一般认为，当体重超过标准体重20%，或体重指数［即BMI，BMI = 体重（kg）÷身高（m）^{2}］超过22.5（国外男性以27为高限，女性以25为高限）时便属于肥胖。

（二）肥胖的病因

肥胖的病因较多，目前尚未有统一标准，但跟饮食习惯、运动代谢有密切的关系。常见原因包括以下几种。

1. 热量摄入过多

喜进食油腻、啤酒、甜食或含钠较多的食物易导致肥胖。

2. 热量消耗不足

缺乏锻炼，久坐少动易使脂肪囤积在腰臀部导致肥胖。

3．年龄或疾病的影响

随着年龄增长，基础代谢减慢，脂质代谢异常，或由于某些药物的影响，如长期服用激素，即使没有暴饮暴食，也可导致肥胖的发生。

4．社会环境改变

工作压力大，长期快餐饮食、熬夜等不良生活习惯等，也是肥胖发生的因素。

肥胖不仅影响形象和外观，还会增加患心血管疾病的风险。肥胖程度与心血管疾病的患病风险见表 2-5-1。

表 2-5-1　肥胖程度与心血管疾病的患病风险

肥胖程度	BMI	心血管疾病的患病风险
体重过低	<18.5	低（但其他疾病的患病风险增加）
体重正常	18.5 ≤ BMI<23	平均水平
超重	≥ 23	增加
I 度肥胖	25 ≤ BMI<30	中度增加
II 度肥胖	≥ 30	严重增加

从表 2-5-1 可以看出，肥胖程度与心血管疾病的患病风险呈正相关。

（三）判断肥胖的常用测量方式

1．腰围

腰围是指经脐部水平线的周长，或双肋最低点与双髂前上棘之间的中点水平线的周长。

2．臀围

臀围指耻骨联合与臀部最凸处水平线的周长。

3．腰臀比

腰臀比指腰围与臀围的比值。

男性腰臀比≥ 0.85，女姓腰臀比≥ 0.8，即为腹型肥胖。

知识链接

肥胖与疾病

中国肥胖问题工作组数据汇总分析协作组汇总分析了BMI与相关疾病患病率的关系，发现BMI > 24的人群患糖尿病的风险是体重正常者的2～3倍，如果BMI > 24的人群同时合并血糖高、血脂紊乱（总胆固醇升高、甘油三酯升高和高密度脂蛋白胆固醇降低），则患心血管病的风险是体重正常者的3～4倍。

腹部脂肪堆积与心血管疾病、糖尿病的发生风险呈正相关。在肥胖人群中，胆囊炎、胆囊结石、胃食管反流的患病率也比普通人群高。此外，肥胖还可以增加患抑郁症、肿瘤的风险。

（四）中医药治疗肥胖

1．辨证施治

中医认为，肥胖的原因，多为气虚、阳虚，兼有水湿内停。然前两者又分为肺气虚、脾气虚，脾阳虚、肾阳虚等。故应该根据病人临床表现，四诊合诊，进行辨证分析。

2．制订治疗方案

以“任务导入”中病人为例。

（1）病例分析。病人是在生完孩子后开始肥胖的，肥胖病史已有15年，且脂肪主要堆积在腰臀部。BMI为26，腰臀比为0.89，属于I度肥胖。女性在生完孩子后肥胖与基础代谢率下降有密切关系。中医认为，肥胖多是由脾虚所致。脾主肌肉，脾为气血生化之源。脾气健运，则身体健壮，肌肉发达。脾气虚弱，则气血生化乏源，神疲乏力。脾虚则气血运行无力，气血运行无力则水饮痰湿内阻。张女士身体沉重，疲倦乏力，精神不足，面色萎黄，腹胀，饮食无明显变化，睡眠安但觉睡不醒，大便稀溏，皆与脾气不足、阳虚水停表现相符。舌胖大，有齿痕，苔白微腻，脉濡细等，也是脾虚之脉象。因此诊断为肥胖（脾虚湿停证）。

（2）制订治疗方案。总的治疗原则为补气健脾，助运水湿。具体治疗方法如下。

1）拔罐。包括留罐与走罐。

①留罐。拔罐后将罐子吸附留置于施术部位10分钟，然后将罐起下，可观察罐印颜色及罐壁情况调整疗程。第一次进行拔罐时一般罐印较为明显，第二次拔罐应避开罐印明显处，或待罐印消失再进行操作。留罐法穴位选择：大椎、脾俞、水分、水道、带脉。

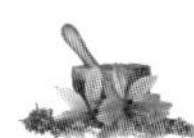

②走罐。选用口径较大的玻璃火罐，注意罐口不能有缺口以免损伤皮肤，先在施术部位上涂凡士林或甘油等润滑剂，用点燃的酒精棉球将罐内空气耗尽后，迅速将罐吸附在皮肤上，然后用右手握住罐子，向上、下、左、右需要拔罐的部位往返推动，至所拔部位的皮肤潮红、充血时，将罐起下。此法主要应用于膀胱经。

2）艾灸。可选用艾炷直接灸，每个穴位灸 5 ~ 7 壮。穴位选择：足三里、三阴交、阴陵泉、天枢、大横、气海、关元、丰隆等。

3）耳穴贴压。耳穴选择：脾、胃、神门、内分泌、大肠、三焦等。具体操作：将王不留行籽耳贴贴于相应穴位后留 3 天，避免沾水，3 天满后撕下换另一侧耳朵贴穴。每日揉按贴穴处进行穴位刺激。

4）中药内服。可选中成药香砂六君丸每日服用。

5）药膳。可服用山药薏米粥、赤小豆山药粥，以健脾益气、利水化湿。不吃寒凉、易损脾阳的食物，如雪糕、西瓜、梨、绿豆等。不吃油腻、过咸的食物，如肥肉、腌制食物、麻辣火锅等。

3. 生活方式建议

早睡早起，避免熬夜劳累；避免剧烈的跑跳运动，可选择快走、游泳等运动形式。

思考题

林某，男，30 岁，个体老板。病人自述肥胖半年，半年前，因工作需要应酬增加，饮食不规律，常不吃早餐，但每晚必吃夜宵，晚上 1 ~ 2 点才休息，体重逐渐增长，现已到 90 kg。自觉身体沉重，汗多，气喘，腹胀，饮食无明显变化，睡眠可但觉精神欠佳，大便黏腻。舌胖大，苔黄厚腻，脉弦滑。病人身高 180 cm，腰围 85 cm，臀围 90 cm。

请思考：

1. 病人的肥胖属于什么证型？

2. 请为病人制订中医治疗方案。

二、肩颈部松解方案的制订与实施

任务导入

刘某，男，45 岁，企业董事长。病人自述近 1 年来，时有头晕，脑部空白，持续时间约 10 秒，颈部肌肉僵硬、酸胀，头部活动较前欠灵活。睡醒时常觉双上肢麻木，肩膀僵硬、酸胀，肩颈疼痛，天气冷时尤为明显，推拿按摩后症状可稍缓解，但一段时间后又复发。颈椎 X 线检查提示：颈椎生理曲度变直，C4、C5 椎体骨质增生。舌暗，苔淡白，脉紧涩。

请思考：

1. 病人颈部僵硬疼痛是由什么引起的？

2. 病人的症状经推拿缓解后为何又会复发？

（一）颈肩综合征的定义及发病原因

颈肩综合征，是一种颈肩部功能障碍的综合征，是以颈椎退行性病变为基础的颈椎关节炎、颈神经根综合征、增生性颈椎炎、颈椎间盘突出等疾病诱发的肩部酸困、胀痛、麻木的总称。主要表现为颈项、肩背部酸胀疼痛、僵硬乏力，甚至上臂、肘关节有放射性疼痛，夜间症状明显。发病者颈椎多有不同程度的病变，表现为颈椎生理曲度改变，颈椎退行性变、骨质增生等。病人颈部棘突、肩胛处可有压痛，臂丛神经牵拉试验阳性。好发人群为长时间低头及长期伏案工作者，长时间紧张工作，思想高度集中，均易导致本病的发生。随着电脑、智能手机的普及，颈肩综合征的发病率逐年升高，并呈现年轻化的发展趋势。

（二）中医药治疗颈肩综合征的方法

1．辨证施治

中医认为，颈肩综合征属于中医痹证、痛证的范畴。根据病人的不同表现，大体可分为风寒痹阻、气滞血瘀、痰湿痹阻、脾肾亏虚等证型。在治疗前首先应该根据病人临床表现，四诊合诊，进行辨证分析。

2．制订治疗方案

以“任务导入”中的病人为例。

（1）病例分析。病人长期伏案工作、长期使用电脑使颈肩肌肉长时间保持同一姿势，肌肉紧张不能放松，气血凝滞，若天气寒冷，寒邪入侵则使气血凝结加重，症状更加明显。刘先生中间虽有行按摩治疗，但是由于治疗不规范，也未改变工作习惯，故症状缓解后又反复。综合刘先生的临床表现及舌脉象，诊断为痹证（寒凝血瘀证）。

（2）制订治疗方案。总的治疗原则为散寒除湿，舒筋活络。具体实施方案如下。

1）肩颈推拿。通过推拿对病人肩颈处肌肉进行放松，可疏通经络、活血化瘀，对消除疲劳、缓解肌肉僵硬疼痛有明显的效果。

推拿方法选用揉、按、拿、㨰法，同时配合穴位点按。常用穴位有：肩井、大椎、肩贞、膏肓、肺俞、天宗、阿是穴等。

2）拔罐。

①留罐。拔罐后将罐子吸附留置于施术部位10分钟，然后将罐起下，可观察罐印颜色及罐壁情况调整疗程。第一次进行拔罐时一般罐印较为明显，第二次拔罐应避开罐印明显处，或待罐印消失再进行操作。穴位选择：肩井、大椎、肩贞、膏肓、肺俞、天宗、阿是穴等。

②走罐。选用口径较大的玻璃罐，注意罐口不能有缺口以免损伤皮肤，先在施术部位涂上凡士林或甘油等润滑剂，用点燃的酒精棉球将罐内空气耗尽后，迅速将罐吸附在皮肤上，然后用右手握住罐子，向上、下、左、右需要拔罐的部位往返推动，至所拔部位的皮肤潮红、充血时，将罐起下。

3）艾灸。可选用艾灸器具进行艾灸，艾灸时间15～20分钟。部位选择：肩背部或疼痛明显处。

4）中药热罨包。也就是中药热敷，即将装有活血化瘀、温阳通络中药（如红花、艾叶、肉桂等）的药包加热后热敷于穴位或疼痛部位，使药物渗进皮肤中，起到活血化瘀、散寒通络的作用。该法温和舒适，适用于各种寒性疼痛及慢性疼痛。操作方法：把热罨包置于病人肩背部或疼痛处，如病人觉得过热，可先在皮肤上放置一条干毛巾，治疗时间20～30分钟。

5）刮痧。在病人肩背部及疼痛处用刮痧板进行刮痧治疗，以微红出痧为度，时间10～15分钟。刮痧可以使局部皮肤充血，有疏通经络、散寒化湿、活血化瘀的功效。

6）耳穴贴压。

①耳穴选择：颈椎、肝、脾、肾、神门等。

②具体操作：将王不留行籽耳贴贴于相应穴位后留3天，避免沾水，3天满后撕下换另一侧耳朵贴穴。每日揉按贴穴处进行穴位刺激。

3．生活方式建议

早睡早起，避免受凉、熬夜、劳累及长期伏案工作，在使用电脑时保持良好的坐姿，连续面对电脑1小时后应注意休息，在活动颈椎或做颈部操后再继续工作；多进行瑜伽、游泳、放风筝等运动锻炼；选用合适的枕头，以中间低、两端高的“元宝型”枕头为佳。枕头的高度及软硬度与每个人的体型有关，以舒适为宜，睡时颈部应枕在枕头上，不能悬空，使头部保持略后仰。

思考题

何某，女，38岁，企业白领。病人工作中使用电脑较多。近半年来出现右侧头部反复疼痛，时有头晕，右侧颈肩部肌肉僵硬酸痛，易乏力，觉记忆力下降，夜间睡醒常觉双侧手臂发麻。颈椎X线检查提示：颈椎生理曲度变直，椎体间隙狭窄。舌淡红，苔淡白，脉细涩。

请思考：

1. 病人为何会出现以上不适症状？
2. 请为病人制订中医治疗方案。

三、亚健康治疗方案的制订与实施

任务导入

黄某，女，37岁，高级白领。病人平时注重皮肤保养，常到美容院进行面部、身体护理，近来因工作业务增加，常常熬夜加班，饮食不节，加之工作原因心情欠佳，心烦易怒、纳差、失眠，面部还出现片状黄褐色斑块，胸口时有闷痛并与经期有关，大便先干后稀，小便无异常，面色黄中带青，舌淡红，苔薄白，脉弦细。

请思考：

1. 病人面部为何会长黄褐色斑块？
2. 病人的症状为何与月经有关系？
3. 在给病人进行养生指导时应该着重哪些方面？

（一）亚健康的定义

2018年中国人健康大数据调查显示，我国70%的白领处于亚健康的状态。亚健康已成为21世纪威胁人类健康的重大公共卫生问题，其发生率呈逐年增加的趋势。亚健康状态既可以转化为健康状态，也可以转化为疾病状态。根据不同特性，亚健康可分为心理亚健康、躯体亚健康和社会适应性亚健康。心理亚健康是一种持续、消极的心理状态，严重影响身心潜能的充分发挥，甚至会导致自杀发生。躯体亚健康主要表现为疲劳、睡眠失调及疼痛等躯体症状。社会适应性亚健康主要表现为对社会环境，如工作环境、生活环境、学习环境等难以协调，不愿面对正常交际，甚至恐惧面对社会正常交际。

（二）亚健康的病因

一般认为，亚健康与以下因素有关。

1. 过度疲劳

过度疲劳，如长时间的工作、加班，不按时作息，熬夜等。

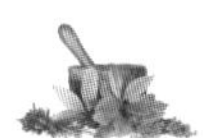

2. 饮食失衡

饮食失衡，如摄入热量过多或盐分过多的食物、暴饮暴食或过度节食等。

3. 缺乏运动

缺乏运动，如久坐少动、久躺少动、出门习惯依赖交通工具等。

4. 不良嗜好

不良嗜好，如吸烟、酗酒等。

5. 居住环境恶劣

居住环境恶劣，如久居污染、狭窄、噪音大的空间。

知识链接

性格与亚健康的关系

性格与疾病的发生、发展和预后有密切关系，消极性格使人体长期处于一种低迷的精神状态，可诱使亚健康发生，而积极性格则有助于亚健康的恢复。国外有专家认为，性格可能会带来健康隐患，焦虑型性格容易引发胃溃疡，好辩型性格容易引起心脏病，害羞型性格之人对病毒的抵抗力低，善良正直型性格之人则很少患病。通常情况下，性格暴躁、冲动和孤僻的人相比情绪稳定和性格随和的人发生疾病及过早死亡的风险要高得多。在成长过程中有意识地培养成熟稳重的性格，克服忍气吞声、焦虑易怒和急躁好胜的性格对于改善亚健康、提高个体在经历应激事件时的恢复力有潜在的积极意义。

（三）中医药治疗亚健康的方法

1. 辨证施治

中医里无“亚健康”一词，但防治亚健康与中医理论强调“治未病”的思路一致。《黄帝内经》中提道：“圣人不治已病，治未病，不治已乱，治未乱，此之谓也。”意思是说，医术高明之人应该在疾病发生之前就进行施治，以防小病变大病。唐代名医孙思邈进一步总结为“上工治未病，中工治欲病，下工治已病”。这个未病就是指亚健康状态。中医师通过望、闻、问、切四诊合参，可辨明病人亚健康所属证型，制订出中医治疗方案。

2. 制订治疗方案

以“任务导入”中病人为例。

（1）病例分析。病人为企业白领，平时工作压力大，现在37岁，已经到了中医

《黄帝内经》上说的“五七，阳明脉衰，面始焦，发始堕”的阶段，也就是说她的胃经开始衰败了，就算没有工作上的变化，也应该重视这方面的保养。黄小姐面色黄、略微发青，并有片状黄褐色斑块，提示脾虚运化失常，气血生化不足，不能上荣于面，而使面部失养。面色发青，乃肝失疏泄、气血运行不畅所致。黄褐色斑块，与脾土亏虚及情志不遂有关。心烦易怒，是肝失疏泄、气机不畅所致。因脾虚失运，所以胃口变差。失眠，胸口闷痛并与经期有关，大便先干后稀，为肝郁脾虚的典型表现。脉象弦细，为肝气不疏、肝血虚之脉象。综合分析，黄小姐目前情况为不良生活习惯及工作压力导致的亚健康状态，证属中医的肝郁脾虚。

（2）制订调理方案。总的调理原则为疏肝解郁，健脾和胃。具体方法如下。

1）推拿保健。用手法疏通肝经，并寻找是否有结节、痛点，在肝经穴位如行间、太冲、蠡沟处点按；补益脾经、胃经，点按足三里、上巨虚、下巨虚、三阴交、阴陵泉等穴。

2）拔罐美容。在上述肝经穴位上拔罐，停留 5 ~ 10 分钟后将罐起下，可观察罐印颜色及罐壁情况调整疗程。第一次进行拔罐时一般罐印较为明显，第二次拔罐应避开罐印明显处，或待罐印消失再进行操作。

3）艾灸。在上述脾经、胃经穴位上施以艾灸之法，施灸时将艾条的一端点燃，对准应灸的腧穴部位，距皮肤 1.5 ~ 3 cm 进行熏烤。熏烤以使病人局部有温热感而无灼痛为宜，一般每处灸 5 ~ 7 分钟，以皮肤红晕为度。

4）耳穴贴压。

①耳穴选择：肝、脾、神门、内分泌、大肠、三焦等。

②具体操作：将王不留行籽耳贴贴于两耳相应穴位后留 2 天，休息一天后再继续贴 2 天。每日应按压 3 ~ 5 次耳贴部位，可双侧交替按压。饭前半小时为最佳按压时间。

5）美容药膳。玫瑰花 20 g、白术 15 g、白芷 10 g、木香 5 g，泡茶饮用，以达到疏肝解郁、行气健脾的效果。

3．健康调养建议及干预

（1）一般建议。顺应四时，注意气候变化，调节自身情绪，维持乐观、向上的精神状态，保持心情平静愉悦，避免经常饮用浓茶、咖啡、辛辣等刺激性食品。

（2）饮食指导。多选用具有疏肝健脾、养胃益气作用的食物食用，避免食用过于肥腻、生冷及难以消化的食物。饮食均衡，多食用五谷杂粮以及脂肪含量低的肉类、蛋类、蔬菜，如小米、黑米、糯米、玉米、扁豆、红薯、牛肉、兔肉、猪肚、鸡肉、鸡蛋、河鱼、海鱼、胡萝卜、香菇、叶类蔬菜等。

（3）四时指导。顺从人体的生物钟调理起居，安排自己日常的规律生活，避免熬夜

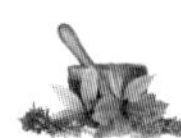

等不良生活习惯。根据季节变换和个人的具体情况调整起居作息时间，平素注意保暖，防止寒气入体。

（4）运动指导。选择合适的运动，如羽毛球、乒乓球、慢跑、游泳及瑜伽等，并持之以恒。体育锻炼应使身体各个部位、各器官系统的功能都得到锻炼，因此身体锻炼要全面、多样、均衡。

思考题

李某，女，21岁，大学生。病人常到美容院进行面部、身体护理，近期面临毕业，自觉压力大，熬夜上网追剧，饮食口味较重，嗜食辛辣，因此，脸上痤疮逐渐增多，且有化脓现象。食欲尚可，失眠，大便稀且不成形。面色红，额头、双颊处痤疮较多。舌深红，苔黄，脉弦数。

请思考：

1. 请根据以上资料对病人进行中医辨证。
2. 根据病人的表现，你会选用什么手段给病人进行调理？具体如何操作？

参考文献

[1] 中国肥胖问题工作组数据汇总分析协作组. 我国成人体重指数和腰围对相关疾病危险因素异常的预测价值：适宜体重指数和腰围切点的研究[J]. 中华流行病学杂志，2002，23（1）：5-10.

[2] 李占斌，高政南. 中老年人群中脂质蓄积指数对胰岛β细胞功能影响的研究[J]. 中华内分泌代谢杂志，2018，34（3）：228-232.

[3] 崔丽梅，吕纳强. 肥胖的疾病特征[J]. 中国比较医学杂志，2019，29（10）：22-25，111.

[4] 许婷. 高中生心理亚健康及干预研究——以广安市友谊中学为例[D]. 南充：西华师范大学，2016.

[5] 刘雷，龙云，张涛，等. 湖北省青壮年人群亚健康状况及其与睡眠和性格之间的关系研究[J]. 中华流行病学杂志，2010（9）：970-974.

[6] 王乔. 性格决定健康[J]. 党政论坛（干部文摘），2011（2）：31.

[7] 薛允莲，许军，刘贵浩，等. 性格与亚健康的关系：基于中国四省14岁及以上城镇居民调查结果[J]. 南方医科大学学报，2019，39（4）：443-449.

（吴晓芳）

党的二十大精神进教材提纲挈领

习近平总书记在党的二十大报告中指出："教育、科技、人才是全面建设社会主义现代化国家的基础性、战略性支撑。"这充分说明教育、科技、人才对于发展的重要性。

中医美容技术是医学美容技术专业的核心课程，是思政教育的主要载体，是教导学生在具备医学基础能力的前提下，研究和运用各种中医技术进行美容保健与诊治损美性疾病的课程。该课程的功能是对接专业人才培养目标，面向美容师工作岗位，培养学生独立进行中医美容基本技能操作的能力，也是落实课程育人、促进学生成长成才、培养社会主义建设者和接班人的必要途径之一。

本教材在建设过程中坚持以立德树人为根本任务，注重学思结合、知行统一，致力培养学生勇于探索的创新精神、善于解决问题的实践能力。

课程思政教学案例

序号	知识点	案例	思政建设目标
1	阴阳学说在中医美容学中的应用	以五行为中心形成了联系人体内外环境的五大系统	人与自然和谐共生，绿色低碳发展；绿水青山就是金山银山
2	心、小肠与美容	"换心人"的故事	中医"心藏神"理论的超前性与独特性，引导学生坚定中医理论自信和文化自信
3	气血与美容	中国古代哲学中气血的起源与发展	引用《素问·上古天真论》，加深学生对中医气血理论的理解，展现文化软实力，坚定文化自信
4	导致人体发病的原因	我国抗击新冠肺炎疫情的过程	中国医生不畏困难、救死扶伤的英雄气概，引导学生坚定中医理论自信、中国特色社会主义制度自信
5	常用美容中药	神农尝百草，李时珍《本草纲目》	培养学生热爱中医药事业，树立中医药文化自信，培养正确的价值观和职业道德观、科学精神、团队协作精神等
6	刺灸美容疗法	神医华佗，扁鹊妙手"起死回生"	培养学生勇于探索、积极进取的敬业创新精神、匠心精神
7	体质与养生	方舱医院中传统功法元素助力患者康复	培养学生爱岗敬业的职业道德，尊重平等、诚信严谨的职业能力，友善关爱、团队协作、仁心仁术的职业素养
8	损美性皮肤病治疗方案的制订与实施	武则天的美容秘方	提高学生的职业技能水平，培养先进的服务理念、团结合作意识，锻炼学生的语言表达能力